WØ174164

innenwelt verlag

Titel der englischen Originalausgabe:
Tantric Orgasm for Woman, Destiny Books

7. Auflage 2009

Übersetzung: Rajmani H. Müller, Jivana Werner
Umschlaggestaltung: Silke Watermeier
Satz: Jpac
Copyright© Diana Richardson
Copyright© der Übersetzung, Innenwelt Verlag GmbH, Köln
www.innenwelt-verlag.de
Copyright© der Osho Zitate, Osho International Foundation

Druck: Westermann Druck Zwickau GmbH, Zwickau
Printed in Germany

ISBN 978-3-936360-12-7

Diana Richardson

Zeit
für Weiblichkeit

Der tantrische Orgasmus der Frau

Für die Liebe in jeder Frau

„Für mich gehören die Bücher von
Diana Richardson zu den wichtigsten,
die ich in den letzten Jahren gelesen habe."

Eva-Maria Zurhorst

Inhalt

Danke!

MEINEN AUFRICHTIGEN DANK möchte ich den vielen Frauen aussprechen, die im Laufe der Jahre ihre Erfahrungen mit mir teilten und von denen ich eine unschätzbare Menge gelernt habe.

Insbesondere bin ich allen jenen Frauen dankbar, die mir die Erlaubnis gaben, ihre persönlichen Worte und Erfahrungsberichte zu verwenden. Dies hat enorm dazu beigetragen, ein wirklichkeitsgetreues Abbild weiblicher Sexualität zu vermitteln, und damit der Liebe.

Ich danke auch den männlichen Partnern dieser Frauen, die ich zitieren durfte, denn es waren ihre gemeinsamen Erfahrungen in der Liebe, die diese Beiträge aus erster Hand ermöglicht haben. Ich habe einige Erfahrungsberichte von Männern mitverwendet und danke ihnen, dass sie mir dies erlaubt haben.

Ich verbürge mich für die absolute Authentizität der von mir zitierten persönlichen Beiträge. Der Einfachheit halber habe ich mich dafür entschieden, die einzelnen Personen, von denen die Beiträge stammen, nicht namentlich oder mit Initialen zu nennen.

Vorwort

IM SANSKRIT, DER URALTEN RELIGIÖSEN und klassisch-literarischen Sprache Indiens, steht das Wort Tantra in Verbindung mit Konzepten wie „Fähigkeit zur Erweiterung" oder „etwas, das sich immer weiter ausdehnt", aber auch mit Begriffen wie Kontinuum, Gewebe, Kontext und Transformation.[1]

Tantra lehrt die Bejahung unseres ganzen Seins: Von der Grobstofflichkeit des physischen Körpers bis hin zu den feinstofflichen Dimensionen der Seele. Im Tantra geht es um Energieumwandlung, um die Befreiung des Geistes, um die Verwirklichung unseres höchsten Potenzials. Die harmonische Vereinigung der Gegensätze gilt als Weg zur Befreiung von der Identifikation mit Körper und Geist sowie zur Befreiung von dem scheinbar endlosen Kreislauf unbewusster Wiedergeburten.

Tantra hatte schon vor mehr als fünftausend Jahren begriffen, wofür jetzt die moderne Wissenschaft durch die Erforschung der Chromosomen den Nachweis lieferte: Die Frau ist halb Mann und der Mann ist halb Frau.

Die inneren polaren Gegensätze in ein harmonisches Gleichgewicht zu bringen ist der Weg zur Erlangung unseres vollständigen Potenzials. Durch einen inneren alchemistischen Prozess wird die Frau transformiert, wenn sie bei der sexuellen Vereinigung völlig in ihrer weiblich-rezeptiven Seite aufgeht.

Dieses Buch, mein zweites über Tantra, ist im Wesentlichen eine Erforschung der tantrischen Erfahrung aus der weiblichen Perspektive. Auf den kommenden Seiten will ich versuchen, die wichtige Rolle zu beschreiben, die der weiblich-rezeptiven Energie im sexuellen Austausch zwischen Mann und Frau zukommt. Wenn wir von Sex reden, ist es nicht realistisch, eine klare Trennlinie zwischen weiblich und männlich zu ziehen, denn gerade im Sex gehen diese beiden polaren Energien die engste Verbindung überhaupt ein.

Allerdings gibt es bestimmte Aspekte der Sexualität, die ausschließlich auf die Frau zutreffen, und dieses Wissen ist ohne Frage vorteilhaft, um das sexuelle Erleben – der Frau ebenso wie des

Mannes – positiv zu beeinflussen und zu intensivieren. Von diesem Wissen können aber auch Frauen profitieren, die keinen Partner haben, denn es vermittelt ihnen ein neues Gefühl für sich selbst und ihren Körper. In vielen Fällen zieht die Frau durch ihr neu gewonnenes Bewusstsein einen passenden Partner an.

Als Forschende, Lehrende und Schreibende über das Thema Sex bin ich gleichermaßen von Frauen und Männer ermutigt worden, über die Sexualität vom weiblichen Blickwinkel aus zu schreiben. Die Frauen haben mich direkt darauf angesprochen, und obwohl die Männer es mir nicht so offensichtlich zu verstehen gaben, fühlte ich mich indirekt ermutigt: durch ihr Verhalten und durch das, was ich in den letzten zwanzig Jahren von ihnen gelernt habe, ohne sich dessen bewusst zu sein.

In dieser Zeit haben viele Paare die *Making-Love*-Seminare für Paare besucht, die ich zusammen mit meinem Partner Raja leite. In diesen Seminaren ereignen sich Tag für Tag wahrhaftige, sehr berührende Wunder. Viele Paare erleben hier wieder die dynamische Liebe, die sie ursprünglich zusammengebracht hatte, und es gelingt ihnen auch nach dem Seminar, in liebevoller Harmonie gemeinsam weiterzugehen.

Aber nicht alle Partnerbeziehungen verlaufen so, und manche Paare haben sich auch getrennt. Nach einer gewissen Zeit entstanden dann neue Beziehungen, und in Folge davon konnte ich in den Seminaren eine erstaunliche und ziemlich unerwartete Beobachtung machen: Männer, die bereits an meinen Gruppen teilgenommen hatten, tauchten plötzlich mit ihren neuen Partnerinnen wieder auf. Es sind die Männer, die wiederkommen, um diese andere Art von Sexualität mit der neuen Partnerin zu leben, weil sich durch diese tantrische Herangehensweise ihre Liebesfähigkeit erhöht. Überraschend war, dass die Frauen nicht so schnell wieder zum Seminar kamen, obwohl sie beim ersten Mal genauso begeistert waren wie ihre damaligen Partner. Erst in jüngster Zeit kommen manche Frauen wieder zum Seminar, mit dem neuen Liebsten im Schlepptau.

Die Tatsache, dass schon eine ganze Reihe von Männern, aber erst wenige Frauen mit neuen Liebespartnern in den Seminaren wieder aufgetaucht sind, hat mir zwei wichtige Einsichten vermittelt: Einerseits, dass wir Frauen offenbar Angst haben, mit unserem

Partner über Sex zu reden, und uns scheuen, ihm offen zu sagen, was unser Körper am liebsten mag. Wir scheuen uns, den Partner auf Alternativen zum üblichen Sex aufmerksam zu machen. Die größte Angst der Frau ist wohl, ihren Partner zu verlieren bzw. für ihn sexuell nicht mehr attraktiv zu sein, wenn sie neue Wege geht. Aber so traurig es ist: Wenn wir Frauen uns mit dem herkömmlichen Sex begnügen – der im Grunde eine Verzerrung männlicher Sexualität darstellt –, geben wir unseren einzigartigen femininen Zauber und unsere weibliche Kraft weg.

Die zweite Einsicht ist viel ermutigender und wird hoffentlich den Frauen Mut machen, sich im sexuellen Bereich stärker durchzusetzen: Die Tatsache, dass die Männer mit ihren neuen Partnerinnen wiederkommen, zeigt eindeutig, dass die Männer, wenn sie erst einmal eine Kostprobe von dieser anderen Form der Sexualität hatten, auf den Geschmack kommen. Aber wie soll der Mann auf den Geschmack kommen, wenn er es noch nie kennen gelernt hat? Oft ist also ein Vorgeschmack tantrischer Sexualität notwendig, damit Sehnsucht danach entsteht.

Von Männern, aber auch von Frauen, die noch keine persönlichen Erfahrungen mit Tantra haben, höre ich öfter die Bemerkung: „Tantra scheint doch eher etwas für Frauen zu sein als für Männer!" Durch meine eigenen Nachforschungen und aufgrund der positiven Reaktionen meiner männlichen Seminarteilnehmer kann ich aber mit aller Bestimmtheit sagen: „Nein, Tantra ist keineswegs nur für Frauen, es ist garantiert auch was für Männer!"

Tantra ist also nicht etwas, das nur dazu da ist, Frauen glücklich (und die Männer weniger glücklich) zu machen. Und es ist auch keine Taktik, um den Frauen mal für ein Weilchen das Ruder zu überlassen. Jeder Mann, der einmal auf den Geschmack von diesen wundervollen Tiefen und Höhen einer sich ausdehnenden sexuellen Energie gekommen ist, will es unweigerlich wieder erleben! Aber solange wir Frauen den Männern unsere wahre Weiblichkeit vorenthalten – wie und wo und wann sollen sie dann je auf den Geschmack kommen?

Hier und da findet man vielleicht eine Frau, die es auf natürliche Weise versteht, die sexuelle Energie des Mannes beim Sexakt in sich aufzunehmen und nach oben zu kanalisieren, sodass sie mit ihrem Partner eine höhere sexuelle Dimension erlebt. Es ist wichtig zu wissen, dass eine Frau diese Kunst bewusst lernen kann und so den Mann in eine Sphäre sich ausdehnender sexueller Energie mitnimmt – was ihr selbst größere sexuelle Erfüllung bringt. Die Frau hat von Natur aus allein aufgrund ihres weiblichen Geschlechts die Fähigkeit, in diese Sphäre einzutreten. Als rezeptiver Pol der männlich-weiblichen Dynamik kann die Frau nach innen gehen und den Mann mit sich ziehen bzw. mit emporheben. Das ist die Kraft, die ihr von Natur aus gegeben ist. Durch ihre Empfänglichkeit, ihr Mitfließen und ihre Hingabe wird eine solche innere Bewegung möglich.

Umgekehrt ist das nicht unbedingt der Fall. Für den Mann als aktiver Pol ist es im Allgemeinen nicht so einfach, diese Tür zu öffnen und die Frau in sich aufzunehmen. Um dazu in der Lage zu sein, muss der Mann eine große innere Stille und Klarheit über seine wirkliche männliche Autorität haben. Wenn das empfängliche (weibliche) Element nachgibt und das, was ihm entgegenkommt, wirklich aufnimmt, wird aufgrund dieser Empfänglichkeit die dynamische (männliche) Energie aktiviert und kommt ins Fließen. Dadurch kann der Mann auf mühelose und natürliche Weise der Frau in höhere Energiebereiche folgen und wortlos mitfließen – wenn er in der glücklichen Lage ist, auf solch eine rezeptive weibliche Energie zu treffen.

Eine sexuelle Neuorientierung ist notwendig, und sie muss im Wesentlichen von der Frau ausgehen. Diese neue Erziehung in Sachen Sex muss in den Frauen Wurzeln schlagen und sich von ihnen ausgehend in der Gesellschaft verbreiten – über die Ehemänner, Liebhaber, One-Night Stands, über Mütter, die es ihren Töchtern vermitteln, und Väter, die es den Söhnen beibringen. Was es braucht sind Frauen, die anfangen für sich selbst zu sprechen, sich äußern über ihre wirklichen Bedürfnisse und Empfindungen – und dass die Männer diese Botschaften unbedingt beachten. Das höchste Potenzial wirklicher sexueller Erfüllung und Liebe zwischen Frau und Mann liegt auf ihrem gemeinsamen Weg der sexuellen Selbsterforschung.

Nichtsdestotrotz kann die Frau auch ohne bewusste Mitwirkung des Mannes viel bewirken. Sex ist uns so nahe wie nur irgendetwas, Sex erreicht, berührt und verändert jede einzelne Zelle unseres Körpers. Durch das Erforschen unserer Sexualität können wir – jenseits aller gesellschaftlichen Fassaden und Konventionen, hinter denen wir für gewöhnlich unser tieferes sexuelles Selbst verbergen – entdecken, wer wir in Wirklichkeit sind.

Die Quelle meiner tantrischen Inspiration und Unterweisung ist Osho, mein spiritueller Meister. Osho – oder Bhagwan Shree Rajneesh, wie er in früheren Lebensjahren genannt wurde – lehrt Meditation nicht als bloße Übung, sondern als Lebensweise. Er ist ein Mystiker, der die zeitlose Weisheit des Ostens auf die drängenden Fragen anwendet, mit denen Männer und Frauen in unserer heutigen Zeit konfrontiert sind. Er spricht vom Streben nach Harmonie, Ganzheit und Liebe, das den Kern sämtlicher religiöser und spiritueller Traditionen bildet, und beleuchtet für uns die Essenz von Christentum, Hassidismus, Buddhismus, Sufismus, Tantra, Tao, Yoga und Zen.

Es fehlen mir die Worte, um meiner großen Dankbarkeit Ausdruck zu verleihen – für seinen tief gehenden, anhaltenden Einfluss auf mein Leben. Oshos Interpretationen der alten tantrischen Schriften stellen eine herausragende, umfangreiche Sammlung von Wissen und Erkenntnis dar, die mir glücklicherweise zugänglich gewesen ist, seit ich Mitte zwanzig war.

Tantra ist jenseits aller Techniken. Es ist ein tief greifender Weg der Selbstentdeckung und Selbsttransformation, ein alchemistischer Umwandlungsprozess der Basisenergien in höhere, spirituelle Erscheinungsformen verwandelt. Auf diesem Weg kann zwar manche Technik benutzt werden, aber das Geheimnis von Tantra besteht darin, unser sexuell Unbewusstes ins volle Licht der Bewusstheit zu bringen. „Tantra ist die Umwandlung von Sex in Liebe durch Bewusstheit", sagt Osho. Das bedeutet, dass es unendlich viel wichtiger ist, *wie* wir etwas tun, als *was* wir tun.

Es ist mir eine Ehre, einige Kostproben von Oshos tantrischen Inspirationen hier und da in dieses Buch einzustreuen. Vielleicht mag es die Leserin und den Leser interessieren, dass Oshos Worte, die hier als schriftliche Texte wiedergegeben sind, ursprünglich in spontanen mündlichen Vorträgen völlig aus dem Stegreif und ohne jede Vorbereitung in Zusammenkünften mit Schülern und einem interessierten Publikum in Indien übermittelt wurden. Erst später wurden sie in Buchform veröffentlicht. Ich möchte betonen, dass die in diesem Buch wiedergegebenen Zitate nur eine sehr kleine, von mir getroffene Auswahl darstellen. Sie repräsentieren in keiner Weise die enorme Bandbreite und außergewöhnliche Vielfalt und Tiefe von Oshos spirituellen Einsichten in die menschliche Natur.

OSHO SPRICHT ÜBER SEX

In meinem Namen sind (bisher) fast vierhundert Bücher erschienen. Von all diesen Büchern handelt nur ein einziges Buch von Sex, und auch in diesem geht es nicht wirklich um Sex. Vielmehr geht es darum, wie Sex transzendiert werden kann, wie man die sexuelle Energie in einen sublimierten Zustand überführen kann – denn sie ist unsere Grundenergie, sie kann Leben hervorbringen... Aber nur dem Menschen ist es vorbehalten, Wesen und Qualität der sexuellen Energie zu verändern. Der Name dieses Buches lautet „Vom Sex zum kosmischen Bewusstsein" – aber keiner verliert ein Wort über das kosmische Bewusstsein. Doch darum geht es in diesem Buch, um das kosmische Bewusstsein. Sex ist nur der Anfang – dort, wo alle sind.

Es gibt Methoden, wie diese Energie zum Aufsteigen gebracht werden kann, und im Osten hat sich seit mindestens zehntausend Jahren dafür eine spezielle Wissenschaft entwickelt: Tantra. Der Westen kennt keine Parallele zu einer solchen Wissenschaft. Seit zehntausend Jahren hat es Menschen gegeben, die damit experimentiert haben, sexuelle Energie in Spiritualität umzuwandeln, und herauszufinden, wie Sexualität zu Spiritualität werden kann. Dass es möglich ist, wurde jenseits allen Zweifels bewiesen. Tausende von Menschen haben eine solche Transformation erfahren. Es scheint, dass Tantra als Wissenschaft früher oder später auf der ganzen Welt Anerkennung finden wird. Die Menschen leiden an allen möglichen Perversionen. Nur deshalb reden die Leute ständig von Sex – als würde darin meine ganze Arbeit bestehen, als würde ich vierundzwanzig Stunden am Tag nur über Sex reden. Das Problem ist ihre eigene unterdrückte Sexualität. Mein ganzes Bemühen geht dahin, eure Sexualität zu einem natürlichen, akzeptierten Phänomen zu machen, damit nichts unterdrückt zu werden braucht. Dann braucht ihr keine Pornografie; dann braucht nichts unterdrückt zu werden, dann träumt ihr auch nicht vom Sex. Dann kann diese Energie umgewandelt werden.

Es gibt brauchbare Methoden, mit deren Hilfe dieselbe Energie, die neues Leben auf die Welt bringt, euch selbst ein neues Leben geben kann. Das ist das ganze Thema dieses Buches. Aber niemanden interessiert dieses Thema, und niemanden interessiert es, weshalb ich darüber sprach. Allein das Wort Sex im Titel ... das reicht! Das Buch ist nicht für Sex. Tatsächlich ist es das einzige existierende Buch, das gegen den Sex ist, aber seltsam ... Dieses Buch sagt, dass es einen Weg gibt, den Sex zu transzendieren, über den Sex hinauszugelangen — denn das bedeutet „Vom Sex zum kosmischen Bewusstsein". Ihr seid noch auf der Stufe des Sex, obwohl ihr schon auf der Stufe des kosmischen Bewusstseins sein könntet. Der Weg ist einfach: Sex muss zu einem Teil eures religiösen Lebens werden; er sollte euch heilig sein. Sexualität sollte nichts Obszönes, Pornografisches sein und sie sollte nicht verurteilt und unterdrückt, sondern voller Ehrfurcht gewürdigt werden, denn schließlich sind wir daraus geboren. Sie ist unsere Lebensquelle. Und die Lebensquelle zu verurteilen bedeutet, alles zu verurteilen. Sex sollte auf immer höhere Stufen gehoben werden, bis zu seinem höchsten Gipfel. Und dieser höchste Gipfel ist Samadhi, kosmisches Bewusstsein.

Osho, Vom Sex zum kosmischen Bewusstsein
Neuer deutscher Titel: Sex – Das missverstandene Geschenk

Das natürliche Orgasmuspotenzial der Frau

JEDE FRAU DIESER WELT IST MIT DER FÄHIGKEIT geboren worden, die Ekstase des Orgasmus zu erleben. Mutter Natur hat in ihrer unbeirrbaren Weisheit den weiblichen Körper in besonderer Weise ausgestattet, um diese Erfahrung zu machen. Alle Frauen haben das Potenzial, ihre Sexualität voll und ganz zu leben – als bewusste, lenkende Kraft. Und obwohl die Natur dies aufrichtig für uns vorgesehen haben mag, können im realen Leben nur wenige Frauen von sich sagen, dass sie in der Lage sind, ihre orgasmischen Erfahrungen selbst zu steuern. Stattdessen bleibt der Orgasmus für die meisten Frauen eine ziemlich unberechenbare Angelegenheit, die sich hin und wieder einstellt und mehr auf einer gelungenen Orchestrierung zu beruhen scheint als auf der intimen Kenntnis unserer inneren Beschaffenheit. Die Liebe wird so zu einer Erfahrung mit ständigen Höhen und Tiefen. Sie scheint nie lange bei uns zu bleiben, ist launisch wie der Wind – heute hier, morgen da. Viele Frauen, in deren Leben die Liebe fehlt, leiden unsagbar darunter und erleben häufig Zustände akuter Depression und Verzweiflung.

Diese unglückliche Situation ist zum großen Teil auf mangelnde Kenntnis des weiblichen Körpers und des Wesens der weiblichen Energie zurückzuführen. Den Frauen fehlt einfach das Wissen, wie sie einen orgasmischen Zustand willentlich herbeiführen und das göttliche Geschenk des Orgasmus zu einem festen Bestandteil ihres Lebens machen können. In diesem Wissensvakuum fehlen Frauen intime und fachliche Informationen über sich selbst. Infolge dieser Naivität in Bezug auf ihren Körper, handeln sie oft unbewusst gegen ihr eigenes, besseres Interesse – im Leben, in der Liebe und beim Sex.

Kürzlich hat ein Mann, der mit seiner Frau an einem meiner Paarseminare teilgenommen hatte, am Ende der Gruppe seine Erfahrungen mit folgenden Worten zusammengefasst: „Es ist einfach unfassbar! Da habe ich mich nun fünfunddreißig Jahre lang bemüht ein wirklich guter Liebhaber zu werden, um jetzt hier innerhalb von einer Woche zu entdecken, dass alles, von dem ich dachte, es würde eine Frau anmachen, in Wirklichkeit genau das Gegenteil bewirkt."

Seine Beobachtung war richtig. Ich selbst habe festgestellt, dass bei fast allem, was die Leute über Sex denken und reden, genau das Gegenteil für mich zutrifft. In der Summe haben all diese irrigen Vorstellungen über Sex zur Folge, dass Frauen generell mit ihrem Sexualleben alles andere als glücklich sind und es aus den unterschiedlichsten Gründen für ziemlich unbefriedigend halten. Das mag vielleicht am Anfang einer sexuellen Beziehung noch nicht so zutreffen, aber wenn man den Erzählungen vieler Frauen Glauben schenkt, wird nach einer gewissen Zeit die Unzufriedenheit zur Regel. Der Körper beginnt sich mehr und mehr zu verschließen. Enttäuschung, Unlust und allgemeines Desinteresse am Sex machen sich breit. Für manche Frauen vollzieht sich dieser Umschwung innerhalb von wenigen Monaten, bei anderen kann es Jahre dauern. Wie schnell diese Veränderung vor sich geht, ist weniger bedeutsam als die Tatsache, dass dieser Rückzug aus der Sexualität bei den Frauen so weit verbreitet ist.

Wenn die Frau ihren Körper nicht kennt und nicht weiß, wie sie ihre weibliche Energie ausdehnen kann, wird sie beim Sex automatisch nur reduzierte, begrenzte Erfahrungen machen können – und damit auch in der Liebe! Und wenn diese Realität auf die Frau zutrifft, trifft sie natürlich auch für den Mann zu. Wenn die Frau sexuell auf Sparflamme lebt und liebt, wird auch ihr männlicher Partner (dessen Energie die weibliche als polar entgegengesetzte Kraft ergänzt) sich nur auf diesem minimalen Niveau bewegen.

Der sexuelle Notstand zeigt sich bei vielen Frauen durch ihre enormen Schwierigkeiten, einen Orgasmus zu haben. Wie oft haben Frauen mir ihre Befürchtungen anvertraut, dass mit ihnen grundsätzlich etwas nicht stimmen könne, weil sie überhaupt nie zum Orgasmus kommen. Oder sie machen sich Sorgen, weil sie oft eine Stunde oder länger brauchen, bis sie zur Penetration ein wirkliches Ja in sich fühlen. Oder sie berichten, dass der Sex mit der Zeit jede Anziehung für sie verloren habe, wohl aber die Sehnsucht nach Zärtlichkeit und Intimität geblieben sei.

Wenn uns solche negativen Gedanken durch den Kopf gehen, können alte, nie ausgedrückte Gefühle von „Nichts-wert-sein" und Unzulänglichkeit hochkommen; und schnell untergräbt die Unsicherheit die Freude unseres liebenden Herzens. Für die Frau kann sexuelle Unzufriedenheit zur akzeptierten, ja geradezu erwarteten Regel werden. In Frauenzeitschriften findet man ständig Ratschläge für besseren Sex und über den weiblichen Orgasmus – Hinweise und Tipps für die Frauen, wie sie leichter einen Orgasmus bekommen können. Solche Artikel sprechen zwar offen über sexuelle Themen (was in unseren Alltagsgesprächen eine Seltenheit ist) und geben deshalb so mancher Frau für eine gewisse Zeit etwas Trost und Erleichterung. Aber diese Ratschläge berühren, wenn überhaupt, nur die Oberfläche eines viel tiefer gehenden Bereiches unserer Sexualität, der für uns alle existent ist. Die in diesen Zeitschriften gegebenen Antworten verdeutlichen den herrschenden Mangel an konkreten, stimmigen Informationen über den weiblichen Körper. Wann haben wir denn zuletzt etwas wirklich Neues und Inspirierendes zu diesem Thema gehört? Etwas, das funktioniert? Etwas, das sich richtig anhört und richtig anfühlt? Etwas, das im Körper, im Herzen und in der Seele der Frau Resonanz findet?

Wahr ist: Dein Körper ist fähig tiefe und intensive, erfüllende Orgasmen zu erleben. Der Schlüssel liegt darin, nach innen zu gehen und die physischen Empfindungen im eigenen Körper wahrzunehmen ohne zu urteilen. Was fühlst du, wenn du mit deinem Partner Sex hast? Was spürst du, wenn du mit dir Sex hast? Sammle Informationen über die Reaktionen deines Körpers. Was genießt du? Was irritiert dich? Was hinterlässt in dir ein Gefühl tiefer Enttäuschung? Vergiss nicht: Solange du ehrlich bleibst, wirst du sehen, dass Gefühle immer wahr sind. Kein Gefühl kann jemals „falsch" sein.

Zum Beispiel, wenn dein Partner in höchster Erregung plötzlich total in Fahrt kommt und immer härter und schneller auf seinen Höhepunkt zusteuert (der so genannte „Presslufthammer") ... Fühlst du dich dann unsichtbar, im Stich gelassen, von einer Woge der Enttäuschung überrollt, weil er gleich wieder fix und fertig sein wird, während du selbst noch nicht einmal angefangen hast, warm zu werden? Oder wenn dein pflichtbewusster Partner das Gefühl hat, zuerst dich befriedigen zu müssen, bevor er sich selber Befriedigung verschafft, und sich nun abmüht, dich durch

Stimulieren der Klitoris zum Orgasmus zu bringen. Und weil er so bemüht ist, alles „richtig" zu machen, bringst du es nicht übers Herz, ihn zu kritisieren. Aber eigentlich reibt er doch zu fest, oder zu schnell? Oder du bist zu trocken? Stehst du dann unter Leistungsdruck und hast das Gefühl, du müsstest dich beeilen und endlich den Höhepunkt erreichen, damit er endlich zur „Sache" kommen kann – zur Penetration und Ejakulation? Machst du dir Sorgen, es könnte ihn langweilen, wenn er dich stimuliert? Oder wird dir plötzlich selber langweilig? Gehst du manchmal aus deinem Körper raus und schreibst in Gedanken deinen Einkaufszettel? Oder fällt dir plötzlich ein, dass du deinem Jüngsten für den morgigen Schulausflug noch ein Lunchpaket machen musst? Oder steigst du auf irgendeine andere Weise aus deinem physischen Körper aus, etwa indem du dich in eine heiße sexuelle Fantasie hineinsteigerst, um zum Höhepunkt zu kommen? Oder hast du eigentlich schon das Interesse verloren, machst aber trotzdem weiter mit deiner Fantasie, nur weil dein Partner sonst enttäuscht wäre und sich nicht gut fühlen würde, wenn er es nicht schafft, dich zum Orgasmus zu bringen? Und täuschst du gelegentlich sogar einen Orgasmus vor, nur um die ganze leidige Sache endlich hinter dich zu bringen?

Damit bist du nicht allein. Leider kennen heutzutage die meisten Frauen einige oder alle dieser Gefühlszustände aus eigener Erfahrung. Aber all diese Vorstellungen lassen eine essenzielle Wahrheit außen vor: dass dein Körper absolut dazu imstande ist, einen tiefen, anhaltenden, total erfüllenden orgasmischen Zustand zu erleben. Der Orgasmus ist aber kein Ziel, das wir erreichen, indem wir darauf losgehen – wenn wir das Richtige machen oder das Richtige denken. Vielmehr ist der Orgasmus ein Seinszustand, der sich auf ganz natürliche Weise einstellt, wenn wir uns beim Sex mehr entspannen. Durch Entspannung öffnet sich die Frau für ihr inneres Erleben und holt das Zentrum ihrer Aufmerksamkeit nach innen, zu sich selbst zurück. Dadurch kann sich das exquisite Zusammenspiel der männlich-aktiven und weiblich-rezeptiven Energien entfalten und für beide, Mann und Frau, zu einer länger andauernden, lustvollen Erfahrung aufblühen.

Jetzt könntest du die berechtigte Frage stellen: „Wenn das wahr ist, wieso wissen dann nicht mehr Menschen darüber Bescheid?

Warum ist sexuelle Unzufriedenheit für so viele Frauen eher die Regel statt die Ausnahme?"

Man könnte es so beantworten: Wir Menschen bleiben, wenn es um unsere wahre sexuelle Natur geht, unwissentlich kurzsichtig. Wir haben keine Ahnung von unserem höheren Potenzial, und wie wir Zugang zu ihm bekommen. So wie die Dinge stehen, sind wir bei der üblichen Art, wie Sex praktiziert wird, weder körperlich noch seelisch sensibel, offen und empfänglich genug, um eine höhere sexuelle Erfahrungsebene einzuladen – beziehungsweise uns von der göttlichen Energie berühren zu lassen, was eine präzisere Beschreibung wäre. Eigentlich sind wir die Gastgeber und das Göttliche ist unser Gast, aber damit das Göttliche in uns eintreten kann, muss erst der Raum dafür geschaffen werden.

Die heute allgemein akzeptierte Ansicht über „normalen" Sex hält die Frauen in Abhängigkeit von einer männlich geprägten Sexualität. Diese lässt dem ebenso wichtigen weiblich-rezeptiven Gegenpol keinen Raum, sich sexuell so auszudrücken, wie es dem weiblichen Wesen und der weiblichen Energie entspricht. Die gängige männlich orientierte Vorgehensweise ist geprägt von einem nach außen gerichteten, nach Erregung heischenden sexuellen Verhalten, durch das die ureigensten weiblichen Qualitäten förmlich an die Wand gedrückt und „platt gewalzt" werden. Durch den üblichen Sexstil wird der Same von Unzufriedenheit und sexuellen Fehlfunktionen fest eingepflanzt – und zwar in beide Geschlechter! Im Grunde sind es gerade die weiblichen, empfindsamen Qualitäten (sofern sie nicht durch kulturelle Fehlleitung deformiert sind), die das Eintreten eines orgasmischen Zustandes bei Frau und Mann ermöglichen. Dazu muss die Frau körperlich mehr in ihrer Mitte ruhen und sich entspannen, damit sie die echte männliche Kraft in sich aufnehmen, sie umwandeln und durch ihre weiblich-rezeptive Kraft auf eine höhere Ebene heben kann.

Heutzutage unterstützen viele Frauen unwissentlich, oft aber auch wissentlich, die Dominanz des Mannes im sexuellen Verhalten. Viele Frauen berichten von häufig schmerzhaften Erfahrungen während und nach dem Geschlechtsverkehr, die sie aber stillschweigend über sich ergehen lassen, um den Partner zufrieden zu stellen. Zahllose Frauen nehmen es als unvermeidlich hin, dass Sex für sie eine grobe, aggressive Erfahrung ohne jeden Ausdruck von Zärtlichkeit und Liebe bedeutet. Ich erinnere mich, wie mir während eines Seminars eine Frau erzählte, sie hätte keine Ahnung gehabt, dass Sex so behutsam und sanft sein kann. Oft machen wir Frauen bei dem allgemein üblichen „Geschlechtsverkehr" auch einfach deshalb mit, weil „man es schon immer so gemacht hat" und es uns deswegen inzwischen völlig „normal" vorkommt. Wir haben einfach keine Ahnung, dass man es auch ganz anders machen könnte.

Infolge der unbewussten gesellschaftlichen Konditionierung der Frau treten die ureigensten weiblichen Qualitäten häufig deformiert in Erscheinung. Aus Weichheit wird Schwäche, aus Rezeptivität passive Resignation, aus Fürsorglichkeit Bevormundung und aus der Schönheit der Hingabe Unterwürfigkeit. Einfühlungsvermögen wird zu klebriger Anhänglichkeit, und die Fähigkeit zu geduldigem Abwarten maskiert sich als Trägheit. Liebe kann in Eifersucht abgleiten und zum manipulativen Gebrauch der weiblichen Eigenschaften verführen, während die Freude des Nicht-Tuns und der Entspannung zu lähmender Trägheit und Untätigkeit verkommt. Die weibliche Anpassungsfähigkeit zeigt sich verfälscht als kollabierten Zustand, und der freie Ausdruck individueller Gefühle als Sentimentalität und Launenhaftigkeit. Intuition und hellseherische Fähigkeiten können die Grenzlinie zu Paranoia und Hysterie überschreiten. Die Fähigkeit Ereignisse ohne kontrollierendes Eingreifen sich entfalten zu lassen kann als unangebrachte Unentschlossenheit und Mangel an Initiative auftreten. Empfindsamkeit verkehrt sich zur Opferrolle oder wird in den Dienst der Angst gestellt. Der Sinn für Schönheit verkommt zum Festhalten an äußeren Erscheinungen, der Nesttrieb zum zwanghaften Sicherheitsbedürfnis. Aus still duldender Stärke kann masochistische Abhängigkeit werden. Das Bewusstsein der Verbindung zum Universum jenseits aller persönlichen Grenzen kann so weit gehen, dass eine Frau zu abgedreht und unverbindlich wird, um sich persönlich abzugrenzen. Diese Deformation der weiblichen Qualitäten sind die unbewusste Folge unserer kulturell bedingten Entfremdung von unserer authentischen Weiblichkeit und unserem essenziellen Wesen.

Es sieht zwar so aus, als würde der Mann bei der üblichen Art des Geschlechtsverkehrs mehr Befriedigung erlangen als die Frau, aber in Wirklichkeit könnte er eine noch viel umfassendere, länger anhaltende Befriedigung beim Sex erleben, als er es bisher kennt. Das hat damit zu tun, dass die Ejakulation allgemein als männliche Version des Orgasmus gilt. Für die meisten Männer bedeutet Ejakulieren gleich Sex. Aber, Ejakulieren ist nicht identisch mit Orgasmus. Der Mann kann einen Orgasmus auch ohne Ejakulation und Samenerguss haben. Die Energie bleibt dadurch im Körper und kann sich orgasmisch nach oben ausbreiten, statt nach außen verloren zu gehen.

Während die Frauen Schwierigkeiten haben, überhaupt einen Orgasmus zu bekommen, haben die Männer – ironischerweise, aber durchaus nicht überraschend – mit dem genau entgegengesetzten Problem zu schaffen: Der Orgasmus (bzw. die Ejakulation!) lässt sich nicht kontrollieren, d.h. er kann weder hinausgezögert noch verhindert werden. Die Ejakulation passiert in der Regel unmittelbar nach oder kurz vor dem Penetrieren, allerhöchstens ein paar armselige Minuten später. Diese kurze Zeitspanne zwischen Penetration und Ejakulation reicht aber bei weitem nicht aus, um die sexuelle Temperatur der Frau ausreichend anzuheizen, sodass sie zum Orgasmus kommen kann.

Wenn die Frau lernt, beim Sex ihrer weiblichen Seite mehr Raum und Ausdruck zu geben und mit mehr Gelassenheit und Rezeptivität präsent zu sein, so wird sie zu ihrer eigenen Überraschung feststellen, dass dadurch die Wahrscheinlichkeit einer vorzeitigen Ejakulation des Mannes abnimmt. Sie vermag auf diese Weise erheblichen Einfluss zu nehmen und das Liebesspiel von Minuten auf Stunden auszudehnen. Sie kann ganz bewusst eine empfindsame, aufmerksame innere Atmosphäre kreieren: Dadurch hat sie es in der Hand, die gesamte Qualität der sexuellen Vereinigung zu verändern. Und sie bestärkt damit die eigentliche männliche Stärke. Die durch Stress entstehenden männlichen Sexualprobleme, wie Impotenz und vorzeitiges Ejakulieren, sind Symptome der herrschenden sexuellen Verwirrung und des sexuellen Informationsnotstandes, speziell was den weiblichen Körper angeht. Wenn die Frau die Fähigkeit entwickelt, zu ihrem inneren weiblichen Pol umzuschalten und ihre rezeptiven Kräfte einzusetzen, können viele dieser sexuellen Störungen und Ursachen für Unbefriedigtsein geheilt werden.

Zunächst werden die meisten Frauen das Gefühl haben, dass sie wenig Ahnung haben, wie sie zu ihrem weiblichen Pol umschalten können bzw. was das eigentlich bedeutet. In Wahrheit ist es ganz einfach, wenn man erst einmal den Dreh heraus hat, und es ist etwas absolut Natürliches. Wenn wir uns mit unseren ureigensten weiblichen Qualitäten verbinden, können wir so sein, wie wir wirklich sind, ohne etwas erzwingen oder vortäuschen zu müssen. Wir sind einfach bereit, Liebe zu empfangen.

Entspanntheit, Offenheit, Anmut und liebevolle Spontaneität sind wesentliche Qualitäten der weiblichen Energie. Die Frauen in meinen Seminaren beschreiben dieses Umschalten zu sich selbst oft als ein „Nach-Hause-kommen" zu etwas, das sie schon immer intuitiv wussten. Einige Frauen zeigten mir ihre Trauer darüber, dass sie erst jetzt, oft viele Jahre nach einem ersten Aufblitzen der Wahrheit, erkannt haben, wie wenig Vertrauen sie in sich selbst hatten, um ihrem intuitiven Wissen zu folgen und es in Erfahrung umzusetzen.

Die intuitive Weisheit der Frau ist wie ein Diamant, den die Natur tief in ihrem Inneren verborgen hat. Die kommenden Seiten dieses Buches sind der Versuch, den Frauen zu helfen, etwas wiederzuentdecken, was sie schon immer in sich trugen – einen Kristall, der darauf wartet, das Licht der inneren Intelligenz widerzuspiegeln.

TANTRISCHE INSPIRATION

Energie kann zwei Dimensionen haben: Die eine hat eine Absicht, eine Richtung, ein Ziel. Dieser Augenblick ist nur Mittel zum Zweck, um das Ziel zu erreichen, das irgendwo anders liegt. Dies ist die eine Dimension der Energie, zielorientiert, die Dimension der Aktivität. Alles ist nur Mittel zum Zweck und muss irgendwie getan werden, damit das Ziel erreicht wird — erst dann kann man sich entspannen. Aber mit dieser Art von Energie wird das Ziel nie erreicht, denn eine solche Energie macht aus jedem gegenwärtigen Augenblick ein Mittel zu einem Zweck, der in der Zukunft liegt. Das Ziel bleibt immer am Horizont. Man läuft ihm ständig hinterher, aber die Distanz bleibt immer gleich. Dann gibt es noch die andere Energiedimension: das unmotivierte Feiern. Hier und jetzt ist das Ziel, nicht irgendwo anders. Tatsächlich bist du das Ziel. Tatsächlich gibt es keine andere Erfüllung als diesen Augenblick – sieh die Lilien! Wenn du das Ziel bist und es kein Ziel in der Zukunft gibt, wenn es nichts zu erreichen gibt und du einfach alles feierst, dann bist du schon am Ziel, bist du bereits angekommen. Das bedeutet Entspannung – Energie ohne Absicht.

Osho, Tantra – Die höchste Einsicht

TRAINING FÜR BEWUSSTHEIT UND SENSIBILITÄT

Ruhe- und Entspannungsposition

Die ideale horizontale Position zum Entspannen geht so: Kopf, Hals und Wirbelsäule bilden eine gerade Linie, die nicht einmal ein paar Millimeter von der Achse abweichen sollte; der Kopf sollte keinesfalls zur Seite gedreht werden. Die Beine sind ausgestreckt und leicht geöffnet, die Fußknöchel nicht gekreuzt. Am besten legst du dir ein etwa 40 mal 80 Zentimeter großes, weiches Kissen oder eine eingerollte Decke unter beide Kniekehlen, damit die Knie leicht gebeugt und ganz entspannt daliegen können. Platziere ein kleines, flaches, festes Kissen oder ein gefaltetes Handtuch unter deinem Kopf. Ziehe das Kinn ein wenig in Richtung Brust, um den Nacken lang zu machen, ehe du das Kissen in Position bringst. Es sollte dazu dienen, dass die Wirbelsäule möglichst lang gedehnt wird und der Hals nicht zu stark gekrümmt ist. Falls das Kinn zu sehr nach oben zeigt und nicht zur Brust hin geneigt ist, kannst du ein etwas dickeres Kissen nehmen oder das Handtuch stärker falten, um den Hinterkopf noch ein wenig höher zu legen. Das verlängert den Nacken und reduziert die Krümmung des Halses. Lege deine offenen Hände mit den Handflächen nach unten auf die Leistengegend, zu beiden Seiten des Schambeins. Ruhe still mit geschlossenen Augen etwa zwanzig Minuten oder länger und spüre deinen Körper von innen.

TANTRISCHE MEDITATION

Erweiterung des Bewusstseins

Während du in der oben beschriebenen Position daliegst, kannst du deine Erfahrung noch vertiefen, indem du die Augen schließt und dir vorstellst, in deinen Körper hineinzuschauen. Stelle dir vor, du würdest den Blick umkehren und mit den Augen nach innen in den Körper hinunterschauen, bis zu den Genitalien. Atme tief und langsam in den Bauch, sodass der Atem dein Inneres massiert und bis zu den Genitalien geht.

Bringe die Aufmerksamkeit immer wieder in den Körper und seine Empfindungen zurück. Wenn ablenkende Gedanken auftauchen, schiebe sie bewusst beiseite. Lass sie einfach davonschweben und kehre wieder zum Körper zurück. Tauche ein in deinen Körper, sodass sich das Gefühl einstellt, dass du tief im Körper ruhst, in deinem Selbst badest. Lass deine Aufmerksamkeit innerlich zu jenen Stellen wandern, wo du warme, prickelnde Empfindungen und feine Vibrationen spürst, und verschmelze damit.

Wenn sich dieses Eintauchen in die Sinne in dir verankert, wirst du an einem bestimmten Punkt das Gefühl für deine körperlichen Grenzen verlieren. Vielleicht erlebst du dich leicht wie eine Feder, in goldenes Licht getaucht, dahinschwebend im Meer des Bewusstseins. Du bist, und gleichzeitig bist du nicht. Auf diese Weise kannst du dein Bewusstsein immer weiter ausdehnen, bis es alle deine Zellen durchdringt. Wenn die Zellen vom Bewusstsein berührt werden, verändern sie sich; ihre Beschaffenheit verändert sich.

Du kannst dir den Wecker stellen, um die Zeit festzulegen, die du dieser Erfahrung widmen willst, kannst es aber auch deiner inneren Uhr überlassen, die dich nach einer gewissen Zeit zum normalen Bewusstsein zurückholen wird. Du wirst sehen, dass du jedes Gefühl für die Zeit verlierst. Nach dieser Erfahrung wirst du dich erfrischt und verjüngt fühlen, als hättest du direkt von der Quelle des Lebens getrunken. Diese Meditation ist vor allem abends vor dem Einschlafen sehr heilsam, aber auch jederzeit während des Tages, wenn du Energie auftanken möchtest.

Orgasmus als spirituelle Erfahrung

WAHRSCHEINLICH HABEN SICH DIE MEISTEN von uns noch keine allzu großen Gedanken gemacht, woher das Wort „Orgasmus" kommt und was es eigentlich bedeutet. Das Wort stammt vom lateinischen Wort orgia,[1] mit dem eine heidnische religiöse Zeremonie bezeichnet wurde, bei der die Menschen in einen ekstatischen Zustand gelangten. Sie wurden dabei so ekstatisch, dass ihre Körper von überströmender göttlicher Energie erfüllt waren und sie in zeitloser Glückseligkeit aufgingen.

Das Wort „Orgasmus" erinnert uns also auf der sprachlichen Ebene an unsere eigenen, bis in die Frühzeit zurückreichenden Wurzeln, als die Menschen in großen Gruppen zusammenkamen, um in gemeinsamen Ritualen einen Zustand der Ekstase herbeizuführen. Das Zelebrieren von orgia war ein Weg, um Mutter Erde zu huldigen, ihr die Dankbarkeit zu erweisen und das Wunder ihrer Schöpfung zu feiern. Mit einfachen Tanzschritten und Gesängen zum rhythmischen Schlagen der Trommel wurde tagelang ohne Unterbrechung gefeiert, bis alle trunken waren von göttlicher Ekstase und glückselige Zustände erhöhter Sinnlichkeit und Empfindsamkeit erlebten. Wer an diesen Zeremonien teilnahm, kam verjüngt und überfließend vor Liebe und Lebenslust daraus hervor.

Heute haben wir wenig Gelegenheit für die Erfahrung von orgia. Die ganze Betonung hat sich weg vom physischen Körper, hin zum Intellekt verlagert. Statt Energie bei gemeinsamem Tanzen und Singen auszutauschen, trifft man sich heute lieber in größeren oder kleineren Gruppen, um Gedanken auszutauschen; es wird diskutiert, argumentiert oder über alles Mögliche getratscht. Wir haben die Verbindung zu unserer körperlichen Empfindsamkeit weitgehend verloren und unsere Körper reagieren wie auf Sparflamme. Dadurch bleibt beim sexuellen Austausch ein erfüllender Orgasmus häufig auf der Strecke. Im sinnlich reduzierten, kopflastigen Klima unserer Zeit hat die sexuelle Vereinigung von Mann und Frau ihre naturgegebenen heilenden und regenerierenden Kräfte eingebüßt. Beide Geschlechter sind somit von der beseligenden spirituellen Verbindung abgeschnitten, die ihnen einstmals durch die sexuelle Verschmelzung über den Körper regelmäßig zugänglich war.

Wir Menschen können erst dann hoffen, das gesellschaftliche Klima auf eine wirklich positive Weise zu beeinflussen und zu verändern, wenn im sexuellen Bereich eine drastische, radikale Neuorientierung eintritt, eine „sexuelle Re-Evolution". Die in den letzten Jahrtausenden unserer Zivilisation vorherrschende Unterdrückung und Verdrängung der natürlichen, gesunden Sexualität hatte viele krankmachende Auswirkungen auf die sexuelle Vereinigung von Mann und Frau, die ein so wunderbarer, natürlicher Ausdruck von Liebe sein könnte. Es lässt sich heute mit Gewissheit sagen, dass die Ursachen der meisten psychosozialen Störungen ebenso wie der Gewalttätigkeit im sexuellen Bereich liegen – genauer gesagt, in der sexuellen „Unterversorgung" bzw. im Mangel an tiefen, befriedigenden, nährenden, erhebenden Erfahrungen im Sex.

So wie es aussieht, krankt unsere ganze Gesellschaft am Sex, aber nicht der Sex an sich ist krank, sondern unser Denken über Sex. Die ganze Psychologie der Menschen rund um das Thema Sex ist verkorkst, ungesund, geradezu vergiftet. Das Ausmaß sexuellen Missbrauchs jeder Art, der Tag für Tag, Minute für Minute an irgendeinem Ort stattfindet, legt ein überaus schmerzvolles Zeugnis für den sexuellen Notstand unserer Gesellschaft ab. Durch gängige falsche Informationen wird die sexuelle Energie unbewusst auf Sparflamme gehalten und die schöpferische Kraft des Menschen beschnitten. Die vorherrschende Unwissenheit über das wahre Wesen des sexuellen Energieaustausches zwischen Mann und Frau führt dazu, dass Sex heutzutage nur noch selten als ganzheitlicher Ausdruck seines spirituellen, regenerierenden Potenzials erlebt wird.

Es mag auf den ersten Blick nicht einsichtig sein, warum sexuelle Perversion, sexueller Missbrauch, Gewalttätigkeit und Krieg in direktem Zusammenhang mit dem Mangel an erfüllenden, nährenden orgasmischen Erfahrungen stehen, aber ganz sicher hat die Unterdrückung dieses wesentlichen Aspektes unserer Natur zu all diesen unerfreulichen Erscheinungen entscheidend beigetragen.

Aufgrund der Missverständnisse über die Bedeutung der Sexualität, die über die reine Fortpflanzung hinausgeht, kann sich eine Frau leicht gezwungen sehen, ein liebloses, gefühlloses, aggressives Sexleben als gegeben hinzunehmen. In dem aufrichtigen Wunsch, Kinder zu gebären und liebevoll für ihre Familie zu sorgen und sie zu ernähren, widmen sich zahllose Frauen all diesen Dingen mit ganzem Herzen, ohne jemals aus der regenerierenden, beseligenden Erfahrung des Orgasmus neue Kraft schöpfen zu können. Der gleiche Mangel an sexueller Erfüllung herrscht aber auch bei den Männern. Die meisten von ihnen glauben selbst nach einem langen Leben sexueller Erfahrungen, dass Ejakulation dasselbe sei wie Orgasmus – was aber, wie bereits erwähnt, ein Trugschluss ist.

Der biologische Mechanismus, durch den sich Leben hier auf Erden fortpflanzt, ist zweifellos die Basis der Sexualität. Ohne biologischen Sex würde das Leben, wie wir es kennen, ein Ende haben. Bei fast allen tierischen und pflanzlichen Lebensformen vereinigen sich das männliche und das weibliche Element, um neues Leben hervorzubringen. Manchmal befinden sich die beiden Elemente in zwei getrennten Lebewesen, manchmal nicht. Manchmal bedarf es einer körperlichen Vereinigung, manchmal nicht. Wie auch immer das Wunder der Befruchtung stattfinden mag: Sex hat die Funktion, neues Leben zu erschaffen und das kollektive Leben der Spezies fortzusetzen.

Der sexuelle Vorgang durchdringt mit einer erstaunlichen Totalität und Bedingungslosigkeit sämtliche Ebenen des Lebens in all seinen Erscheinungsformen, um den Fortbestand der Arten zu sichern. Auch wenn es nichts Neues ist: Die menschliche Fortpflanzung wird für immer das Ehrfurcht gebietendste aller Wunder sein. Die Unschuld, Unversehrtheit und zarte Vollkommenheit des keimenden, durchscheinend leuchtenden, neuen Lebens berührt, fasziniert und wärmt unser Herz auf die wunderbarste Art und Weise. Die Fähigkeit, einen neuen Menschen zu erzeugen, ist aber nur der biologische Grundausdruck unserer Sexualität, unser so genanntes „tierisches Erbe", und als solches beruht er auf einer abwärts gerichteten Energiebewegung. Der männliche Same wird durch die Ejakulation ausgestoßen (unabhängig davon, ob die Frau einen Orgasmus hat oder nicht). Darauf folgen die Verschmelzung mit dem weiblichen Ei und dessen Befruchtung – und damit wird ein neues Leben erzeugt, das verschieden ist von den beiden Leben, die es hervorgebracht haben.

Die Sexualität des Menschen beinhaltet jedoch sehr viel mehr als nur diese körperliche Funktion der Fortpflanzung. Die Natur hat uns das beglückende Mysterium der sexuellen Vereinigung nicht geschenkt, damit der Mann möglichst schnell seinen Samen los wird und die Frau kontinuierlich schwanger ist. Beim Menschen hat die Sexualität auch noch eine höhere Dimension. Die Vereinigung von Mann und Frau bedeutet mehr, als es auf den ersten Blick erscheint.

Das Aufsteigen der sexuellen Energie

Der Mensch ist so beschaffen, dass er erweiterte Bewusstseinszustände erfahren kann, glückselige Erfahrungen des Einsseins mit der ganzen Schöpfung. Diese orgasmische Fähigkeit unterscheidet uns von unseren Freunden im Tierreich (mit Ausnahme der Delfine, von denen bekannt ist, dass sie beim Liebesspiel höhere Energiezustände erleben). Unser Körper hat die angeborene Fähigkeit, sich durch das Sexzentrum energetisch auszudehnen, und wenn dies auf die richtige Weise geschieht, führt diese Ausdehnung zu erweiterten Bewusstseinszuständen – Tälern ekstatischer Entspannung und Gipfeln orgasmischen Ausdrucks.

Das Wirken der aufsteigenden Sexualkraft ist im Westen relativ unbekannt und nur von wenigen Menschen erforscht worden. Wenden wir uns aber dem Osten zu, dann finden wir dort viel ältere Kulturen, deren Heilkundige diese Energiepraktiken zum Wohle der Gesundheit und Langlebigkeit den Menschen beibrachten. In Indien und in China hatten die alten religiösen Kulturen das spiralförmige Aufsteigen der Energie als spirituellen Aspekt der Sexualität erkannt und als geheiligte Form des Sex kultiviert.* Wenn diese Energie zum vertikalen Aufsteigen gebracht wird, ist sie Ausdruck einer höheren, regenerierenden Form der Sexualität. Dann entfaltet der Sex seine schützende Wirkung auf den ganzen Körper und wird zu einer verjüngenden, Leben spendenden Kraft im Menschen.

Dieser regenerierende Sex ist in Absicht und Funktion das ziemlich genaue Gegenteil des biologischen Sex. Es besteht keine biologische Notwendigkeit, den Samen auszustoßen (damit er auf ein Ei trifft). Es entsteht kein neues Lebewesen, sondern die sexuelle Energie wird stattdessen bewahrt und bleibt den Beteiligten erhalten, was eine Steigerung der Lebenskraft bewirkt. Auf diese Weise erneuert sich das bereits vorhandene Leben: Mann und Frau fühlen sich energetisiert und bereichert, voller Liebe und Freude.

Diese nach innen und oben gerichtete Energiebewegung geschieht beim regenerierenden Sex ganz von selbst durch das Ausrichten und Harmonisieren des Energieflusses zwischen den männlichen und weiblichen Geschlechtsorganen. Die Energie bewegt sich entsprechend der angeborenen geschlechtlichen Polarität, über die wir im 4. Kapitel ausführlicher sprechen werden. Gemeinsam generieren die Geschlechtsorgane einen biomagnetischen Energiestrom, der durch innere Kanäle aufsteigt und schließlich die endokrinen „Meisterdrüsen" im Gehirn erreicht, womit er zum Ursprung sämtlicher hormoneller Informationen, die der Körper von dort erhält, zurückkehrt.

Diese Drüsen, insbesondere die Hirnanhangsdrüse (Hypophyse) und die Zirbeldrüse (Epiphyse), sind für die Sexualfunktion zuständig.[2] (Bei einem hohen Grad an hormoneller Reinigung ist unser Körper sogar in der Lage, wohlriechende Duftstoffe freizusetzen.) Die Hirnanhangsdrüse liegt zwischen den Augenbrauen oberhalb der Stirnhöhle im Kopfinneren. Sie ist die übergeordnete endokrine Steuerungsdrüse und reguliert das Wachstum, die Funktionen der Geschlechtsdrüsen, der Nebennieren und der Schilddrüse. Diese Drüse steuert das Vorderhirn, das Sehvermögen und das rechte Auge und gilt als der „Sitz" von Liebe, Mitgefühl, Erkenntnis, Menschenliebe und Hingabe. Sie spielt auch eine wichtige Rolle für die Intelligenz und das Begriffsgedächtnis, das wir zum Lesen, Denken und Studieren benötigen. Ihr benachbart ist die Zirbeldrüse, die über dem Mittelhirn in Richtung Scheitel liegt und deren Funktionen die Sensibilität und den sexuellen Zyklus betreffen. Die Zirbeldrüse steuert das Rautenhirn und ist zuständig für den Hörsinn, die Körperrhythmen, den Gleichgewichtssinn und die Wahrnehmung des Lichts durch Augen und Haut. Für all diese Funktionen, die wir so selbstverständlich nehmen, erweist es sich eindeutig als Vorteil, wenn diese Steuerungsdrüsen durch das Kanalisieren der sexuellen Energie – unserer Lebenskraft – aktiviert und genährt werden.

Die nach oben gerichtete Energiespirale erzeugt eine Vitalität, die vom ganzen Wesen ausstrahlt. Man fühlt sich bis in jede Zelle durchdrungen von Zufriedenheit, Liebe und Frieden. Wird Sex auf diese Weise gelebt, bringt er einen enormen Zuwachs an Energie, Kraft und Vitalität. Energie geht nicht mehr verloren, sondern wird sogar zusätzlich generiert. Dadurch wird das Immunsystem gestärkt, Lebenskraft und Kreativität werden in vielfacher Hinsicht intensiviert.

Durch das Kreieren dieser regenerierenden Energie können Frau und Mann ihr eigenes Leben verlängern, statt sich einfach nur fortzupflanzen, wie es durch die nach unten gerichtete Energiebewegung bei der Empfängnis bzw. Zeugung geschieht. Die Natur hat uns das Geschenk der sexuellen Vereinigung gegeben, damit wir die Beschränkungen durch unsere physischen Grenzen auflösen und uns selbst als vibrierende schwebende Lichtbündel der Liebe erleben können. Eine solche regenerierende sexuelle Erfahrung erhält den Menschen jung, abenteuerlustig und offen für alles, was das Leben bereithält.

Es erscheint unglaublich, dass diese spirituelle Dimension des Orgasmus – das erfüllendste Geschenk, das wir Menschen zur Verfügung haben – in einer Zeit, da die Menschheit mit ihrer hoch entwickelten Technologie alle äußeren Gebiete erforscht hat, immer noch total unerforscht geblieben ist. Trotz unseres enormen technischen Fortschritts tappen wir auf sexuellem Gebiet immer noch im Dunkeln, gefesselt von unserer Unwissenheit und Selbstgefälligkeit. Wir bilden uns ein, allein aufgrund der Tatsache, dass wir Frau oder Mann sind, bereits automatisch alles über den Sexakt zu wissen.

Aber wie erklärt es sich dann, dass die meisten Frauen so wenig über ihren Körper wissen und von ihrem enormen sexuellen Potenzial keine Ahnung haben? Vielleicht wurde ihnen in der Vergangenheit dieses Wissen absichtlich vorenthalten, um sie zu bereitwilligen Sklavinnen der Befriedigung männlicher Gelüste zu machen. Die Frauen finden es aber kaum überraschend, dass die heutigen Männer noch viel weniger als sie selbst über den weiblichen Körper wissen – genauso wenig wie über ihren männlichen. Frauen haben von alters her einen leichteren Zugang zum intuitiven Wissen – die so genannte „weibliche Intuition" –, während die meisten Männer viel schwerer an ihre eigene innere Wahrheit herankommen. Aufgrund ihrer Fähigkeit, nach innen zu schauen (und nach innen zu fühlen) sollten die Frauen es deshalb selbst in die Hand nehmen, Raum für den regenerierenden Sex und die daraus erblühende Liebe zu schaffen.

Ohne die Mitwirkung der Frau ist es praktisch unmöglich, die sexuelle Vereinigung als göttliche Erfahrung zu erleben. Die unsensible Behandlung und der Missbrauch der Frau durch den Mann über viele Generationen hinweg haben zu der Situation geführt, dass der Geschlechtsverkehr den Frauen mehr oder weniger lieblos aufgezwungen wurde. Wenn ein Mann des Öfteren in den Körper einer Frau eindringt, obwohl sie noch nicht wirklich dazu bereit ist, wird die Frau allmählich die Lust am Sex verlieren. Ein gewisser Widerwille und sogar Ekel kann sich einstellen, und mit der Zeit machen viele Frauen zu und wenden sich schließlich ganz vom Sex ab, sofern es ihnen ihre Situation erlaubt. Ist der Geschlechtsverkehr unvermeidbar, dann werden sie oft zu wahren Meisterinnen im Aushalten und Erdulden der paar Minuten bis zur Ejakulation des Mannes. Hat die Frau erst einmal resigniert, weil ihr die sexuelle Befriedigung versagt bleibt, dann ist sie geradezu dankbar, wenn der Mann vorzeitig ejakuliert. Ihr bleibt dann zumindest die Gewissheit, dass das Ganze schnell vorbei ist.

Der Mann hat seine männliche Qualität eingebüßt, mit dem Körper der Frau so einfühlsam zu kommunizieren, dass ein Dialog entsteht. Er weiß nicht mehr, wie er sie energetisch so öffnen kann, sodass sie das Penetriertwerden mit ihrem ganzen Wesen willkommen heißt. Die Männer haben sich so sehr daran gewöhnt, dass die Frauen sich nach ihnen richten und sie einfach gewähren lassen, dass sie gar nicht mehr wissen (oder es noch nie erlebt haben), wie sich der Geschmack und das Flair eines gemeinsamen sexuellen Erlebens anfühlt. Wenn die männliche und weibliche Sexenergie in der Balance ist und die Frau mit leidenschaftlicher Sinnlichkeit mitmacht, dann verwandelt sie die ganze Erfahrung in einen wellenförmig auf- und wieder abklingenden, dynamischen Tanz der beiden Körper. Eine solche Erfahrung kann dem Mann das Gefühl vermitteln, dass er ein wertvoller Vertreter der männlichen Spezies ist. Viele Männer erleben sich erst dann zum ersten Mal in ihrem Leben richtig als Mann.

Die Frau bestimmt das sexuelle Klima

Es ist dem Mann nicht möglich, den Körper der Frau besser kennen zu lernen, solange sie selbst sich nicht besser kennt. Durch ein paar konstruktive Hinweise kann die Frau lernen, die Qualität ihres sexuellen Erlebens zu verändern – auch ohne die bewusste Mitwirkung ihres Partners. Die Frau hat einen so starken Einfluss auf das sexuelle Klima, dass sie das ganze Erleben entscheidend beeinflussen kann, wenn sie erst einmal weiß, wie. Dann erhält sie die Möglichkeit, für den Rest ihres Lebens befriedigenden Sex zu haben und darin die Liebe zu finden, nach der sie sich so sehnt, ohne unbedingt ihren Partner wechseln zu müssen.

Da der weibliche Körper meistens nur von außen – nach der Figur, den Proportionen, den Kurven – beurteilt wird, sehen die Frauen sich selbst wie aus der Vogelperspektive. Sie sind daran gewöhnt, sich von außen, aus einer gewissen Distanz zu sehen, aber selten spüren sie sich auch von innen. Wenn die Frau lernt, eine nährende Liebesbeziehung mit ihrem eigenen Körper aufzubauen und innerlich mit ihm zu verschmelzen, wird sie mit ihrer erwachten lebendigen Sinnlichkeit eine atemberaubende weibliche Ausstrahlung haben, die die ganze Atmosphäre um sie herum verändert.

Leider haben die meisten modernen Frauen keine Ahnung, wie man eine solche Veränderung bewerkstelligen kann. Viele kehren voller Enttäuschung und Frustration dem Sex den Rücken und hoffen dann, dass zumindest die Liebe zu ihren Kindern oder ihre Karriere sie für diesen Verlust entschädigen werden. Aber damit tut sich die Frau weiß Gott keinen Gefallen: Sie unterdrückt damit etwas, das für ihr Frausein wesentlich ist. Dann setzt sich die Resignation um ihre Mundwinkel herum fest, und so manche Frau sehnt sich nach Enkelkindern (nach neuem Leben), um das strömende Gefühl der Liebe wieder in sich zu spüren. In einer idealen Welt wären die Großmütter eine Inspiration für ihre

Enkelkinder, denn sie würden ihnen bereitwillig von ihren befriedigendsten sexuellen Erfahrungen erzählen und damit die Enkelkinder auf die richtige Spur bringen und ihnen Mut machen, Liebe zu geben und zu empfangen. Aber so wie es mit unserer Kultur bestellt ist, hatten unsere Mütter, Großmütter und Urgroßmütter wie wir selbst keinen Zugang zu den höheren Dimensionen der sexuellen Erfahrung. In ihrem sexuellen Leben gibt es nichts, was sie als Weisheit oder Erkenntnis an die Jungen weitergeben könnten.

Das heißt aber nicht, dass eine solche Weisheit nicht existierte. Wenn wir uns die alten kulturellen Traditionen des Ostens anschauen, finden wir dort einen unverschütteten Zugang zur sexuellen Weisheit. Ein zentraler Gedanke dieser Weisheit ist das Verständnis, dass die Frau das Milieu, das Gefäß, den Kelch für die sexuelle Erfahrung darstellt. Die weibliche Vagina ist der physische „Raum", in den der Mann eintritt. Und als Gegenpol dazu ist es die Frau, die den Mann physisch empfängt bzw. ihn in sich hineinlässt. Diese beiden Funktionen – das Eintreten und das Empfangen – sind sehr verschieden voneinander. Der Mann ist der Gast, die Frau die Gastgeberin.

Durch die innere Beschaffenheit der Vagina kann die Frau beim Sex einen starken Einfluss ausüben. Diese Direktive, die die Frau beim Sex hat, da sie die sexuelle Atmosphäre bestimmt, kann am besten durch einen einfachen Vergleich verdeutlicht werden: Wenn du ein Zimmer betrittst, das voll gestopft ist mit Möbeln, wo Hektik durch einen plärrenden Fernseher verbreitet wird und das Telefon ständig klingelt, dann wird diese Atmosphäre vermutlich eher negativ auf dich wirken. Sehr wahrscheinlich wirst du dich überwältigt fühlen von dieser Hektik und dem irrsinnigen Chaos. Vielleicht hättest du das Gefühl, eingezwängt zu sein von all dem Druck und der Spannung, und dein erster Impuls wäre wahrscheinlich, so schnell wie möglich wieder nach draußen ins Freie zu flüchten.

Kommst du hingegen in einen Raum, der leer und großzügig ist, verschönt durch ein paar ausgewählte Möbel, der schwebende Klang einer Flöte in der Luft, die nach Sinnlichkeit duftet ... Solch eine Umgebung wird Frieden und Ruhe ausstrahlen. Statt erdrückender Enge vermittelt ein solcher Raum das Gefühl von

Platz und innerer Ausdehnung, ein Gefühl von „Nachhausekommen". Die wohltuende Atmosphäre, in der kein äußerlicher Druck herrscht, und diese großzügige Offenheit lassen dich innerlich entspannen. Während Harmonie und Gelassenheit sich in dir ausbreiten, wirst du vielleicht einen tiefen Atemzug nehmen und damit ganz in deinem Körper angekommen sein.

Nun stelle dir den Moment der Penetration vor, wenn der Mann in den weiblichen Körper eindringt. Genauso wie die Atmosphäre eines Raumes eine tief gehende Wirkung auf die menschliche Psyche hat, vermag auch die Atmosphäre innerhalb des weiblichen Körpers eine transformierende Wirkung auf den Mann zu haben, die äußerst machtvoll ist. Der Mann wird von der Frau sehr beeinflusst – in einem Maße, das ihm selbst nicht einmal bewusst ist. Die Frau hat es in der Hand, durch bewusstes Schaffen einer gelassenen, empfänglichen Atmosphäre die Dauer des Liebesaktes zu verlängern. Sie kann den Mann darin unterstützen, die Ejakulation zu verzögern oder gar zu vermeiden. Das Traurige ist aber, dass die Frau sich ihrer wahren Fähigkeiten ebenso wenig bewusst ist wie der Mann. Da sie nicht weiß, wie sie Zugang zu ihrer wirklichen Kraft erlangt, kann sie nie die natürliche Macht erfahren, die ihr mitgegeben ist, und darum bleiben ihr die tiefsten Bereiche ihrer weiblichen Sexualität unerschlossen.

Sobald die Frau jedoch das wahre Wesen der weiblichen Sexualität begreift, kann sie sich wieder mit der ihr verliehenen göttlichen Kraft verbinden. Wenn die Frau bei der sexuellen Vereinigung ganz in ihre weibliche Seite hineingeht, sind sexuelle Erfüllung und Liebe die natürliche Folge. Jede Frau besitzt diese natürliche Fähigkeit, das Liebemachen in eine vollkommen befriedigende, spirituell transzendierende Erfahrung zu verwandeln. Und alles, was die Frau dazu braucht, sind entsprechende Informationen, wie sie das angehen kann.

TANTRISCHE INSPIRATION

Orgasmus ist ein Zustand, in dem sich dein Körper nicht mehr wie Materie anfühlt; er vibriert wie Energie, wie Elektrizität. Er pulsiert aus unermesslichen Tiefen heraus, aus der Wurzel des Seins, und man vergisst vollkommen, dass er stofflich ist. Der Körper wird ein elektrisches Phänomen — und er ist tatsächlich ein elektrisches Phänomen.

Die moderne Physik sagt, dass es keine Materie gibt, dass alle Materie nur Schein ist; dass im Grunde, an der Wurzel der Existenz, nichts als Elektrizität existiert, also keine Materie. Im Orgasmus dringst du zu diesem tiefsten Kern deines Körpers vor, wo alle Materie aufhört und nur noch Wellen von Energie übrig bleiben; du wirst zu einer tanzenden, vibrierenden Energie. Plötzlich verlierst du alle Grenzen — es ist einfach ein Pulsieren, ein substanzloses Pulsieren. Und dein Partner pulsiert mit dir. Und nach und nach, je mehr ihr euch liebt und euch gegenseitig hingebt, desto mehr gebt ihr euch diesem Augenblick des Pulsierens, des Vibrierens, der Auflösung in reine Energie hin, verliert ihr alle Furcht davor — obwohl es wie ein Tod ist.

Wenn der Körper seine Grenzen verliert, wenn der Körper sich wie in Dunst auflöst, wenn der Körper seine Substanz verliert, wenn nur Energie zurückbleibt, ein kaum spürbarer Rhythmus, dann siehst du, dass es dich nicht gibt.

Nur in tiefer Liebe kommst du an diesen Punkt. Liebe ist wie der Tod: Was stirbt, ist dein materielles Bild von dir, du stirbst als das, was du für deinen Körper hältst. Du stirbst als Körper und erfährst dich als Energie, reine Lebensenergie. Und wenn Mann und Frau oder die Liebenden oder die Partner anfangen, im selben Rhythmus zu schwingen, dann vereinigen sich die Pulsschläge ihrer Herzen und ihrer Körper, dann werden sie zu einer einzigen Harmonie. Dann kommt es zum Orgasmus und sie sind nicht mehr zwei. Das ist die Bedeutung des Symbols von Yin und Yang: Das Yin dringt in das Yang ein und das Yang in das Yin; der Mann dringt in die Frau ein und die Frau in den Mann. Jetzt bilden sie einen Kreis und pulsieren gemeinsam, werden zu einem gemeinsamen Rhythmus. Ihre Herzen sind nicht mehr getrennt, ihre Herzschläge fallen zusammen; sie sind zu einer einzigen Melodie, zu einer Harmonie geworden. Das ist die großartigste Musik, die es gibt. Alle anderen Formen der Musik sind nur schwache Echos, sind Schatten im Vergleich dazu.

Osho, Tantra – Die höchste Einsicht

TRAINING FÜR BEWUSSTHEIT UND SENSIBILITÄT

Den weichen Blick lernen

Um deine Energie, die sich natürlicherweise nach außen bewegt, nach innen in dein Herz fallen zu lassen, ist es hilfreich, den weichen Blick zu lernen. Beim weichen Blick musst du den üblichen visuellen Vorgang umkehren und dir vorstellen, dass du alles durch die Augen aufnimmst, nach innen, statt durch sie nach außen zu blicken.

Begib dich in eine stehende, sitzende oder liegende Position (siehe 1. Kapitel). Schließe zunächst die Augen und richte deine Aufmerksamkeit in deinen Körper. Finde eine Stelle — zum Beispiel Bauch, Herz oder Sonnengeflecht —, die sich für dich wie „Zuhause" anfühlt. Es sollte eine Stelle sein, die dich innerlich gut mit dir in Kontakt bringt und als Anker dienen kann, um deine Aufmerksamkeit im Körper zu halten. Es sollte ein Punkt zum Ausruhen sein, eine Art innerer Quelle, wo du dich sammeln kannst und von wo aus du den gegenwärtigen Augenblick erlebst und erschaffst. Falls sich dein ganzer Körper wie „Zuhause" anfühlt und kein spezieller Bereich deine Aufmerksamkeit auf sich zieht, kannst du sie auch ganz allgemein in den Körper richten.

Sobald du das Gefühl hast, im Körper verankert und gut mit dir im Kontakt zu sein, öffne ganz langsam, Millimeter für Millimeter, die Augen und lasse alles, was in dein Gesichtsfeld tritt, durch die Augen in dich. Das kann eine Blume sein, eine Kerze, eine Pflanze, ein Bild, ein Ausblick im Zimmer, eine Wand, die Decke: Stelle dir einfach vor, dass alles, was vor dir erscheint — die Oberflächen, das Licht, die Farben — in dich hineinkommt. Es tritt durch die Augen in dein Inneres. Dein Schauen wird passiv, als ob der Blick sich umgedreht hätte. Die Augen empfangen nun die Energie und geben sie nicht mehr nach außen ab, wie es sonst beim normalen

Sehen der Fall ist. Während du diese Art des Sehens praktizierst, besteht der Trick darin, gleichzeitig auf deinen Körper zu achten und in ihm verankert zu bleiben. Die Absicht dabei ist, die Verbindung mit dir selbst nicht zu verlieren, sobald die Augen sich öffnen. Bei den ersten Versuchen wirst du immer wieder erleben, wie die Verbindung zum Körper verloren geht, sobald die Augen aufgehen.

Wenn du merkst, dass du den Körper vergessen hast und mehr darauf achtest, nach außen zu schauen, statt das Bewusstsein auf deine Innenwelt gerichtet zu lassen, schließe sofort die Augen und verbinde dich wieder für ein paar Sekunden mit deinem Inneren. Wenn du innerlich angekommen und wieder verankert bist, kannst du die Augen wieder ganz langsam öffnen.

Mache auf diese Weise weiter, indem du die Augen geöffnet hältst, solange du die Verbindung zum Körper spürst, und sie schließt, sobald du den Kontakt verlierst – bis du ein gutes Gefühl dafür entwickelst. Am Anfang braucht es ein bisschen Übung, aber nach einiger Zeit geht es ganz leicht. Du kannst mit diesem weichen Blick auch in der Natur experimentieren – mit einem Wasserfall, einem Baum, einem Sonnenuntergang, dem Mond. Du wirst erstaunliche Erfahrungen machen – von Frieden und Liebe.

TANTRISCHE MEDITATION

Auf Licht meditieren

Wenn dir der weiche Blick bereits vertraut ist, kannst du ihn bei einer speziellen Meditation anwenden, indem du die Kraft des Lichtes nutzt. Auf Licht zu meditieren ist eine der ältesten Meditationen überhaupt. Man wählte das Licht, weil beim Meditieren auf Licht etwas in dir aufblühen kann, was bisher schlummerte.

Nimm dir für diese Übung eine halbe Stunde oder länger Zeit. Schaffe dir eine harmonische Umgebung und setze dich vor eine Kerze. Wende nun den weichen Blick an und lass die Kerzenflamme in dich hineinkommen. Wenn die Augen sich ausruhen müssen oder die Verbindung zum Körper abreißt, kannst du die

Augen schließen und dir vorstellen, wie das Licht deine Augen durchdringt. Auf diese Weise kannst du die Augen abwechselnd offen oder geschlossen halten, wie es sich für dich am besten anfühlt.

Mache das Licht zu deiner Meditation. Sooft du Zeit hast, schließe die Augen und visualisiere Licht. Immer wenn du Licht siehst, stimme dich darauf ein. Sei dir dessen gewahr, sei andächtig und dankbar für das Licht.

Einen Orgasmus haben oder orgasmisch sein

ÜBER DAS WESEN DES WEIBLICHEN ORGASMUS lässt sich nichts verallgemeinern. Möglicherweise gibt es so viele Arten von Orgasmen, wie es Frauen gibt, die ihn erleben. Um das Wesen der weiblichen Energie zu verstehen, ist es dennoch hilfreich, den Orgasmus aus verschiedenen Blickwinkeln zu betrachten.

Ganz allgemein könnte man den Orgasmus in zwei Kategorien einordnen: den Gipfelorgasmus und den Talorgasmus. Natürlich kann es zwischen einem Gipfel und einem Tal ein ganzes Spektrum von möglichen Erfahrungen geben, aber eines unterscheidet die beiden Kategorien grundsätzlich voneinander: Der Gipfelorgasmus beruht auf der aktiven Steigerung der Erregung bis zum Höhepunkt, während der Talorgasmus aus einem Zustand der Entspannung heraus entsteht.

Gipfel und Tal

Wir wollen die Unterschiede zwischen diesen beiden Herangehensweisen an die orgasmische Erfahrung etwas genauer betrachten. Grundsätzlich unterscheiden sich die beiden von Anfang an durch das Vorgehen und die innere Einstellung. Beim Gipfelorgasmus geht es in erster Linie darum, ein Ziel zu verfolgen. Wir wollen ihn „haben" und „gehen dafür", das heißt, wir steuern ihn bewusst an und tun einiges dafür, um zum Höhepunkt zu kommen. Das Erreichen eines Gipfelorgasmus wird somit zu einer linearen, zielgerichteten Aktivität, die einer mentalen Absicht bedarf, um von einem Punkt zum anderen zu gelangen. Dabei wird vorausgesetzt, dass wir etwas tun müssen (was auch immer wir für nötig erachten), um das Endziel – den Höhepunkt – zu erreichen. Im Unterschied dazu entspricht eine Talerfahrung eher einer Einladung, ohne die fixe Idee, einen Orgasmus zu erwarten oder zu fordern. Es kann passieren – oder auch nicht.

Und wenn es passiert, passiert es ganz von selbst. Es geht nicht um das Endergebnis. Vielmehr ist die ganze Aufmerksamkeit darauf gerichtet, den Augenblick zu genießen – hier und jetzt in unserem Körper zu sein. Dadurch kann sich die sexuelle Begegnung ohne vorher festgelegte Richtung spontan entfalten.

Statt einen Orgasmus anzupeilen, sind wir einfach offen und sagen Ja zu allem, was im Körper von Moment zu Moment geschieht. Nur auf diese Weise kann sich die notwendige Sensibilität entwickeln, die eine Voraussetzung für die Erfahrung eines orgasmischen Tales ist.

Um einen Gipfelorgasmus zu erlangen, müssen wir uns normalerweise körperlich ziemlich anstrengen. Wir verfolgen dabei die Absicht, durch immer intensivere Stimulation die köstlich erregenden Empfindungen zu einem glorreichen Crescendo zu steigern. Dazu gehören ständig wiederholte mechanische Beckenbewegungen, die zum Ende hin immer schneller und schneller werden. Diese Aktivität ist erforderlich, um die Energie bis zum Höhepunkt zu steigern. Gleichzeitig wird dadurch aber eine Menge Spannung aufgebaut und die ganze Energie sammelt und komprimiert sich in den Genitalien.

Anders als bei dieser üblichen Art kann sich eine orgasmische Talerfahrung erst entfalten, wenn wir uns erlauben, weniger zu *tun* und mehr zu *sein*. Das setzt voraus, dass wir die Dinge auf eine möglichst gelassene, entspannte, geruhsame Weise angehen und sich selbst entwickeln lassen. Wir vermeiden bewusste Anstrengungen, Bewegungen oder Stellungen, die unnötige Spannung hervorrufen. Das Eindringen des Penis in die Vagina geschieht sehr bewusst und ganz langsam, ebenso alle Beckenbewegungen. Diese Entspannung der Genitalien bei beiden Partnern begünstigt das Ausstrahlen und Ausbreiten der Energie in andere Bereiche des Körpers.

Der Gipfelorgasmus ist normalerweise eine ziemlich heiße Angelegenheit. Im Tal läuft alles viel kühler ab. Hier kann jeder einzelne lustvolle Augenblick der Erregung für sich genossen werden, immer gefolgt von einigen Minuten der Entspannung. Die Erregung wird nicht geschürt und angefacht, um zu einem Höhepunkt zu kommen, wie es beim Gipfelorgasmus der Fall ist. Durch die langsamere, weniger auf Aktivität ausgerichtete Vorgehensweise und die Achtsamkeit auf den Energiefluss wird eine innere Feinfühligkeit geweckt, die wenig mit der üblichen Stimulation und Erregung gemein hat. Durch die zunehmende Empfindsamkeit offenbart sich im Körper eine Ebene magnetischer Anregung, die sich kühl, zellaktivierend und ekstatisch anfühlt. Für diese entspannte Art des Orgasmus ist es noch nicht einmal nötig, Erregung gezielt aufzubauen.

Ein weiteres Element, durch das sich Gipfel- und Talorgasmus voneinander unterscheiden, ist die Dauer des Geschehens. Ein Gipfelorgasmus dauert – an einem guten Tag – schätzungsweise zehn Sekunden. Man könnte sagen, dass dieser Höhepunkt einen ziemlich präzisen Anfang und ein ziemlich präzises Ende hat. Es ist ein Ereignis. Wir haben einen Orgasmus – oder auch nicht, je nachdem.

Im Gegensatz dazu ist der Talorgasmus ein länger andauernder Zustand, eine zeitlose Erfahrung ohne einen speziellen Anfang oder ein spezielles Ende. Er kann einige Sekunden, aber auch einige Stunden anhalten. Die Zeitdauer spielt keine Rolle, aber die Erfahrung ist immer ähnlich: Beim Talorgasmus senkt sich ein ekstatischer Friede auf uns herab, umhüllt uns, umarmt und nährt uns; wir fühlen uns, als ob wir schweben. Wir sind orgasmisch. Es handelt sich um einen erweiterten Bewusstseinszustand, nicht um ein flüchtiges Ereignis wie beim Gipfelorgasmus, der innerhalb von Sekunden wieder abgeflaut ist.

Wenn wir völlig eins sind mit den subtilen Empfindungen unseres physischen Körpers, erleben wir diese sexuelle Erfahrung als ekstatische Körperlosigkeit. Das klingt zwar widersprüchlich und paradox, funktioniert aber tatsächlich so. Die nach innen zurückgenommene Energie breitet sich aus und steigt im Körper orgasmisch nach oben. Statt aus dem Körper ausgestoßen und entladen zu werden, sammelt sich die Energie in unserem System und bewirkt eine Steigerung an Vitalität und Kreativität. Wenn Sex auf diese Weise gelebt wird, intensiviert und stärkt er unsere Lebenskraft. Bestimmte Hormone, die beim Sex freigesetzt werden, gelangen ins Gehirn, wo sie die Hauptdrüsen, Hypophyse und Epiphyse, versorgen. Das wirkt sich positiv auf unser Wohlbefinden, unsere Gesundheit und Langlebigkeit aus – Sex verlängert so das Leben.

Beim Gipfelorgasmus bewegt sich die Energie in entgegengesetzter Richtung. Beim Höhepunkt fließt die Energie nach unten und außen, um den Bedingungen der Fortpflanzung zu entsprechen. Auf die intensive Steigung der Erregung folgt eine lustvolle Entladung der Energie, die nach unten aus dem Körper ausgestoßen wird. Dass eine Entladung stattfindet, zeigt sich am spürbaren Energieverlust des Mannes bei einem Samenerguss. Häufig ist er gereizt, nervös und fühlt Distanz zu seiner Partnerin. Viele Frauen beobachten bei sich ebenfalls einen erheblichen Energieverlust durch den Orgasmus, genau wie der Mann, obwohl sie keinen Samenerguss haben. Plötzlich ist keine Bereitschaft mehr da, Liebe zu machen, und man hat weder Energie noch Lust zum Weitermachen. Dieser Energieverlust beim Orgasmus ist die Ursache dafür, dass sich Frauen oft im Stich gelassen, einsam, traurig oder deprimiert fühlen.

Der Gipfelorgasmus wird als eine mehr oder weniger auf die Genitalien reduzierte Erfahrung erlebt, weil sich die sexuelle

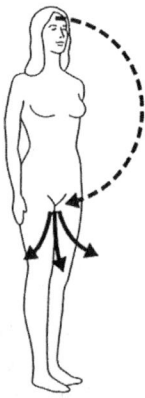 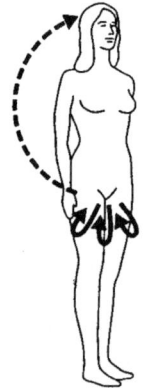 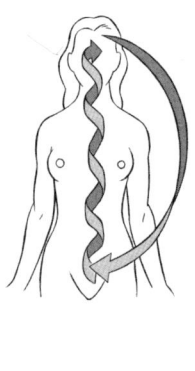

Abb. 3.1
Biologische oder
Fortpflanzungsphase
der sexuellen Energie

Abb. 3.2
Spirituelle oder regenerierende Phase der
sexuellen Energie

Abb. 3.3
Vollständiger Kreislauf der sexuellen
Energie, bei dem
Energie wiederholt in
einem spiralförmigen
Kreislauf die Energiezentren durchströmt.

Energie nicht in andere Körperteile ausdehnen kann. Durch das Bemühen einen Orgasmus zu bekommen wird eine Ausdehnung der Energie geradezu blockiert; die dabei entstehende Anspannung hindert die Energie daran, sich auszudehnen. Das ganze aufgebaute Energiepotenzial geht verloren und steht nicht mehr zur Verfügung, um seine heilsame, belebende Wirkung auf Körper und Seele auszuüben.

Durch bestimmte Techniken lässt sich der Gipfelorgasmus willentlich verlängern bzw. können mehrere Orgasmen hintereinander erlangt werden. Durch die Abstimmung von Atem, Bewegung und Entspannung ist es möglich, die Energie über die automatischen Barrieren hinwegzuheben und in unbegrenzte Energiezustände zu gelangen. Um dahin zu kommen, braucht man allerdings ziemlich viel Übung und eine zielgerichtete Konzentration; jedenfalls entstehen ganz selten multiple Gipfelorgasmen aus einem entspannten Zustand.

Offen sein für einen neuen Ansatz

Um das sexuelle Erleben befriedigender zu gestalten, wäre es im Allgemeinen für die Frau besser, den „orgasmischen Ansatz" zu wählen – Orgasmus als eine andauernde Befindlichkeit während des sexuellen Austausches –, statt hinter dem Höhepunkt des Gipfelorgasmus her zu sein. Dieser Ansatz hängt sehr stark von der Bereitschaft ab, zu entspannen und der eigenen femininen Empfänglichkeit zu vertrauen. Statt etwas auf die Reihe kriegen zu wollen, kannst du einfach da sein und empfangen. Durch die Vagina nimmst du die Energie auf und absorbierst sie tief im Zentrum deines Körpers. Das passiert auf ganz natürliche Weise, wenn du einmal ein Gefühl dafür bekommen hast.

Alle einzelnen Elemente des Sex sind vorhanden, aber in einer völlig anderen Zusammensetzung. Den größten Unterschied macht dabei die innere Haltung und Bewusstheit der Frau sowie ihre Bereitschaft, mit ihrem wahren Selbst in Berührung zu kommen. Das setzt ein tiefes Verständnis für den Körper voraus, aber auch den Mut, die innere weibliche Seinsqualität anzuerkennen und zum Ausdruck zu bringen.

Die meisten Frauen assoziieren Orgasmus mit der Klitoris, aber eigentlich spielt die Vagina eine viel zentralere Rolle für ihr orgasmisches Erleben. Ein wachsendes Verständnis darüber kann Frauen dazu veranlassen, ihre Erfahrungen mit dem klitoralen Orgasmus völlig neu zu bewerten, wenn sie beim Erforschen ihres orgasmischen Potenzials weiter voranschreiten. (Im 6. und 7. Kapitel werden wir das Thema Vagina bzw. Klitoris ausführlicher behandeln.) Auch hier gilt: Wenn ich eine andere Annäherungsweise an den Orgasmus empfehle, tue ich dies, um Möglichkeiten aufzuzeigen, dein Spektrum befriedigender sexueller Erfahrung zu erweitern. Ich habe überhaupt nicht die Absicht, dich im dualistischen Denken zu bestärken und zwischen Gipfeln und Tälern oder zwischen Tun und Sein zu unterscheiden. In Wirklichkeit kann das eine ohne das andere nicht existieren, darum ist jede Trennung falsch. Sämtliche Zwischenstufen und wonnevollen Varianten, die diese beiden verbinden, sind mit eingeschlossen. Mir ist es wichtig, Wahlmöglichkeiten aufzuzeigen.

Ich möchte dich dazu einladen, über deine Erfahrungen zu reflektieren, jetzt, wo du neue Informationen bekommen hast, sodass du herausfinden kannst, was für dich sinnvoll ist. Bei meinem Ansatz geht es in erster Linie darum, sich in einen orgasmischen Seinszustand zu entspannen, statt mit Mühe einen Orgasmus zu suchen. Und: Verurteile dich nicht für dein „Versagen", Orgasmen zu haben oder die „falsche" Art von Orgasmus zu haben. Im Sex gibt es kein Falsch oder Richtig, du brauchst es niemandem recht zu machen, außer dir selbst. Vielleicht verstehst du nach einigem Reflektieren, dass du es dir bisher einfach nicht erlaubt hast, beim Sex nach innen zu gehen, um dich von innen her zu spüren und herauszufinden, was dir wirklich gut tut. Vielleicht erkennst du, dass du dich beim Sex enorm angestrengt hast, Erfolg zu haben – so als müsstest du in einem Theaterstück auftreten oder eine Prüfung ablegen! Vielleicht entdeckst du aber auch, dass du mit deinem Sexleben im Grunde ganz zufrieden bist, und findest den Gedanken, eine neue Methode auszuprobieren, anregend und es spricht deine Abenteuerlust an. Ich hoffe aufrichtig, dass die Einsichten, die du über dich selbst gewinnst, wenn du nach innen schaust, deine Perspektive verändern und es dir möglich ist, deine Erfahrungen zu erweitern.

Entspannung und Anspannung

Entspannung ist immer der Schlüssel, um eine Erfahrung zu intensivieren, darum geht Entspannung auch Hand in Hand mit einem befriedigenderen Orgasmus. Sämtliche Arten von Orgasmus, ob Gipfel oder Tal, können durch Entspannung nur gewinnen. Jedes auch noch so kurze Entspannen eines Körperteils begünstigt die Energieausdehnung, die jedem Orgasmus und jedem erhöhten Erleben vorausgeht; es führt spontan zu erhöhter Aufmerksamkeit, körperlicher Sensibilität und psychischer Offenheit. Darüber hinaus lädt Entspannung gerade jene Energiequalitäten ein, die der weiblichen Energie entsprechen.

Vor allem für die Frau ist Entspannung wesentlich, weil sie zunächst ein Umschalten vom männlich-aktiven, nach außen gerichteten Modus, der beim gewöhnlichen Orgasmus gefragt ist, in den feinfühligeren, weiblich-rezeptiven Modus ermöglicht. Der orgasmische Zustand ebenso wie jeder durch Entspannen hervorgerufene Orgasmus bezieht die tief verwurzelten, weiblichen Energien der Frau mit ein. Erst dadurch kann der Orgasmus für die Frau zu einer total erfüllenden Erfahrung werden. Das ist ein wichtiger Punkt, den du beachten solltest, wenn du dir noch nicht sicher bist, ob du dich darauf einlassen möchtest, neue sexuelle Erfahrungen zu machen. Selbstverständlich können Gipfelorgasmen uns ein fantastisches Gefühl vermitteln, aber sie bewegen uns nur selten wirklich tief. Im Grunde fühlen wir uns dabei kaum in unserem Wesen berührt. Falls du unschlüssig bist etwas Neues auszuprobieren, das du noch nicht kennst, denke daran: Sex ist mehr als nur die Kerzen auf einer Torte – sie können jeden Moment ausgeblasen werden! Und dabei soll man auch nicht vergessen, dass zahllose Frauen Probleme mit dem üblichen Gipfelorgasmus haben, auch wenn ihre Kerzen auf recht angenehme Weise ausgeblasen werden. Selbst mit den besten Absichten ist es nicht immer möglich, beim gewöhnlichen Sex eine ausreichend hohe sexuelle Spannung aufzubauen, um einen tiefen bzw. länger anhaltenden Höhepunkt herbeizuführen. In unserem eifrigen Bemühen zu „kommen" werden die Bewegungen immer schneller, härter, aber auch unbewusster und aggressiver, sodass mit jeder Bewegung, die wir machen, unsere Empfindsamkeit abnimmt.

Die körperliche Anspannung, die mit dem zielorientierten Ansteuern des Gipfelorgasmus verbunden ist, wird noch verstärkt durch mentalen und emotionalen Stress, den wir uns über den Orgasmus machen, bevor wir überhaupt mit dem Sex loslegen. Unter Druck erhöht sich diese Anspannung, und leider haben die meisten Frauen das Gefühl, sie müssten – auch dem Mann zuliebe – einen Orgasmus haben. Der Mann genießt die Momente so sehr, wenn die Frau kommt, dass er alles daransetzt, dass es passiert. Einmal, weil er ihr einfach gerne Lust verschafft, aber auf der anderen Seite spielt dabei auch sein Ego eine wichtige Rolle. Wenn der Mann seine Frau beim Orgasmus erlebt, fühlt er sich als guter Liebhaber bestätigt. Das sollte man als Frau nicht vergessen – wir werden uns in einem späteren Kapitel noch mehr damit befassen. Es ist einfach gut, sich vor Augen zu halten, dass viele Männer sehr damit identifiziert (und geradezu danach süchtig) sind, die Erregung der Frau bis zum Orgasmus zu steigern – sofern diese in der glücklichen Lage ist, einen zu bekommen!

Das erinnert mich an eine Situation während eines Seminars, als nach ein paar Tagen des Experimentierens eine Frau freudig verkündete, mit dem üblichen Orgasmus sei sie jetzt fertig und könne ihm überhaupt nichts mehr abgewinnen. Und eigentlich ginge es ihr ohne Orgasmus ohnehin viel besser. (Solche und ähnliche Worte habe ich schon von mehr Frauen zu hören bekommen, als ich zählen kann.) Zum größten Erstaunen der Frau nahm ihr Liebhaber diese Worte sehr persönlich und reagierte mit Rückzug und brütendem Schweigen. Er hatte die Erkenntnis seiner Frau als persönliche Beleidigung aufgenommen – die Botschaft war, dass er nicht gut sei, weil er sie nicht befriedigen konnte. Außerdem empfand er es als Bedrohung, dass sie vielleicht nie wieder in der gewohnten Weise Sex mit ihm haben würde, dass sie nie mehr Gipfelorgasmen für ihn oder für sie beide wollte. Vielleicht würde er seinen üblichen Habitus aufgeben müssen.

Den Widerstand des Partners überwinden

Mache dich darauf gefasst, dass es hier und da Proteste von Seiten des Mannes geben wird, aber lass dich dadurch nicht beirren.

Versuche das Erforschen neuer Wege im Sex nicht allzu ernst zu nehmen – entwickle einen Sinn für Humor! Sieh dich eher als Abenteurerin und widerstehe der Versuchung, Regeln und Bestimmungen aufzustellen – wozu Frauen leicht neigen, wenn sie in neue Richtungen gehen wollen. Lass dich nicht dazu verleiten, dem Mann zu sagen, was er tun und wie er es tun soll. Die Frau ist durch ihr empfängliches Wesen der tantrischen Sphäre näher und bewegt sich darin sehr viel natürlicher und leichter als der Mann. Er muss einiges an Arbeit leisten, um den ganzen Überbau seiner erregungsgesteuerten Sexualität abzubauen. Er braucht dein volles Verständnis, ja sogar Mitgefühl. Statt den Mann zu kritisieren, kannst du ihm Brücken bauen, um zwischen der alten und der neuen Methode zu vermitteln.

Wenn der Mann in die tantrische Richtung gehen will, braucht er den gleichen inneren Fokus wie die Frau, um mit seiner natürlichen, männlich-spontanen Kraft in Kontakt zu kommen und auf seine gewohnten männlichen Strategien zu verzichten. Gib ihm Raum zum Experimentieren und kooperiere mit seiner Realität (seiner sexuellen Konditionierung), ohne dich auf ein Ideal zu fixieren, das nur Stress erzeugen und aus eurem schönen gemeinsamen Abenteuer ein einziges Tauziehen machen würde. Viele Männer sind natürlich sehr erfreut, wenn ihre Frau eine bestimmendere Rolle im Sex übernimmt. Es könnte also durchaus sein, dass dein Mann mit einer gewissen Erleichterung auf dein neues Interesse reagiert und es nicht unbedingt als Bedrohung für sein Ego ansieht. Mit Sicherheit liegt das größte Potenzial darin, gemeinsam, mit vereinten Kräften zu forschen, als Einheit und nicht als zwei getrennte Personen, von denen jeder „sein Ding" macht.

Allerdings kann die Frau viele der in diesem Buch gegebenen Vorschläge für sich selbst ausprobieren, während sie Liebe macht, ohne dass ihr Mann unbedingt damit einverstanden sein muss. (Er wird jedoch nicht umhin kommen zu bemerken, dass die sexuelle Begegnung irgendwie an Zauber gewonnen hat.) Du kommst aber nicht drum herum: Wenn du deinen Stil beim Liebemachen ändern willst, setzt das immer dein individuelles Engagement voraus und nicht unbedingt das gemeinsame Engagement des Paares. Du als Individuum musst den Wunsch haben, bewusster, empfänglicher und offener zu werden und solltest es nicht davon abhängig machen, was dein Partner möchte oder was er eventuell von dir erwartet. Sonst kann es sein, dass du dich immer nur im Kreis bewegst und nie aus der Falle herauskommst, in der du dich befindest. Zum Beispiel könnte sich die Situation ergeben, dass dein Mann „kommen" will. Was machst du dann? Du könntest dich ihm anschließen und dir sagen: „Na gut, was soll's, dann mach ich halt mit."

Aber das ist kein individuelles Engagement. Das würde bedeuten, die Verantwortung für deine Transformation an den anderen abzugeben, und das funktioniert nicht. Stattdessen könntest du dich dafür entscheiden, nicht zu kommen, sondern dich lieber zu entspannen und es einfach zu genießen, ihn seine Erfahrung machen zu lassen, ohne dich selbst zum Kommen zu zwingen, nur weil er es tut. Und falls du dich tatsächlich dazu entschließt, dieses Mal auch zu kommen, dann gehe es einfach auf eine leichtere, weniger anstrengende Weise an. Sei experimentierfreudig und ermögliche dir, dich einmal ganz anders zu erleben. Falle nicht auf die üblichen Mechanismen herein. Experimentiere für dich selbst und sei neugierig, was dabei herauskommt!

Es kann durchaus sein, dass der Mann beim Liebemachen eine Zeitlang auf seinem Orgasmus besteht. In diesem neuen Kontext könnte das aber nach einer Stunde lustvollen Liebemachens geschehen – was das ganze Bild enorm verändert! Warum auch nicht? Nach einer gewissen Zeit kann es aber sein, dass der Mann nicht mehr unbedingt ejakulieren muss und damit auch ganz zufrieden ist. Er ist erfüllt und hat bemerkt, dass er sich nachher energetisch aufgeladen fühlt.

Durch Experimentieren und das Beobachten der Nachwirkungen bekommt der Sex mit der Zeit einen anderen Stellenwert, der weit über den normalen Zeitvertreib hinausgeht. Unser üblicher Maßstab für guten Sex ist: Hat es Spaß gemacht? War es erquickend? Tatsächlich kann man viel mehr Aufschluss darüber bekommen, ob Sex gut war oder nicht, wenn man beobachtet, wie man sich *danach* fühlt.

Auf das Hinterher achten

Wir haben die Tendenz, darüber hinwegzusehen, wie es uns nach dem Sexakt geht. Wie fühlen wir uns? Was geschieht in mir, und was passiert zwischen uns? In den Seminaren weise ich die Paare immer darauf hin: „Das Hinterher ist euer Lehrer" – und nicht der Seminarleiter (mein Partner oder ich).

Wenn Mann und Frau darauf achten, wie es ihnen nach dem Sexakt geht, werden sie Erkenntnisse darüber bekommen, was wirklich „guter" Sex für sie ist und wodurch die verschiedenen Zustände beeinflusst werden.

Wenn ihr nach dem Liebemachen manchmal ein Gefühl von Distanz spürt und zu anderen Zeiten ein Gefühl von Nähe – was könnt ihr daraus schließen? Überprüft eure gemeinsame Erfahrung und seht, was ihr daraus lernen könnt. Mit der Zeit werdet ihr eine völlig neue Sichtweise vom Sex bekommen – allein dadurch, dass ihr eure Empfindungen verstehen lernt. Dann verändert sich die obige Fragestellung dahingehend: „Wie lässt sich die wohltuende Wirkung des Sex auf jeden Augenblick meines Lebens, auf den ganzen Tag, ob im Bett oder außerhalb, ausdehnen? Wie kriege ich das Beste aus dem Sex als menschliches Wesen, nicht nur als menschliche Maschine?"

Kürzlich erhielt ich eine Email von einem australischen Paar, die ein Beitrag dazu sein kann, dass Frauen sich entspannen und Männer mutiger werden. Die beiden hatten im Internet einen Ausschnitt meines ersten Buches, Zeit für Liebe, entdeckt, und dazu schrieb mir der Mann Folgendes:

> „Wir haben uns das alles ausgedruckt und mit in den Urlaub genommen. Allein schon dieser Gedanke des Loslassens aller Zielorientiertheit war eine Offenbarung für unser intimes Beisammensein. Es hat die spirituelle Sensibilität unseres Liebemachens enorm gesteigert – und damit die schiere Lust und Schönheit, jeden einzelnen Augenblick um seiner selbst willen zu genießen. Die Schönheit einer jeden Berührung und Liebkosung zu empfinden, jeden Kuss von Augenblick zu Augenblick zu erspüren, die Süße des Körperkontakts zu fühlen, statt dass jede Handlung nur ein weiterer Schritt auf dem Weg zum Orgasmus ist. Die

Bereitschaft, alle Ziele loszulassen und uns von einem Augenblick zum nächsten führen zu lassen, hat uns in jedem Moment neue Lust gebracht und allen Leistungsdruck beseitigt. Wir sind seit fast fünfundzwanzig Jahren verheiratet und die spirituelle Dimension war uns immer wichtig, aber es ist so leicht, in dieses westlich ausgerichtete Zieldenken zu verfallen, das sich bei allem, was wir tun, zeigt. Und so vieles vom westlichen Ansatz zum Thema Sex, das wir gelesen haben, ist zielorientiert! Herzliche Grüße."

Öffne dich für den neuen, anderen Weg, dann kann auch dein Mann anfangen, sich selbst auf eine neue Art und Weise zu erleben. Bedenke, dass man eine Kostprobe braucht, um auf den Geschmack zu kommen. Lass dich also nicht vom üblichen, männlich dominierten Sexstil herumkriegen. Eine wirkliche Frau steht dabei auf verlorenem Posten. Und wenn sie nachgibt (oder aufgibt), sind beide Verlierer, der Mann ebenso wie die Frau; keiner gewinnt wirklich etwas dabei.

Der Orgasmus ist ein göttliches Geschenk, ein Tropfen vom allersüßesten Nektar. Man kann ihn nicht einfordern, für selbstverständlich nehmen oder hinter ihm herjagen. Wenn man seine sexuellen Erwartungen zu hoch steckt, müssen auf das Nichterreichen Frustration, Elend und Enttäuschung folgen. Es muss nicht jedes Mal, wenn wir Liebe machen, zum Orgasmus kommen. Eine entspannte, offene, erwartungslose Haltung schafft das richtige Milieu für eine orgasmische Erfahrung. Darum verändere dein Denken über den Orgasmus.

Wenn du das nächste Mal Sex hast, probiere mal etwas Ungewöhnliches: Vergiss einfach den Orgasmus. Vermeide Empfindungen, die dich auf den Höhepunkt vorbereiten. Vermeide es, den Orgasmus anzusteuern, sobald der Mann in dich eingedrungen ist. Sei im Augenblick der Penetration so empfänglich und einladend, wie du nur kannst, und richte deine ganze Aufmerksamkeit in die Vagina. Beobachte in dir all die winzig kleinen, zellulären Phänomene, die sich in jedem Augenblick in deinem Körper ereignen. Die Zeit setzt sich aus millionenfach aneinander gereihten magischen Augenblicken zusammen, deren Einzelheiten sich ununterbrochen wandeln und zu einer ständigen Quelle von Freude und Genuss werden können. All die inneren Veränderungen bewusst mitzuerleben macht aus der sexuellen Erfahrung eine organische Einheit. Ein Orgasmus muss nicht unbedingt eine dramatische Explosion, ein Vulkanausbruch, sein. Er tritt auch als ruhiges, kühles, friedliches, entspannendes Tal in Erscheinung, in dem der Körper leicht wie eine Feder dahinschwebt und sich, wie in Liebe gebadet, im Nichts auflöst. Er kann eine Erfahrung der Ewigkeit und Zeitlosigkeit sein, wo du mit dem Atem im Raum schwebst, im Einklang mit dem Puls des Lebens. Es kann aber auch wie durch ein Wunder geschehen, dass sich aus dieser Tiefe der Entspannung ein Gipfel von Energie erhebt, ohne jede Anstrengung. Eine subtile Kraft steigt langsam und beständig aus den Tiefen empor und mündet in einen sexuellen Tanz, der die Körper ekstatisch erfasst, wie von göttlicher Energie choreografiert.

TANTRISCHE INSPIRATION

Entspannung ist ein Zustand. Du kannst ihn nicht erzwingen. Du lässt einfach alles Negative, alle Hindernisse los, und dann taucht er auf; er kommt von allein. Was ist Entspannung? Sie ist ein Zustand, in dem deine Energie sich nirgendwohin bewegt, weder in die Zukunft noch in die Vergangenheit — sie ist einfach hier bei dir. Im stillen See deiner eigenen Energie ruhst du, von ihrer Wärme umgeben. Dieser Augenblick ist alles. Einen anderen Augenblick gibt es nicht. Die Zeit bleibt stehen — dann geschieht Entspannung. Solange die Zeit da ist, ist keine Entspannung. Die Uhr bleibt einfach stehen; die Zeit hört auf. Dieser Augenblick ist alles. Entspannung bedeutet, dieser Augenblick ist mehr als genug, mehr als du je erwarten oder verlangen kannst. Nichts bleibt zu wünschen übrig. Es ist mehr als genug, mehr als du dir je ersehnt hast. Dann geht deine Energie nirgendwohin. Sie wird zu einem stillen See. In deiner eigenen Energie löst du dich auf. In diesem Moment geschieht Entspannung. Entspannung gehört weder zum Körper noch zum Verstand — Entspannung gehört zum Ganzen.

Osho, Tantra - Die höchste Einsicht

TRAINING FÜR BEWUSSTHEIT UND SENSIBILITÄT

Partnerübung zum Harmonisieren der Energie

Folgende Übung zum Energieausgleich kannst du mit deinem Partner machen, um euch aufeinander einzustimmen. Nehmt euch dafür etwa eine halbe Stunde Zeit. Ihr könnt die Übung wie beschrieben machen, oder sie als Teil eures sexuellen Vorspiels sehen, das ins Liebemachen übergehen kann. Das Ende der Übung besteht darin, dass ihr aufsteht – die wirklich beste Vorbereitung fürs Liebemachen –, euch umarmt und küsst und dann, wenn ihr möchtet, langsam zum Bett geht.

Schaffe für dich und deinen Partner eine meditative Umgebung. Legt zwei Kissen mit etwas Abstand einander gegenüber auf den Boden oder benutzt gegebenenfalls Stühle. Setzt euch wenn möglich aufrecht und bequem mit gekreuzten Beinen und gerader Wirbelsäule hin. Um den Rücken besser zu unterstützen, solltet ihr direkt auf den Sitzknochen sitzen. Lehnt euch dazu etwas nach vorne und zieht die Pobacken leicht auseinander. Dadurch entsteht eine leichte Krümmung im unteren Rücken, die das Sitzen auf dem Boden mit gekreuzten Beinen leichter macht.

Setzt euch gegenüber, abends bei Kerzenlicht oder im Mondschein, und haltet eure Hände überkreuz. Wendet den weichen Blick an, wie er am Ende des 2. Kapitels beschrieben wurde. Schaut euch etwa zehn Minuten lang in die Augen. Wenn die Körper sich zu bewegen beginnen, lasst es geschehen. Ihr könnt mit den Augen blinzeln, aber haltet Blickkontakt. Lasst eure Hände nicht los, egal was passiert – das dürft ihr nicht vergessen. Nach zehn Minuten schließt die Augen und setzt die wiegende Bewegung noch zehn Minuten lang fort.

Dann steht auf, haltet euch an den Händen und schwingt gemeinsam noch weitere zehn Minuten lang. Dabei könnt ihr die Augen geöffnet oder geschlossen halten, wie es sich am besten für euch anfühlt. Beendet das Ganze mit einer innigen Umarmung. Durch diese Meditation werden eure Energien tief miteinander verschmelzen.

Die Quelle orgasmischen Seins

ES GIBT VIELE GRÜNDE, WARUM FRAUEN beim Sex mit ihrem Partner oft keinen Orgasmus bekommen. Ein wesentlicher Grund liegt darin, dass der Sexakt viel zu kurz ist, meist bedingt durch die vorzeitige Ejakulation des Mannes. Ein paar Minuten Geschlechtsverkehr können die orgasmische Energie der Frau nicht einmal annähernd berühren.

Der Hauptgrund liegt jedoch in einem weit verbreiteten Missverständnis über die eigentliche Quelle des weiblichen Orgasmus. Wir brauchen konkrete Informationen über die Funktionsweise des subtilen Energiesystems im weiblichen Körper. Der Orgasmus sollte eigentlich eine relativ mühelose Angelegenheit sein, denn Ekstase ist unser natürlicher Zustand. Wir alle sind ekstatisch geboren, doch unglücklicherweise ist uns im Laufe der Kindheit durch die gesellschaftliche Konditionierung unser Zugang zur Ekstase allmählich verloren gegangen. Dennoch sind wir für die Ekstase gemacht – und sie lässt sich wieder erlernen!

Gleichwertige, aber entgegengesetzte Kräfte

Wir neigen zu schnell zu der Annahme, dass der energetische Körper von Mann und Frau gleich ist. In Wirklichkeit unterscheidet sich aber der weibliche Körper sehr erheblich von dem des Mannes, und das Ausmaß dieser Verschiedenheit ist uns nicht bewusst. Dass Mann und Frau verschieden sind, gilt als selbstverständlich, aber die tieferen Implikationen dieser Tatsache wurden bisher übergangen.

Wenn wir die offensichtlichen Unterschiede zwischen dem männlichen und dem weiblichen Körper betrachten, vor allem die Unterschiede bei den Geschlechtsorganen und der damit verbundenen Funktion der Fortpflanzung – was sehen wir da? Auf der einen Seite die einzigartige Fähigkeit des Mannes, Samen zu produzieren und freizusetzen, der zur Hälfte die Matrix des Lebens enthält. Auf der anderen Seite sehen wir die einzigartige Fähigkeit der Frau, den Samen des Mannes zu empfangen, in sich aufzunehmen und ihrerseits die andere Hälfte der Matrix beizusteuern, um daraus in ihrem Inneren neues Leben entstehen zu lassen. An der Fortpflanzung wird deutlich, dass das Männliche und das Weibliche zwei einander ebenbürtige, aber entgegengesetzte Kräfte sind, die zusammen ein Gleichgewicht bilden. Keine Kraft ist stärker, keine schwächer, und jede hat eine einzigartige lebenswichtige Funktion.

Der Mann allein kann sich nicht ohne die Frau auf diesem Planeten fortpflanzen, und auch die Frau vermag ohne die Mitwirkung des Mannes kein Leben hervorzubringen. Diese beiden in ihrem Ausdruck völlig entgegengesetzten Kräfte sind absolut gleichwertig und ergänzen sich vollkommen. Die aktive Kraft wird von ihrem rezeptiven Gegenstück in der Balance gehalten.

Der weibliche Körper ist dem männlichen Körper ebenbürtig, aber gleichzeitig energetisch das konträre Gegenteil. Was demnach im Sex für den Mann funktioniert, ist auf der energetischen Ebene nicht unbedingt auch für die Frau zutreffend oder geeignet. Da sie dem Mann energetisch entgegengesetzt, aber gleichwertig ist, repräsentiert sie seinen komplementären Gegenpol, und beide ergänzen sich zu einem Ganzen. Gerade dieses Phänomen des komplementären Gegenpols ist die Grundlage der machtvollen Anziehungskraft, die der Sexualität innewohnt. Wir fühlen uns unablässig zum anderen Geschlecht hingezogen und die sexuelle Triebkraft scheint uns, unabhängig vom Alter, niemals in Ruhe zu lassen, oder zumindest nicht für sehr lange.

Tatsächlich klopft die sexuelle Kraft aber auch deswegen an unsere Tür, um uns auf einen geheimen Weg zu lenken, auf dem wir tiefsten Frieden und Liebe finden können – wenn wir lernen, die männlichen und weiblichen Kräfte richtig zu handhaben. Durch die Begegnung und verschmelzende Vereinigung mit der entgegengesetzten Kraft können wir ganz werden, können wir eins werden. Das Gefühl der Trennung kann sich in einem Gefühl unendlichen Einsseins mit der gesamten Existenz auflösen. In unserer heutigen Welt werden Sex und Spiritualität von den meisten Menschen immer noch als etwas Getrenntes verstanden, was oftmals unlösbare Konflikte auslöst. Dennoch ist die Sehnsucht nach Verschmelzung – mit dem anderen Geschlecht ebenso wie mit der gesamten Existenz – im Grunde eine spirituelle Sehnsucht. Im Wesentlichen zeigt sich darin die enge Verbindung zwischen Sexualität und Spiritualität.

Frau und Mann sind energetisch verschieden

Über die konstitutionellen und emotionalen Unterschiede von Frau und Mann hört man eine Menge, über ihre energetische Verschiedenheit jedoch verschwindend wenig. Unsere Erziehung sollte ein Grundverständnis darüber vermitteln, wie sich die verschiedenen Energien von Frau und Mann als körperliche Unterschiede manifestieren und was für Auswirkungen dies auf der Ebene des sexuellen Austausches hat. Nicht von ungefähr hat die Natur die weiblichen und männlichen Genitalien mit komplementären Eigenschaften bzw. Energiepolaritäten ausgestattet, damit diese in Kontakt treten und miteinander spielen können.

Dem rezeptiven weiblichen Element steht das aktive männliche Element gegenüber.* Zur Beschreibung der polar entgegengesetzten Wesensqualitäten werden auch noch andere Begriffe verwendet, wie Yin/Yang, Mond/Sonne, Nacht/Tag, passiv/dynamisch. Wenn das weibliche und das männliche Element zusammentreffen, kommen die entgegengesetzten Pole zusammen, und dadurch entsteht zwischen ihnen ein Energiestrom. Auf der subtilen Energieebene ruft diese komplementäre Polarität relativ leicht einen orgasmischen Zustand hervor. Dadurch, dass diese gleichstarken, aber entgegengesetzten Kräfte nicht identisch sind, bilden sie ein pulsierendes Ganzes, eine Einheit. Erst wenn die beiden Hälften zusammenkommen, ist die sexuelle Einheit vollständig. Stell dir ein Schloss und einen Schlüssel vor: Ohne Schlüssel ist das Schloss im Grunde nutzlos, und der Schlüssel ohne Schloss ebenso. Erst gemeinsam – wenn eins ins andere passt – erfüllen sie eine wichtige Funktion. So verschieden diese beiden Teile konstruiert sind: Wenn die Verbindung passt, kann sich die Einheit als Ganzes

*Achte auf den wichtigen Unterschied zwischen Aktion und Aktivität wie es Osho im 9. Kapitel erklärt .

Aktion kommt aus einem ruhigen Verstand; es ist eine klare Antwort auf eine jetzt stattfindende Situation.

Aktivität ist ein unnötiges Rausschmeißen innerer Unruhe, die aus der Vergangenheit mitgeschleppt wurde.

bewegen. Dann öffnet sich eine geheime Tür und offenbart uns das Paradies einer bislang unbekannten sexuellen Erfahrung.

Abgesehen von dieser Polarität muss auch verstanden werden, dass die Frau in Wirklichkeit halb Mann und der Mann halb Frau ist. Dieses innere Phänomen schafft die notwendige Voraussetzung für die Meditation. Das Bild des Magneten kann als hilfreiches Modell zum besseren Verständnis unserer inneren Beschaffenheit dienen. Traditionell bezeichnet man die beiden Magnetpole als „positiv" und „negativ", um ihre Hauptcharakteristiken zu beschreiben. Die Frau ist, im Ganzen gesehen, energetisch negativ und rezeptiv, trägt aber den komplementär entgegengesetzten Pol als Erfahrung in sich. Ihrem weiblich-rezeptiven Wesen gemäß stellt die Vagina, die den Mann physisch in sich aufnimmt, den negativen Pol dar, während sich in den Brüsten und im Herz der Frau ihr eigener männlicher Gegenpol befindet. Auf diesen inneren positiven Pol der Frau lassen sich die männlichen Attribute und Eigenschaften, wie dynamisch, aktiv, Sonne, Yang, ebenso anwenden. Von ihren Brüsten und vom Herz her öffnet sie sich, strahlt sie und dehnt sich aus, gibt sie, drückt sich aus und tritt mit der Welt in Kontakt. Durch die Vagina hingegen empfängt sie und nimmt mit süßer Gelassenheit den Penis in sich auf, absorbiert seine Energie und entspannt sich. Solcherart repräsentiert die Frau als passiver weiblicher Aspekt den negativen Pol – aber gleichzeitig hat sie in ihrem Inneren eben auch den aktiven positiven Pol.

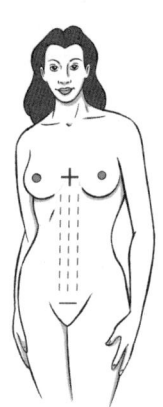

Abb. 4.1.
Plus- und Minuspol in den Brüsten und der Vagina bilden den Magnetstab.

Zwischen diesen beiden entgegengesetzten Polen entsteht ein Energiefluss. In einem Kanal, der im Tantra „Magnetstab" genannt wird, fließt die Energie, die man als elektromagnetische Energie bezeichnen könnte, im weiblichen Körper zwischen dem oberen und dem unteren Pol. Diese subtile elektromagnetische Energie bewegt sich zwischen Positiv und Negativ in einem spiralförmigen Strom, der zum Ursprung der orgasmischen Erfahrung wird. Somit befindet sich die Quelle der orgasmischen Erfahrung eines Individuums nicht außen, sondern *innen* drin.

Der Orgasmus als auto-ekstatisches Phänomen

Seinem Wesen nach ist der Orgasmus ein auto-ekstatisches Phänomen, das aus dem Wechselspiel der komplementär entgegengesetzten Pole resultiert. Die Frau verkörpert nach außen das passive weibliche Prinzip, das aber innerlich durch ihren männlichen Aspekt in der Balance gehalten wird. Durch den äußeren weiblichen Pol wird der innere männliche Pol bei der Frau aktiviert, wodurch ein Kanal geöffnet wird, in dem die elektromagnetische orgasmische Energie strömt.

Interessanterweise ist der genitale Kontakt von Penis und Vagina für diese orgasmische Erfahrung nicht unbedingt notwendig. Der Mensch ist ein auto-ekstatisches Wesen. Mit der richtigen Einstimmung kann jeder den Zustand von Ekstase allein erlangen. Jeder kann die segensreiche Erfahrung ekstatischer Glückseligkeit haben, auch *ohne* Geschlechtsverkehr.

Das bedeutet, dass in Wirklichkeit der andere gar nicht an deiner Ekstase beteiligt ist. Zwar kann sie beim Liebesspiel durch den Partner ausgelöst werden, aber die innere Erfahrung von Ekstase und Freude gehört dir allein. Der andere kann eine ähnliche Erfahrung mit dir teilen – oder auch nicht –, je nachdem wie präsent und empfindsam er ist. Eine Frau kann zum Beispiel eine ekstatische sexuelle Erfahrung haben, während der Mann schläft und ohne Erektion noch in ihr ruht. Beim Sex verbinden wir uns energetisch miteinander, wodurch die Quelle der orgasmischen Energie aktiviert wird, aber letztlich erleben wir diesen Zustand als unseren eigenen. Er wird nicht immer von beiden Seiten als die gleiche Sache zur gleichen Zeit erfahren.

Glückseligkeit erfordert nur drei Grundelemente: Zeitlosigkeit, Egolosigkeit und Natürlichkeit.[1] Das Schöne und Elegante am Sex ist, dass diese drei wesentlichen Elemente durch die sexuelle Situation an sich auf natürliche Weise ermöglicht werden. Sobald wir uns aufmachen, unser unschuldiges, natürliches, egoloses Selbst im Sex wiederzuentdecken, begeben wir uns in einen Bereich, in dem die Zeit verschwindet und Glückseligkeit sich ausbreitet.

Eine Frau berichtet von ihrer Erfahrung: „Ich hatte dieses Energiefeld jenseits unserer Körper sehr stark wahrgenommen und sah unsere beiden Körper in diesem Raum von Energie. Komischerweise passierte das, als mein Partner sich total unglücklich fühlte und überhaupt nichts davon mitbekam. Ist das möglich? Es erinnerte mich an ähnliche, frühere Erfahrungen, als ich oben auf dem Mann lag, ohne mich zu bewegen, während er noch in mir war. Ich in seliger Freude, und er fing unter mir auf einmal an zu schnarchen! Er war überhaupt nicht da, zumindest nicht bewusst. Ich dachte dann immer, ich hätte mir diese Seligkeit und diese Energien nur eingebildet, und habe es sofort gestoppt."

Zwei Magnete treffen sich an den Gegenpolen

Obwohl wir Frauen also im Grunde auto-ekstatisch sind, können wir uns dennoch mit den Männern zusammentun, um unseren inneren Gegenpol lebendig werden zu lassen, um unsere innere Quelle der Ekstase aufzuwecken. Aus dem oben Gesagten folgt, dass der Mann – die uns entgegengesetzte gleichwertige Kraft – in seinem Körper die umgekehrten Magnetpole aufweist. Sein positiver Pol ist der Penis, der physisch zur Penetration der Vagina geschaffen ist, und sein negativer Pol sind Herz und Brustkorb. Wie bei der Frau bewegt sich auch beim Mann zwischen diesen beiden Polen ein elektromagnetischer Strom, ein ekstatischer Energiefluss.

Im Vergleich zur Frau steht der männliche Magnet „auf dem Kopf", also in umgekehrter Position. Sobald Mann und Frau sich gegenüberstehen, treffen sich ihre inneren Magnete an den entgegengesetzten Polen – die negative Vagina und der positive Penis, die positiven Brüste und der negative Brustkorb.

Deshalb vermeiden viele Menschen enge Umarmungen, außer mit ihrem Intimpartner. Und selbst da sehe ich viele Paare, die ihr Becken aus der körperlichen Umarmung heraushalten, einfach aus lebenslanger Gewohnheit. Wir vermeiden Berührung und Druck zwischen den Geschlechtsorganen und der Brust, weil dort eine so machtvolle polare Verbindung besteht, und wenn wir Bekannte oder Fremde umarmen, ist eine solche Verbindung in der Regel nicht angebracht.

Kommen zwei Magnete einander näher, sodass ihre entgegengesetzten Pole einander gegenüberliegen, entsteht eine ungeheure gegenseitige Anziehungskraft. Andererseits stoßen Magnete, deren gleiche Pole sich näher kommen, einander ab und drücken sich weg.. Berühren sich aber die zwei Magnete an den entgegengesetzten Polen, so wird das Magnetfeld enorm verstärkt. Tatsächlich ist das Magnetfeld dann viel größer und intensiver als nur die Summe seiner beiden Elemente.

Die magnetische Anziehungskraft beruht auf dem Zirkulieren der elektromagnetischen Energie, die zwischen zwei Magneten erzeugt wird, wobei der Strom an beiden Enden jeweils vom Plus zum Minus (vom Mann zur Frau) und vom Plus zum Minus (von der Frau zum Mann) fließt. Die Frau bringt die durch die Vagina empfangene Energie in den Kreislauf zurück, indem sie diese nach oben leitet und über ihre Brüste zum Mann strahlt, weil Positiv zu Negativ hinfließt. Der

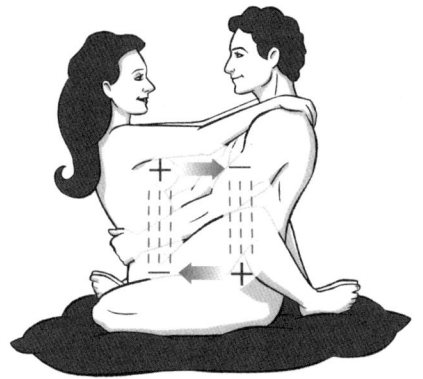

Abb. 4.2.
Gegensätzliche weibliche und männliche Polarität mit Magnetstäben und dem dadurch entstehenden potenziellen Energiekreis — bei der „Yab-Yum"-Position.

Mann strahlt von seinem Penis in die Frau hinein und empfängt entsprechend von der Frau durch sein Herz. Dadurch entsteht ein reziproker Kreis, eine kreisende Energie.

Beim körperlichen Kontakt durchlässig werden

Paare können die Macht und Anziehung dieses Phänomens fühlen, wenn sie einander gegenüberstehen, selbst wenn ihr Abstand ein bis zwei Meter beträgt. Manche Paare finden es sogar leichter, den Energiekreis aus der Distanz zu fühlen, als wenn sie im direkten Körperkontakt sind. Denn sobald sie sich körperlich einander nähern, werden sie leicht durch andere Dinge abgelenkt: Angst vor wirklicher Nähe und Offenheit, die Befürchtung, nicht wirklich akzeptiert zu werden, oder die Sorge, die Berührung könnte zu fest sein und so die feineren Empfindungen im Energiefeld zwischen den Körpern abtöten. Darum empfiehlt es sich, beim direkten körperlichen Kontakt, etwa bei einer Umarmung, ein Gefühl von Durchlässigkeit herzustellen.

Die körperliche Berührung sollte behutsam sein, weil die feineren Empfindungen sonst leicht überdeckt werden. Wenn dich ein Mann mit festem Druck in die Arme nimmt, wirst du diese Umklammerung nicht lange aushalten können. Nach wenigen Sekunden wirst du das dringende Bedürfnis haben, dich in deine eigene Energiesphäre zurückzuziehen. Es fühlt sich einfach zu körperlich und zu grob an, und du kannst eine solche Umarmung nicht wirklich genießen, speziell nach der ersten Wiedersehensfreude und dem Begrüßungskuss. Es sollte immer diese Qualität von Durchlässigkeit vorhanden sein, wobei jeder den Energiekörper des anderen respektiert, der über die körperlichen Umrisse weit hinausreicht. Eine durchlässige Umarmung kann man stundenlang aufrechterhalten, und dann können die Energiekörper immer tiefer miteinander verschmelzen.

Normalerweise achten wir, sobald wir in Körperkontakt sind, nicht auf den Energiekörper des anderen. Aber jeder von uns besitzt einen solchen Energiekörper, manche Menschen sind sich dessen stärker bewusst und dafür empfindsamer als andere. Wenn wir feinfühliger für uns selbst und unseren Partner werden, entwickeln wir eine Sensibilität für die wahre Vereinigung zwischen Mann und Frau. Der Mann als positiver Pol gibt der Frau, und die Frau als negativer Pol empfängt vom Mann. Durch ihr Empfangen wird sie mit Energie aufgeladen und gibt diese Energie an den Mann zurück. Auf diese Weise bekommt er von ihr zurück, was er ihr gegeben hat. Also empfängt der Mann durch das Geben und die Frau gibt durch das Empfangen. Wenn der Mann verstanden hat, wie er mit dem Körper der Frau auf dem Wege der Polarität kommunizieren kann, kommt die Liebe, die er ihr gibt, von der Frau wieder zu ihm zurück. Es heißt, dass ein buchstäblicher Lichtkreis zwischen einem Paar zu zirkulieren beginnt und sie anfangen, Licht auszustrahlen. Dieses Bild kann als Inspiration dienen, doch das Erreichen dieser höheren Dimension erfordert eine lange Vorbereitung und liebevolle Geduld.

Das Kreisen der Liebesenergie

Das Bild des Energiekreises kann für dich hilfreich sein. Mit der Zeit und durch Üben kann ein solcher Kreis entstehen, aber er ist nicht ein Ziel an sich. Wenn der Mann seine Frau als einen ebenbürtigen komplementären Gegenpol erlebt und behandelt, entsteht Liebesenergie in ihr, die sie ihm über ihre Brüste und ihr Herz zurückgibt. Damit ist die zweite Hälfte des magnetischen Kreises vollständig. Die inneren und äußeren Magnete befinden sich in Übereinstimmung miteinander. Dies geschieht wie von selbst, sobald Mann und Frau die Grundelemente entsprechend ausrichten. Wenn sich ihre beiden Magnetstäbe an den entgegengesetzten Polen treffen, kann diese kreisende Energie ins Fließen kommen.

Dieser Kreislauf stellt sich leichter und spontaner ein, wenn Mann und Frau Liebe füreinander empfinden. Wenn die Liebe fehlt, dann treffen sich nur die Sexzentren – ein positiver Pol und ein negativer Pol. Es findet dann zwar ein Energieaustausch statt, aber die Energie bewegt sich nur linear und nicht innerhalb des Kreislaufes. Das ist der Grund, warum Sex ohne Liebe nie sehr befriedigend sein kann. Eine Weiblichkeit, die auf innerer Bewusstheit beruht, ist auf wundersame Weise magnetisch.

Der innere Fokus und die Freude einer in sich selbst ruhenden Frau haben eine unausweichliche Wirkung auf den Mann als gleichwertigen komplementären Gegenpol. Ein Mann kann sich auf überwältigende und unwiderstehliche Weise quer durch einen ganzen Raum zu einer bestimmten Frau hingezogen fühlen. Plötzlich ist da eine Weite, ein Vakuum, ein Gefäß, in das seine Energie mühelos hineinfließen kann.

Wenn die Energie des Mannes von der Frau aufgenommen, absorbiert und an ihn zurückgegeben wird, stellt sich bei ihm ein Gefühl des Zur-Ruhe-Kommens und eine tiefe Befriedigung ein. Eine Frau, die auf diese Weise geliebt wird, wird selbst zur Liebe. Ihr Herzzentrum erlangt eine immer stärkere Ausstrahlung.

Dann kann ein orgasmischer Zustand eintreten, indem beide sich einfach entspannen und auf die elektromagnetischen Energien zwischen der männlichen und weiblichen Energie vertrauen.

Die sieben Chakras

Der positive und der negative Pol passen auch in das esoterische System der sieben Energiezentren (Chakras), die es im Körper gibt. Diese sind mit fünf weiteren Energiezentren verbunden, die unseren Kontakt zum kosmischen Bewusstsein, zur Schöpfungsenergie herstellen. Das erste Energiezentrum liegt in der Gegend des Damms (Perineum), im Genitalbereich des Körpers. Das zweite befindet sich wenige Zentimeter unterhalb des Nabels und wird auch Hara genannt. Das dritte Zentrum ist das Sonnengeflecht (Solarplexus). Das vierte Zentrum ist das Herz. Das fünfte ist die Kehle. Das sechste ist das „dritte Auge" zwischen den Augenbrauen. Das siebente liegt am Scheitel des Kopfes und heißt auch Scheitelzentrum oder Kronenchakra.

Im weiblichen Körper ist das erste Chakra negativ (Vagina), das zweite positiv, das dritte negativ, das vierte positiv (Brüste), das fünfte negativ, das sechste positiv, das siebente negativ. Im männlichen Körper ist es umgekehrt, beginnend mit dem ersten Chakra als positiv (Penis), und aufsteigend abwechselnd negativ und positiv, wobei das vierte Chakra (Herz) negativ ist.

Die heilende Kraft des Magnetismus

Magnete haben in erster Linie eine ordnende Wirkung, da sie in ihrem Umfeld Objekte ausrichten. Ganz sicher erinnerst du dich noch an die ersten wissenschaftlichen Experimente in der Schule, die das veranschaulichten: Man verstreut Eisenspäne auf einem Blatt Papier, unter dem ein Magnet liegt, dadurch wird das den Magneten umgebende Feld sichtbar, und die Späne richten sich entsprechend dem Fluss der Magnetenergie zwischen dem positiven und negativen Pol aus. Hält man zwei Magnete mit etwas Abstand unter das Papier, deren Gegenpole sich gegenüberliegen, so wird das Magnetfeld an den kreisförmig angeordneten Eisenspänen zwischen den Magneten sichtbar. Außerdem kann man sehen, dass das gesamte Magnetfeld, das die beiden Magnete umgibt, erheblich größer ist als das Feld eines einzelnen Magneten.

Auch Pflanzen und Tiere reagieren, wenn ein von Magneten induzierter Energiestrom durch sie hindurchfließt. Heute findet die Anwendung von Magneten wegen ihrer heilsamen Wirkungen immer mehr Anerkennung.[2] Man kann sie zum Beispiel als magnetische Schuheinlagen, Armbänder oder Nierengürtel tragen. Die Heilwirkung von Magnetfeldern beruht darauf, dass sie magnetische Energieströme im Körper aktivieren. So zeigen beispielsweise Fotos von nicht gesundem Blut, dass sich die einzelnen Zellen in einer beliebigen, chaotischen Struktur befinden. Ein zweites Foto, nach einer Woche Magnettherapie aufgenommen, lässt den Beginn einer Ausrichtung zwischen den Zellen erkennen. Noch eine Woche später zeigen die Zellen eine zunehmende Ordnung und Musterbildung. Zu diesem Zeitpunkt erlebt die Person dann zumeist eine Besserung der Symptome und eine Steigerung des Wohlbefindens.

Trotz des zunehmenden Wissens über die Magnetenergie ist der innere menschliche Magnet bislang unerforscht und unterentwickelt geblieben. Das ist umso bedauerlicher, weil die Quelle der orgasmischen Erfahrung genau aus diesem Magnetstrom besteht, der zwischen dem weiblichen und dem männlichen Pol fließt. In dem Maße, wie die Magnetpole wieder ins Spiel kommen und ihre Aufgabe erfüllen, fließt die magnetische Energie organisch zwischen dem positiven und dem negativen Pol und versetzt den

Körper in einen erhöhten Schwingungszustand. Die Neuausrichtung der Magnetpole in unserem Körper ist ein Heilungsprozess für sich und beginnt damit, die weibliche Polarität in unserem Inneren anzuerkennen. Statt den männlichen Vorstellungen zu entsprechen, wie eine Frau zu sein hat, finden wir Heilung, indem wir wirklich Frau sind, d.h. indem wir uns erlauben, uns in die weibliche Qualität des Empfangens und Aufnehmens hineinfallen zu lassen, mit anderen Worten, indem wir mehr sind und weniger machen.

Indem wir uns erlauben, einfach zu sein, entdecken wir, was im Körper passiert, wenn wir unsere Aufmerksamkeit auf die Vagina und die Brüste richten. Beim herkömmlichen Sex werden Vagina und Brüste ziemlich grob misshandelt, das wirkt sich auf die orgasmische Fähigkeit der Frau sehr negativ aus. Die nächsten zwei Kapitel befassen sich deshalb damit, wie den Brüsten und der Vagina die richtige Aufmerksamkeit geschenkt wird.

TANTRISCHE INSPIRATION

Wie lässt sich (Ekstase) erreichen? Auf dieser Frage beruht die ganze Wissenschaft des Tantra. Wie kann das gehen? Es kann gehen. Du kommst aber weder durch den äußeren Geliebten dorthin noch kommst du ohne den äußeren Geliebten dorthin, vergiss das nicht! Die erste Kostprobe erhältst du durch den äußeren Geliebten, die äußere Geliebte — aber nur eine Kostprobe. Doch sie bringt dir eine neue Erkenntnis: Tief in deinem Inneren sind beide Energien, Mann und Frau, vorhanden.

Der Mensch ist bisexuell — jeder Mann, jede Frau. Du bist halb Mann und halb Frau. Bist du eine Frau, dann tritt dein weiblicher Teil offen zutage und der männliche Teil ist darunter verborgen, und umgekehrt. Sobald dir das bewusst wird, stellt sich dir eine neue Aufgabe: Frau und Mann können innerlich in dir eins werden, und dieses Einswerden kann endgültig sein. Diesen Gipfel brauchst du nie wieder zu verlassen. Doch der erste Strahl der Erkenntnis kommt durch den anderen, im Außen. Deshalb bezieht Tantra die äußere Frau, den äußeren Mann, in die innere Arbeit

mit ein. Sobald du einmal erkannt hast, dass in deinem Inneren
auch der Mann bzw. die Frau existiert, bekommt deine Arbeit eine
völlig neue Qualität. Dann bewegt sie sich in eine neue Dimension. Jetzt muss die Vereinigung im Inneren passieren. Du musst
es zulassen, dass sich die innnere Frau und der innere Mann in dir
vereinigen können.

Osho, The Book of Wisdom

TRAINING FÜR BEWUSSTHEIT UND SENSIBILITÄT

Partnerübung zum Erwecken der Polarität

Diese Übung kann für sich allein oder als Vorbereitung zum
Liebemachen praktiziert werden. Nehmt euch dafür mindestens
dreißig Minuten Zeit.
Setzt euch jeder auf ein Kissen mit etwas Abstand einander
gegenüber, ohne euch körperlich zu berühren. Falls euch das
Sitzen mit gekreuzten Beinen auf dem Fußboden unbequem ist,
könnt ihr auch beide aufrecht auf einem Stuhl mit gerader
Rückenlehne sitzen. Schließt die Augen und tretet innerlich mit
eurem positiven Pol in Kontakt — die Frau mit ihren Brüsten, der
Mann mit seinem Penis.
Nach einer gewissen Zeit stelle dir vor, dass deine Brüste Energie
und Licht und Wärme in Richtung Brust und Herz des Mannes ver-
strömen. Dein Partner stellt sich vor, dass er diese Liebe im Herzen
empfängt, und gleichzeitig kanalisiert er seine Energie durch den
Penis nach außen und strahlt Wärme, Licht und Liebe aus. Du
empfängst diese ganze Energie und nimmst sie mit deiner Vagina
auf. Diese Vorstellung könnt ihr dadurch unterstützen, dass ihr
beim Ausatmen die Energie ausstrahlt (Frau-Brüste, Mann-Penis)
und beim Einatmen aufnehmt (Frau-Vagina, Mann-Herz). Ihr
könnt zusammen aus- und wieder einatmen.
Nach einer Weile könnt ihr anfangen, mit weichem, empfängli-
chem Blick Augenkontakt miteinander zu haben, lasst die Energie
wie bisher weiter kreisen. Nach etwa fünf bis zehn Minuten kannst
du (Frau) zum Mann hinübergehen und dich in Yab-Yum-
Position auf seinen Schoß setzen. Dazu umschlingen deine Beine

seine Hüften. Du kannst deine Position wenn nötig mit einem Kissen unterstützen. Dies bringt die Genitalien sowie die Brüste und den Brustkorb näher zusammen. Haltet die Vorstellung der kreisenden Energie weiter aufrecht. Nun könnt ihr zusätzlich damit experimentieren, den Atem so zu synchronisieren, dass der Mann durch das Herz einatmet, während die Frau durch das Herz ausatmet, bzw. die Frau durch die Vagina einatmet, während der Mann durch den Penis ausatmet. Diese Übung verstärkt das Empfinden der zirkulierenden Energie zwischen euren Körpern. Vielleicht nicht sofort, aber nach einer gewissen Zeit könnt ihr tatsächlich fühlen, dass dies geschieht, denn Energie folgt Imagination.

Falls die Yab-Yum-Position nach einiger Zeit unbequem wird, könnt ihr auch aufstehen. Ist sie für euch nicht möglich, könnt ihr die ganze Übung mit ebenso starker Wirkung auch im Stehen machen. Wenn ihr steht, habt ihr mehr Spielraum für fließende Bewegungen zwischen den Körpern, geschieht ein Tanz.

Vielleicht verspürst du spontan den Wunsch, dass der Mann in dich eindringt, und wenn auch er dazu bereit ist, dann könnt ihr zum Liebemachen übergehen. Ansonsten macht einfach weiter, bis ihr das Gefühl habt, dass der Austausch vollständig ist. Dann löst euch ganz, ganz langsam und bewegt euch auseinander, während ihr weiter Augenkontakt haltet. Zum Abschluss der Übung könnt ihr euch mit einem Kopfneigen und wie beim Beten gefalteten Händen voreinander verbeugen oder die Stirn aneinanderlegen. Anschließend legt euch aufs Bett oder auf den Boden, Seite an Seite, aber ohne euch zu berühren (höchstens Hände halten). Jeder ruht ein paar Minuten in sich selbst und lenkt seine Aufmerksamkeit auf das innere Strömen im Körper, den Magnetstab.

TANTRISCHE MEDITATION

Fühle, wie der Bereich zwischen deinen Achselhöhlen von großem Frieden durchdrungen wird

Lege dich für zwanzig Minuten oder länger in entspannter Haltung auf den Rücken, wie es am Ende des 1. Kapitels beschrieben ist. Schließe die Augen und richte die Aufmerksamkeit nach innen in den Körper. Spüre den Bereich zwischen den beiden Achselhöhlen und lenke deine ganze Aufmerksamkeit dorthin. „Fühle, wie der Bereich zwischen deinen Achselhöhlen von großem Frieden durchdrungen wird."[3] Vergiss den übrigen Körper. Hab nur die Herzgegend zwischen den Achselhöhlen vor Augen, den ganzen Brustkorb, und fühle ihn von großem Frieden erfüllt. Sobald der Körper entspannt ist, stellt sich automatisch Friede im Herzen ein. Das Herz wird still und harmonisch. Wenn du diese Übung regelmäßig machst, kannst du Frieden in dir selbst finden und wirst dich dadurch unabhängiger fühlen. Deine Liebe wird mehr zu einem Geben — denn du hast so viel Frieden in dir, dass du deinen Überfluss mit anderen teilen möchtest. Dann kannst du immer wieder zur Quelle des Friedens in dir selbst zurückkehren — sie ist immer da.

Die Brüste sind der Schlüssel zum Orgasmus

DIE BRÜSTE DER FRAU SIND DER SCHLÜSSEL zu ihrem tiefsten orgasmischen Erleben. Die Brüste spielen für die weibliche Erfahrung sexueller Ekstase eine zentrale Rolle. Auf keinen Fall sind sie Körperteile, die nur zum Stillen des Kindes da sind und keine weitere Bedeutung für das weibliche Energiesystem haben.

Es stimmt, dass die meisten von uns keinen direkten Zusammenhang zwischen den Brüsten und dem weiblichen Orgasmus herstellen. Auf der anderen Seite sind sich aber viele Frauen über diese wirklich erstaunliche innere Verbindung zwischen den Brüsten und der Vagina bewusst. Diese Verbindung erfolgt über den im vorangegangenen Kapitel beschriebenen Magnetstab, der letztlich die Quelle unseres orgasmischen Seins ist.

Eine orgasmische Erfahrung tritt ein, wenn mehrere wesentliche Elemente zusammentreffen. Tantra basiert auf einer Wissenschaft vom Körper und seinen Energiezentren mit ihrer elektromagnetischen Polarität. Psychologisch gesehen ist hierfür eine gewisse Offenheit nötig. Höhere Energiezustände sind kein Zufall, auch wenn manche Menschen auf natürliche Weise ganz zufällig in einen solchen höheren Zustand gelangen, vielleicht nur ein einziges Mal im ganzen Leben, ohne zu wissen, wie es dazu kam. Das Wissen um die bedeutsame Rolle der Brüste beim Orgasmus kann der Frau den Zugang zu orgasmischen Erfahrungen erleichtern. Es gibt ihr die Möglichkeit, solche Erfahrungen bewusst herbeizuführen, statt alles der Initiative des Mannes oder dem Zufall überlassen zu müssen.

Überfließen der Energie vom positiven Pol

Die Brüste sind für den weiblichen Orgasmus von enormer Wichtigkeit. Im Allgemeinen kann Energie immer nur vom positiven Pol überfließen, aber nie vom negativen Pol.[1] Das bedeutet, dass die Energie im positiven Pol geweckt bzw. aktiviert wird und von dort zum negativen Pol hin fließt. Im weiblichen Körper strömt die sexuelle Energie von den Brüsten zur Vagina. Sobald die Brüste vor Vitalität pulsieren, entsteht durch das spontane Überfließen der Energie eine Schwingungsresonanz in der Vagina, dem entgegengesetzten Pol. Erst wenn die Vagina mit einem magnetischen Vibrieren darauf antwortet, ist sie wirklich bereit für den wunderbaren Moment der Penetration; erst dann ist sie wirklich empfindsam und wahrnehmungsfähig. Die Frau fühlt dann ein totales Ja und eine tiefe Bereitschaft zur sexuellen Liebe – keine Bereitschaft, die bloß nachgibt und sich dreinfügt, sondern ein wirklich totales Einlassen und Mitwirken als ebenbürtige und komplementäre Partnerin. Das macht einen enormen Unterschied aus und hebt den Sex gewissermaßen auf eine höhere Oktave.

Normalerweise wird im Sex ein ganz anderer Weg beschritten: Die Vagina wird als „Haupteingang" zum Sex betrachtet, dem sich der Mann ohne Umschweife nähert (mehr dazu im 6. Kapitel). Die Vagina ist zwar physisch der Eintrittspunkt, aber für den energetischen Eintritt in die Frau haben die Brüste Priorität und müssen ganz bewusst in den sexuellen Austausch miteinbezogen werden. Die Brüste werden von den Männern, aber auch von den Frauen oft ziemlich stiefmütterlich behandelt. Ihre Rolle als wichtigster Zugang zur sexuellen Energie der Frau wird völlig übersehen. Wenn sich ein Mann mit den Brüsten beschäftigt, tut er dies meistens zur eigenen Stimulierung, um sich selbst anzutörnen und seine Fantasien zu befriedigen, und dabei geht er häufig recht grob mit ihnen um. Das kann sogar bewirken, dass die Frau sich abgestoßen fühlt und sich energetisch zurückzieht, sodass sie gar keine Lust mehr auf Sex hat. Die nackte Wahrheit ist: Brüste sind – unabhängig davon, wie sie aussehen und unabhängig davon, ob der Mann sich für sie interessiert – der Schlüssel zur sexuellen Erfüllung der Frau, der Schlüssel zum Orgasmus.

Unglücklicherweise haben viele Frauen aus hunderterlei Gründen Komplexe wegen ihrer Brüste: wegen ihrer Größe, der Form, ob sie hängen, ob sie zu groß oder zu klein sind, zu schlaff oder unterschiedlich groß, und wie sie sich insgesamt anfühlen, ganz zu schweigen von allen möglichen Varianten von Brustwarzen. Dieser Mangel an Selbstakzeptanz erzeugt Stress, der die Frau daran hindert, die feinen inneren Empfindungen in ihren Brüsten wahrnehmen zu können. Auch emotionale Verletzungen, ein gebrochenes Herz oder Wunden aus der Kindheit können dazu führen, dass der positive Pol mit einem energetischen Abwehrschild umgeben ist. Diese Verspannungen und unterdrückten Gefühle können es einer Frau anfangs erschweren, in ihre Brüste hineinzuspüren, bis sie lernt, sich zu deren verborgenen Kräften Zugang zu verschaffen.

Erst wenn die Frau dieses magnetische Phänomen ins Spiel kommen lässt, fängt sie an, den Sex richtig zu genießen – vielleicht zum ersten Mal in ihrem Leben. Nicht mit dem Gefühl, eine Pflicht zu erfüllen, indem sie sich fügt und den Sex über sich ergehen lässt, sondern mit einer ekstatischen Freude, die ihre sexuelle Natur zum Erblühen bringt. Wenn die Brüste beim Sex mehr in den Vordergrund rücken, kommt der Orgasmus leichter. Viele verschiedene Arten lustvoller Orgasmen sind die Folge, wenn die Brüste freigiebig in das Liebesspiel einbezogen werden. Natürlich spielt auch der Mann eine Rolle dabei, durch die Art, wie er die Brüste berührt und liebkost – aber nur bis zu einem bestimmten Punkt. Im Kern geht es vor allem darum, sich für sich selbst zu engagieren, als Ausdruck wahrer Weiblichkeit.

Ich möchte dich dazu einladen, deine Brüste mehr von innen her zu spüren und wahrzunehmen. Lass dich nicht von ihrem äußeren Aussehen ablenken, sondern bringe die ganze Aufmerksamkeit in die Brüste selbst. Am besten ist es, die Aufmerksamkeit in beiden Brüsten gleichzeitig zu halten. Jede längere Konzentration auf eine Brust allein sollte vermieden werden. Verteile deine Aufmerksamkeit auf beide zugleich: Fühle sie, liebe sie und akzeptiere sie – genauso, wie sie sind. Negative Gedanken halten dich nur davon ab, ihre weiblichen Qualitäten zu fühlen. Wenn du deine Aufmerksamkeit auf die Brüste richtest, solltest du es nicht mit starrer Konzentration, sondern mit einer entspannten Leichtigkeit tun und mit dem Gefühl, dass du in deine Brüste hineinschmilzt, mit ihnen verschmilzt, mit ihnen eins wirst. Massiere sie, halte sie und spüre sie innerlich, sooft du während des Tages daran denkst – etwa wenn du dich zum Arbeiten an den Computer setzt oder beim Kochen, Gärtnern oder was immer du gerade machst. Sooft du dich daran erinnerst, bemühe dich, die Brüste von innen zu spüren. Und bringe besonders beim Liebemachen Bewusstheit in deine Brüste. Du wirst dich immer wieder daran erinnern müssen, denn unsere Aufmerksamkeit wird so leicht von allen möglichen Dingen abgelenkt. Die Brüste sind das Eingangstor für die Frau, und sollten so viel Aufmerksamkeit wie möglich bekommen – im Bett und auch sonst.

Natürlich wissen die meisten Frauen, dass die Brust mit sexueller Lust zu tun hat, aber nur wenige verstehen tatsächlich, welch wesentliche Bedeutung die Brüste für das sexuelle Erleben haben und die daraus entstehende enge Wechselbeziehung zwischen dem Sich-einlassen-auf-den-Sex und dem Orgasmus. Wie bereits erwähnt, könnte die Frau durch ihre neuen Erkenntnisse über die Brüste besser das sexuelle Geschehen zu ihrem eigenen Vorteil orchestrieren, damit sie mit ihrer weiblichen Natur mehr im Fluss sein kann. Eine überraschend große Zahl von Frauen hat mir erzählt, dass sie sich intuitiv schon immer darüber klar waren, den Orgasmus nicht zu forcieren, und auch über die Bedeutung der Brust für den Orgasmus. Durch den Erwartungsdruck beim üblichen Sex hatten sie jedoch ihre innere Stimme übergangen und sich selbst und ihrem Körper nicht genügend vertraut. Einigen Frauen schossen die Tränen in die Augen angesichts der erschütternden Erkenntnis, dass sie sich zwanzig oder dreißig Jahre lang abgemüht hatten, das genaue Gegenteil von dem zu leben, was ihrem wahren Wesen entsprach. All die verlorene Zeit und die verpassten Gelegenheiten, die vielen Missverständnisse und das Unglücklichsein, das daraus resultiert!

Zum Glück ist es, was den Körper angeht, nie zu spät, unser Verhalten zu ändern. Der Körper begrüßt es immer, wenn wir ihm mit Respekt begegnen, und er reagiert darauf mit Anerkennung auf eine schöne unerwartete Weise. Der Körper ist von Natur aus sensibel (ungeachtet unseres eigenen unsensiblen und groben Umgangs mit ihm), und er reagiert auf Bewusstheit. Mehr Bewusstheit in den Körper zu bringen bedeutet, den Körper von innen her zu spüren. Es bedeutet, sich nach innen zu wenden und sich bis in die Zellebene hinein zu spüren.

Manche Frauen sagen, dass es ihnen ziemlich leicht fällt, die Energien und Empfindungen in der Herzgegend zu fühlen, nicht aber in den Brüsten, und nun stellt sich die Frage, ob sie nicht gleich zum Herzen übergehen könnten. Aber selbst wenn das Herzzentrum leicht zugänglich ist, empfehle ich trotzdem, sich auf die Brüste einzustimmen und die Lebensenergie in den Brüsten allmählich zu wecken. Wenn die Frau ihre Brüste ignoriert und sich direkt dem Herzen zuwendet, mag es zwar als die einfachere Strategie erscheinen, bedeutet aber im Grunde eine Ablehnung ihres essenziellen weiblichen Wesens. Die Brüste erschließen uns den Zugang zu Energien von exquisitester Zartheit, und sie sind es, die der Frau eine Aura echter Weiblichkeit verleihen. Über die Brüste wird das Herzzentrum aktiviert. In diesem Sinne braucht die Frau sich gar nicht um ihr Herzzentrum zu kümmern. Es öffnet sich von allein, sobald Leben in die Brüste kommt. Durch diese Ausweitung ihrer Energie wird die Frau zunehmend anmutiger, eleganter, liebevoller, weiblicher.

Wenn du anfängst, deine Brüste neu zu entdecken, kann es sein, dass Traurigkeit und Tränen an die Oberfläche kommen. Das ist nicht ungewöhnlich und eigentlich ein gutes Zeichen. Es zeigt, dass dein positiver Pol anfängt, sich zu reinigen und frei zu werden von alten, unausgedrückten Gefühlen von Verletzung und von Kummer, die sich energetisch im Bereich des Herzzentrums angestaut haben. Die Spannungen lösen sich, und der Körper wird durch die ihm innewohnenden Heilungskräfte automatisch davon gereinigt, wenn die Frau anfängt, die positiv geladene Energie ihrer Brüste durch Achtsamkeit zu verstärken. In diesem Reinigungsprozess sollte man alle Tränen und alles Weinen begrüßen und keine Scheu davor haben. Wenn man es zulässt, kann eine tiefe Heilung alter, ungelöster Themen stattfinden. Wenn der Druck in der Brust und im Herzen Schicht um Schicht weggeht, werden die Brüste spürbar sensibler und empfänglicher. Manche Frauen beschreiben ein Gefühl, wie eine „Metallplatte" über dem Herzen. Ein solcher Schild existiert auf der energetischen Ebene, kommt aber in einem unterstützenden Umfeld schnell zum Schmelzen. Solche alten Spannungen können vor, während und auch nach dem Liebemachen jederzeit auftauchen, um freigesetzt zu werden – darum bleibe dir selbst gegenüber so offen wie eben möglich.

Die Brustwarzen sind die beiden äußerst lebendigen und empfindsamen Glanzpunkte des positiven Pols. Sie haben die Fähigkeit, Energie zu senden und auszustrahlen, und ähneln damit der Eichel des Penis. Wenn du in die Brüste als Ganzes hineinspürst, richte deine Aufmerksamkeit immer auf beide Brustwarzen zugleich. Sie sollten im Vordergrund deiner Aufmerksamkeit stehen. Als feinfühlige Antennen und Auslöser köstlicher Empfindungen sollten sie mit Liebe und Respekt behandelt werden.

Oft erfahren die Brustwarzen eine etwas ruppige Behandlung, als wären sie Knöpfe, an denen man drehen und herummachen kann. Speziell bei jüngeren Frauen hat das oft eine stark stimulierende Wirkung. Wiederum finden viele reifere Frauen es gar nicht angenehm, an den Brüsten berührt zu werden, vor allem an den Brustwarzen. Brüste und Brustwarzen, die früher einmal phantastisch lebendig und empfindsam waren und es liebten, wenn man sie berührte und mit ihnen spielte, können mit den Jahren überempfindlich und gereizt werden – oder sind wie abgestumpft. Mit der Zeit reagieren Brüste oft mit Abwehr, wenn ihnen ihre wichtige Rolle beim Erwecken der sexuellen weiblichen Energie verweigert wird. Dann ist häufig die instinktive Reaktion der Frau, sich abzuwenden, wenn die Hände des Mannes ihrer Brust zu nahe kommen.

Die Berührung der Brüste

Um neue Erfahrungen zu machen, bist du natürlich bis zu einem gewissen Grad auf die Mitwirkung des Mannes angewiesen. Deshalb solltest du deinen Partner ermutigen, die Brüste auf eine Art zu berühren, die sich gut für dich anfühlt. Hilf ihm zu lernen, wie er die Brüste mit Liebe und Ehrfurcht behandeln kann. Falls dein Mann zögert deine Brüste zu berühren, kann das an früheren Reaktionen bzw. Ablehnungen liegen, die er von dir oder einer früheren Partnerin bekommen hat. Darum ist es wirklich wichtig, dem Mann genau zu zeigen, wie er dich an den Brüsten so berühren kann, wie du es am liebsten hast (siehe dazu auch die Partnerübung am Ende des Kapitels). Das ist ein intimer, schöner Schritt, um für deine eigene sexuelle Erfahrung die Verantwortung zu übernehmen.

Zeige deinem Liebsten, wie er deine Brustwarzen berühren (oder an ihnen saugen) kann und wie er deine Brüste – jede für sich und beide zusammen – berühren soll. Der Mann hat ja beim

Liebesspiel nicht immer beide Hände frei. Wenn er nur mit einer Hand deine Brust berührt, kannst du selbst die andere Brust anfassen, um den Ausgleich herzustellen.

Achte darauf, vom Mann immer so berührt zu werden, dass deine Körperenergie expandiert. Die Empfindung der Ausdehnung kann als Maßstab für die Qualität der Berührung dienen. Achte auf die Ausweitung der Energie, im Gegensatz zu Erregung und Stimulation. Vermeide jede Art von Berührung, die zur Folge hat, dass dein Energiekörper sich zusammenzieht, zurückweicht oder sich verschließt. Leichte (ganz besonders federleichte) liebkosende Berührungen haben eine expandierende Wirkung und lösen sprühende Empfindungen aus, während durch eine schwere Berührung schon vorhandene lustvolle Empfindungen vermindert oder gar abgetötet werden können.

Berühre beim Liebemachen so viel wie möglich deine eigenen Brüste – immer wenn es sich gerade richtig anfühlt oder du den Wunsch hast, dich tiefer mit deinem inneren Erleben zu verbinden. Berühre sie einfach, so wie du es am meisten genießt. Das ist das Schöne an der eigenen Berührung: Du kannst es genauso machen, wie du es brauchst – dadurch entspannst du dich.

Lege deine Hände wie Schalen ganz leicht über jede Brust; das ist eine einfache, liebevolle Art, sie zu berühren. Du kannst die Arme auch überkreuz nehmen und die rechte Brust mit der linken Hand und die linke Brust mit der rechten Hand bedecken. Lass die Hände und Finger dabei ganz entspannt und offen, sodass sie sich den Konturen der Brüste anpassen. Gib ihnen Raum und vermeide es, sie zu stark zu drücken. Die Handflächen berühren automatisch die Nippel, wodurch die Empfindung in den Brustwarzen noch intensiviert wird. Ein sanftes Streicheln und Liebkosen der Brüste ist sehr schön, und besonders erotisch ist es, seitlich von der Achselhöhle ganz leicht nach oben oder von den Rippen in Richtung Nippel zu streichen.

Wenn du von Zeit zu Zeit die Brüste mit den Handflächen bedeckst und sie leicht schaukelst, kann das wahre Wunder wirken. Durch leichtes Streicheln oder Drücken können jederzeit feine Empfindungen in den Brustwarzen hervorgerufen werden, deren Empfindsamkeit durch ein wenig Speichel noch zunimmt. Wenn du dich auf verschiedene angenehme Weise selbst berührst, kannst du fühlen, wie Brüste und Herz lebendig werden, sich mit Energie aufladen und ein angenehmes Echo in der Vagina hervorrufen.

Sich selbst zu berühren hat einen weiteren Vorteil, der mit der Berührung an sich gar nichts zu tun hat. Wenn wir von einer anderen Person berührt werden, sind wir oft unbewusst und reflexartig auf der Hut – aus Angst, die Berührung könnte lieblos oder gar schmerzhaft sein. Es können auch entsprechende Erinnerungen auftauchen. Diese Befürchtung und die damit verbundene subtile Verspannung und Kontraktion blockieren unsere Fähigkeit, die berührende Hand tiefer zu empfangen und ihre Wärme, Energie und Liebe in uns aufzunehmen. Wenn wir uns selbst berühren, fällt diese Berührungsangst weg.

Vielleicht fühlst du dich ein bisschen gehemmt oder unsicher, vor den Augen deines Liebsten deine Brüste zu streicheln. Die Brüste sind aber schon lange genug die Domäne des Mannes – jetzt ist es Zeit für eine Veränderung! Die Ergebnisse lohnen mit Sicherheit das Risiko. Nimm all deinen Mut zusammen und fang an, dich mal auf ganz andere Weise auszudrücken. Riskiere etwas, sooft du Liebe machst, und du wirst mit Liebe belohnt werden. Jede Gelegenheit Liebe zu machen ist eine Chance, um zu experimentieren und zu forschen, etwas Neues auszuprobieren und zu schauen, wo deine Neugier dich hinbringt. Es ist wirklich besser, nicht bis zum nächsten Mal zu warten, um sich auf das Abenteuer des Neuen einzulassen. Ein solches Aufschieben geht immer weiter, und aus Tagen werden nur allzu schnell Jahre. Wenn du den Wunsch hast, aus der männlich dominierten sexuellen Routine von heute herauszukommen – und das ist möglich –, dann musst du definitiv Risiken eingehen. Lass dich vom Mann nicht einschüchtern – von dem, was er denkt oder was er mag. Die Frau bemüht sich schon viel zu lange, es dem Mann beim Sex recht zu machen, und hat sich dabei von ihrem weiblichen Instinkt sehr weit entfernt. Nun ist es Zeit, dass die Frau im Sex ihre Position einnimmt – als wirklicher Gegenpol, der sie ja ist, und anfängt, es dem eigenen Körper recht zu machen und mit seinen inneren Mechanismen zusammenzuarbeiten. Der Mann, dessen Leben durch deine Abenteuerlust bereichert werden wird, kann sich glücklich schätzen!

Brüste und die Erregung

Eine bestimmte Art der Berührung und Stimulierung der Brüste durch den Mann kann bei der Frau einen plötzlichen Erregungsschub und den drängenden Wunsch nach einem Gipfelorgasmus auslösen. Du könntest das als einen überwältigenden Zwang erleben, als ein inneres Verlangen diesen Wunsch bis zum Ziel zu verfolgen. Stimulierende Berührungen, die eine solche Wirkung haben, sollten vermieden oder etwas abgewandelt werden – vielleicht weniger drängend, sanfter und mit weniger Absicht. Eine entspannte spielerische liebevolle Berührung wird die tiefere magnetische Reaktion in der Frau allmählich aufbauen und lässt sie nicht so leicht in einen Zustand umkippen, in dem sie nach Erregung und dem herkömmlichen Orgasmus lechzt.

Jedes feste Drücken, Saugen und Stimulieren der Brustwarzen kann diesen spontanen Antörn-Effekt auslösen. Es kann aber auch die völlig entgegengesetzte Wirkung haben, dass es die Frau so abtörnt, dass sie plötzlich keine Lust mehr hat, weiterzumachen. Wie eine Frau darauf reagiert, ist sehr individuell und abhängig von ihrem Alter, ihrer Feinfühligkeit und der Art, wie sie von den Männern bisher behandelt wurde. Jede unangenehme Erfahrung hinterlässt ihre zelluläre Prägung – eine Erinnerung in den Körperzellen, die eine subtile Barriere, einen Schutzpanzer erzeugt. (Wir werden im 6. Kapitel im Zusammenhang mit der Vagina nochmals darauf zurückkommen.) Der Mann sollte seine Hände sehr bewusst mit den Brüsten verschmelzen lassen. Er sollte weder drücken und pressen noch irgendetwas Besonderes damit machen, sondern sie einfach nur spüren, ihre Energie fühlen und sie lieben – das wirkt wahre Wunder!

Jede Überreizung der Brustwarzen, besonders im Anfangsstadium des Liebemachens und beim Vorspiel, gilt es zu vermeiden. Festeres Anfassen und das Pressen der Brustwarzen ist stimmig, wenn ihr sexuell ausreichend erregt und im fortgeschrittenen Stadium des Liebemachens seid. Sobald die Energie erst einmal frei fließt, kann das Pressen der Brustwarzen köstliche Empfindungen auslösen. Ein direkter, unwiderlegbarer Beweis für die entscheidende Rolle der Brüste ist die Tatsache, dass durch ihre liebevolle Berührung die vaginalen Säfte ins Fließen kommen. Fast alle

Frauen kennen das aus eigener Erfahrung. Durch die Magnetverbindung und das Überfließen der Energie reagieren die Drüsen, die die Vagina befeuchten, mit reichlicher Sekretion. Tatsächlich bewirkt das liebevolle Berühren der Brüste eine viel stärkere Sekretion als das direkte Stimulieren von Klitoris oder Vagina beim Vorspiel, bevor der Mann penetriert.

Von Frauen, denen aus medizinischen Gründen eine Brust entfernt wurde, habe ich gehört, dass ihr positiver Pol weiterhin aktiv bleibt, auch wenn die Brust physisch nicht mehr da ist! Es kommt zu dem gleichen Auffüllen mit Energie, dem Überfließen in die Vagina und deren Feuchtwerden. Diese erstaunliche Rückmeldung beweist, wie integer der Körper ist. Die Brust ist mehr als nur lustvolles Fleisch; sie verkörpert eine Energiedimension, die sogar noch in ihrer physischen Abwesenheit aktiv bleibt.

Erfahrungsbericht einer Frau, die eine Brust verloren hat

„Wenn ich meine rechte Brust mit einem zarten, schnellen, federnden Klopfen berühre, reagiert meine Vagina darauf. Sie pulsiert und zittert, und eine wunderbare, freudige Welle sexueller Energie strömt durch die ganze Vagina von der Gebärmutter nach außen bis zur Vulva und Klitoris. Ich kann sogar die Stelle der Brustwarze und deren Verbindung zur Vagina spüren, obwohl meine rechte Brust gar nicht mehr da ist, nur eine dreißig Zentimeter lange Narbe. Ich bin so glücklich! Es ist wunderbar. Wenn ich die rechte Brust ganz liebevoll und bewusst „in der Luft" halte und berühre, dann ist es ein fantastisches Gefühl.

Manchmal empfinde ich es sogar viel intensiver als bei der linken Brust, und es ist noch stärker in der Vagina. Interessanterweise passiert es am häufigsten, wenn ich Sex habe, der mit dem Herzen verbunden ist. Wenn es „nur geiler Sex" ist, empfinde ich zwar die Berührung meiner Narbe als stimulierend, häufig in der Klitoris, aber eindeutig weniger als beim Berühren der linken Brust.

Mein Partner ist sehr sensibel; er kann sogar das Vibrieren der Brustwarze an der Außenseite der fehlenden Brust fühlen. Ich erlebe diese energetische Berührung als tiefe Öffnung in der Vagina. Sie erzeugt ein starkes Verlangen des Herzens nach tiefer Berührung. Seit wir mehr über unsere Sexualität herausgefunden

haben, hat sich unser Sexleben viel mehr in Richtung Herz verlagert und schafft eine unterstützende, liebevolle, göttliche
Atmosphäre.

Einmal, nach einem tiefen Verschmelzen unserer Herzen, sagte
mein Geliebter: ‚Zuerst hat es mir etwas ausgemacht. Mein Kopf
war damit beschäftigt, dass du nur noch eine Brust hast, denn ich
steh' auf großen Busen. Aber jetzt fühle ich, dass alles total in
Ordnung ist, solange das Herz dabei ist und wir beide es fühlen
können.' Manchmal kommt mein Verstand ins Zweifeln und
denkt: ‚Das kann doch gar nicht sein! Da ist doch bloß eine Narbe!
Du spinnst und bildest dir das nur ein!' Aber dann konnte ich
beobachten, wie durch meine negativen Gedanken die lustvollen
Empfindungen sofort verschwanden. Dann spürte ich in meinen
Körper und in die Vagina hinein, und sobald es mir gelang, mich
zu akzeptieren, und mein Geliebter beide Brüste ein bisschen
schneller berührte, fühlte ich wieder ein starkes Pochen in meiner
Vagina. Und da waren sie wieder – meine beiden Brüste! Einmal,
nackt in der Sonne, nach einer tiefen Penetration mit meinem
Geliebten, hatte ich eine ganz starke Empfindung, als ich meine
Brust nur energetisch, „in der Luft", berührte.

Weil ich aber auch sehr skeptisch bin, versuchte ich gleich anschließend, mir die Berührung nur vorzustellen. Auch das funktionierte, aber die Empfindung war viel schwächer im Vergleich
zu der energetischen Berührung durch eine bewusste, liebevolle
Hand. 1993 hatte man bei mir Brustkrebs diagnostiziert.

Bis dahin war mein Leben von Angst, Missbrauch, langjährigem
Drogenkonsum, düsterer Verschlossenheit und einer gewissen
Todessehnsucht gezeichnet gewesen. Mit Hilfe von Achtsamkeit,
zahllosen Seminaren, Meditation und Therapiegruppen hat sich
mein Leben in eine Richtung entwickelt, in der ich bewusste
Freude, tiefe kosmische Liebe zum Leben und eine kindliche
Freude und Leichtigkeit erlebe. Meine Sehnsucht nach echter
Liebe, Loslassen und Vertrauen, Im-Fluss-Sein, innerem Frieden
und Verbundenheit hat sich erfüllt."

Kosmetische Eingriffe an der Brust

Es ist heute zunehmend in Mode, dass Frauen sich ihre natürliche Brust korrigieren lassen. In manchen Ländern gilt es schon fast als normal, sich die Brüste künstlich verändern zu lassen, und eine Frau ohne Brustvergrößerung ist dort schon fast eine Seltenheit. Seit Body-Piercing weltweit immer populärer geworden ist, lassen sich viele Frauen auch die Brustwarzen piercen, andere ihre Lippen oder die Schamlippen. Doch in dem Maße, wie solche Verbesserungen und Dekorationen des Körpers an immer jüngeren Menschen durchgeführt werden, scheint die sexuelle Verwirrung von Generation zu Generation immer mehr zuzunehmen.

Wenn wir bedenken, welch bedeutsame Rolle die Brüste für die weibliche Sexualität haben, kommen bei der kosmetischen Brustchirurgie natürlich einige Fragen auf. Wie die oben berichtete persönliche Erfahrung gezeigt hat, wird die sensible Energie der Brüste durch solche operativen Eingriffe zum Glück nicht beeinträchtigt. Ebenso ist es auch wahr, dass es ein grundlegender Wunsch und eine tiefe Sehnsucht jeder Frau ist, auf ihre Brüste stolz sein zu können, und möglicherweise reflektiert das ihr intuitives Wissen über die wichtige dynamische und schöpferische Rolle der Brüste beim sexuellen Austausch – und damit in ihrem Leben als Frau.

Der Drang, dem Mann ihre Brust zu zeigen, ist eine natürliche Folge davon, und so verwenden die Medien und die Modewelt den nackten Busen, wo sie nur können. Im Grunde ist es durchaus eine positive Sache, wenn die Männer mehr Gelegenheit haben, die weiblichen Brüste zu bewundern. Und von der Intention her ist es lobenswert, wenn die Frau ihren positiven strahlenden Pol zur Schau stellen möchte, doch bedauerlicherweise wurde ihr Fokus dabei fehlgeleitet. Sie ist nach außen, auf den Mann fokussiert, aber nicht nach innen, auf sich selbst. Durch die ästhetischen Brustoperationen werden die Frauen noch mehr auf das Äußere ihres Körpers, auf ihre äußere Erscheinung fixiert statt auf das, was sie innerlich fühlen. Dadurch wird es für sie umso schwieriger, den Blick nach innen zu wenden und die inneren Empfindungen des lebendigen Brustgewebes zu spüren.

Manche Frauen lassen sich ihre Brüste auch verkleinern, weil sie so riesig und unbequem sind, dass sie in ihrem Leben eine körperliche und psychische Belastung darstellen. Unter diesen Umständen kann eine Verkleinerung als medizinisch indizierter Eingriff mit psychologischem Nutzen betrachtet werden. Natürlich kann man auch argumentieren, dass sich die Frau durch eine Brustvergrößerung besser fühlt, weil sie mehr Zuversicht, Selbstbewusstsein und Vertrauen in ihre Anziehungskraft gewinnt – mit anderen Worten, es dient ihrem Wohlbefinden. Durch die zusätzliche Fülle ihres Busens kann die Frau den Zuwachs an männlicher Aufmerksamkeit bekommen, den sie sich gewünscht hat, aber auf einer subtileren Ebene wird sie vielleicht anfangen, unbewusst ihre Brüste zu schützen, weil sie empfindlicher geworden sind. Möglicherweise ist sie dann nicht mehr so offen dafür, dass der Mann ihre Brüste berührt. Einige Männer haben mir anvertraut, dass sie das spüren und deshalb die Berührung der Brust vermeiden. Die Brüste können sich unangenehm anfühlen oder die Wunden sind empfindlich, und manche heilen nie wirklich ganz. Künstliche Brüste sollen auch schon während einer Flugreise geplatzt sein! Alle diese Beeinträchtigungen können die Ausdehnung der Energie vom positiven Pol hemmen.

Eine Frau sollte sich fragen, ob es auf lange Sicht wirklich ihrem orgasmischen Potenzial dient, wenn sie den Mann mit ihrem perfekten Busen geil macht. Wenn die Frau ihre Brüste liebt und auch den Mann ihre Brüste lieben lässt, reagieren diese auf den Zuwachs an Aufmerksamkeit. Viele Frauen erzählen, dass ihre Brust größer wurde, als sie anfingen, nach den Prinzipien der männlich- weiblichen Polarität Liebe zu machen – weil die Brüste dadurch magnetisch an den richtigen Platz rückten. Jeder unbegründete Eingriff an den Brüsten kann eine Störung des empfindsamen Magnetsystems bedeuten, welches die Frau von Natur aus mitbekommen hat.

Eine junge, sehr schöne Frau in einem meiner Seminare erzählte mir, sie habe sich die Brüste vor etwa zwei Jahren vergrößern lassen: „Weißt du, ich musste das einfach machen. Aber nachher konnte ich sehen, dass es nicht nötig gewesen wäre." Sie hatte dann überlegt, ob sie die Operation wieder rückgängig machen lassen sollte. Aber nachdem sie die Informationen über die Wichtigkeit des positiven Pols erhalten hatte, beschloss sie, ihre Brüste erst einmal so anzunehmen, wie sie jetzt waren, und nicht noch mal einzugreifen. Sie freute sich sehr und war äußerst erleichtert, als sie wahrnehmen konnte, dass die Energie von ihren Brüsten zur Vagina überfloss, nachdem sie angefangen hatte, auf tantrische Weise Liebe zu machen.

TANTRISCHE INSPIRATION

Die Konzentration auf die Brüste und das Verschmelzen mit ihnen wird einer meditierenden Frau ein völlig neues Gefühl geben. Sie bekommt ein neues Körpergefühl, weil sie nun aus ihrer Mitte heraus die Vibrationen des ganzen Körpers spüren kann. Einfach dadurch, dass ihre Brüste geliebt werden, kann eine Frau einen tiefen Orgasmus haben, weil ihr negativer Pol automatisch darauf antwortet.

Wenn du bei den Brüsten beginnst und mit dem Fokus auf deine Brustwarzen meditierst, solltest du nicht den Weg beschreiten, den du vielleicht in einigen Büchern gelesen hast, denn das ist der männliche Weg. Folge überhaupt keinem Plan, sondern erlaube der Energie, sich von allein zu bewegen. Es geht so: Sobald du eine vage Anregung gibst, dass deine Brüste sich mit Energie füllen, Energie ausstrahlen und heiß werden, wird deine Vagina sofort darauf reagieren. Und erst wenn deine Vagina antwortet und zu vibrieren beginnt, fängt für dich als Frau, wie für alle Frauen, die Kundalini-Energie zu wirken an. Aber dein Weg verläuft völlig anders als beim Mann, und die Art und Weise, wie die Kundalini erwacht, ist ebenfalls anders. Beim Mann richtet sie sich sehr aktiv und ganz plötzlich auf. Man hat es deshalb das „Aufsteigen der Schlangenkraft" genannt. Ganz plötzlich, mit einem heftigen Ruck entrollt sich die Schlange und macht sich an vielen Punkten — den Chakren — bemerkbar. Überall wo sie auf Widerstand trifft, drängt sich die Schlange mit Kraft hindurch. Es ist ähnlich wie das Eindringen des Penis in die Vagina; für den Mann ist es eine ähnliche Erfahrung. Wenn diese Energie aufsteigt, ist es, als würde sich der Penis innen bewegen.

Für die Frau wird es sich ganz anders anfühlen. Ihr Gefühl wird ziemlich das Gegenteil sein. So wie wenn der Penis in die Vagina eingedrungen ist, dieses schmelzende Gefühl, das Willkommen-heißen, wenn die Vagina nachgibt, und ein ganz zartes Vibrieren, in einer ganz empfänglichen Bereitschaft, liebevoll und ein-ladend – so wird sich dieses Phänomen bei ihr innerlich anfühlen. Und wenn die Energie in ihr aufsteigt, wird es ein passives, emp-fängliches Aufsteigen sein, so als ob eine Passage sich öffnet – nicht wie eine Schlange, die sich aufstellt, sondern wie eine Tür, die aufgeht, ein Durchgang, der sich öffnet; etwas gibt nach und macht Platz. Es wird passiv sein, negativ gepolt. Beim Mann ist es ein Eindringen, bei der Frau ein Öffnen, kein Eintreten. Alles wird genau andersherum sein. Das muss so sein. Es kann nicht gleich sein. Erst auf der höchsten Ebene ist es gleich.

Osho, Das Buch der Geheimnisse

TRAINING FÜR BEWUSSTHEIT UND SENSIBILITÄT

Selbstmassage der Brüste

Regelmäßiges Massieren der Brüste wird dir helfen, die Lebenskraft (auch Chi, Prana oder Bioenergie genannt) in den Brüsten stärker zu aktivieren und zu spüren. Du wirst beobachten können, wie sie empfindsamer und empfänglicher werden. Du wirst sehen, dass es dir immer leichter fällt, sie von innen zu spüren, sobald du deine Aufmerksamkeit auf sie richtest.

Die Selbstmassage wird dir auch helfen, deine Brüste besser ken-nen zu lernen, sie zu akzeptieren und zu lieben. Du kannst hierfür nach Belieben eine Körperlotion oder ein Massageöl verwenden. Die Brüste werden im Idealfall immer in Aufwärtsbewegungen oder kreisend massiert – die linke Brust im Uhrzeigersinn, die rechte Brust in entgegengesetzter Richtung. Schiebe dabei das Brustgewebe so weit wie möglich nach oben und beziehe auch Brustkorb und Hals mit ein. Dies ist auch eine gute, natürliche Methode, um Veränderungen im Brustgewebe zu bemerken. Wenn sich irgendetwas ungewöhnlich anfühlt, Schmerzen berei-tet oder juckt, solltest du, sofern es nicht mit dem Beginn der

Periode zusammenhängt und nach kurzer Zeit wieder verschwindet, möglichst schnell damit zum Arzt gehen. Es ist kein Grund, um alarmiert zu sein, aber lass es lieber gleich nachsehen.

Sehr wohltuend ist es auch, mit der Brustmassage gleich eine tiefer gehende Massage des Brustkorbs zu verbinden. Du kannst dazu die Daumen oder zusammengelegten Zeige- und Mittelfinger benutzen und kleine, kreisende Bewegungen machen, die durch die Haut bis auf die Knochen gehen.

Beginne beim Brustbein (Sternum) und massiere an ihm entlang nach oben und unten. In der Mitte des Brustbeins (auf der gleichen Höhe wie die Brustwarzen in aufrechter Haltung) befindet sich der „Liebespunkt" — ein wichtiger Energiepunkt, der über der Thymusdrüse liegt. Wenn du hier massierst, stimulierst du das Immunsystem, und es ist auch eine Tür zum Herzen.

Auf beiden Seiten des Brustbeins gibt es eine Reihe kleiner Hohlräume zwischen den Rippen, dort wo diese ans Brustbein stoßen, die so genannten Rippenzwischenräume. Das Massieren dieser Punkte fördert das Wachstum der Brüste und löst körperliche und emotionale Spannungen. Massiere die Rippenzwischenräume in kreisenden Bewegungen mit den Fingerspitzen, wie oben beschrieben.

Es ist gut, diese Massage auch direkt auf die Rippen auszudehnen, indem du kreisenden Druck auf und zwischen den Knochen ausübst. Du kannst auch mit den Fingern unter den Brüsten entlang bis hin zu den Achselhöhlen fahren.

Bestimmte Bereiche lassen sich am besten erreichen, wenn du mit dem Daumen oder vier Fingern unter den großen Brustmuskel (Pectoralis) greifst, der die Vorderseite der Achselhöhle bildet und quer über die Brust verläuft. Du kannst diese Massagefolge für sich allein anwenden, aber auch als Vorspiel für die Liebe, oder du kannst die unten beschriebene tantrische Brustmeditation daran anschließen.

PARTNERÜBUNG

Gegenseitige Massage von Brust und Penis

Es ist sehr hilfreich, sich gegenseitig zu zeigen und beizubringen, wie man selbst gerne berührt werden möchte, und den Partner wissen zu lassen, was den eigenen Körper öffnet und Resonanz erzeugt. Achtet darauf, dass ihr euch mit Wärme und Liebe berührt, und vermeidet jede Art von Berührung, die als Stimulation gedacht ist und deshalb andere Wirkungen auslöst.

Das Ziel sollte sein, die Energie des Körper auszudehnen und ins Fließen zu bringen, aber nicht, den Körper durch Berührung zu erregen. Nehmt euch vierzig Minuten oder auch länger Zeit für diesen Austausch, je nachdem, ob ihr anschließend Liebe machen wollt – was sich leicht daraus ergeben kann.

Verreibe einige Tropfen eines nicht parfümierten Massageöls (z.B. Mandelöl oder Olivenöl) in den Händen und fange an, deine Brüste zu berühren und mit dem Öl zu massieren. Zeige deinem Partner, welchen Druck deine Brüste am liebsten haben, aber auch, was sie nicht so gerne mögen. Mache ihm vor, wie du am liebsten deine Nippel berührt oder nicht berührt haben willst und wie er vielleicht einfach nur die Handfläche darüber legen kann. Teile dich ihm ein paar Minuten lang auf diese Weise mit und gib ihm dann ein paar Tropfen Öl auf die Hand, damit er weitermachen kann, dich so zu massieren, wie du es am liebsten hast.

Lege dich zurück oder setze dich auf und empfange seine Liebkosungen deiner Brüste etwa fünfzehn oder zwanzig Minuten lang. Als allgemeine Regel gilt: Je leichter die Berührung, desto sinnlicher. Sanft wie eine Feder wirkt sie wahre Wunder. Wenn ihr mit diesem Teil fertig seid, sollte der Mann es genauso machen und dir zeigen, wie er seinen Penis und seine Hoden am liebsten berührt haben möchte, und dann sollte er dich mit der Massage weitermachen lassen.

Bei diesem Austausch geht es darum, das Gefühl von Lebendigkeit zu wecken und diese Energie zu verstärken, ohne jedoch die Erregung anzusteuern, von der wir dann überwältigt werden könnten vor lauter Verlangen. Nachdem die Frau dem Penis etwa fünfzehn bis zwanzig Minuten lang mit ihren Händen Liebe gegeben hat,

könnt ihr zu einer ganz langsamen Penetration übergehen, wenn
es sich für euch richtig anfühlt. Alle weiteren Bewegungen sollten
ganz ohne Eile und auf sehr bequeme Art erfolgen.

TANTRISCHE MEDITATION

Meditiere auf die Brüste

Lege dich in die ideale Entspannungsposition (wie im 1. Kapitel
beschrieben) und bleibe etwa zwanzig Minuten mit dir allein. Die
Brustmeditation kann täglich gemacht werden und wird viel dazu
beitragen, deine Brüste zum Leben zu erwecken und deinen positiven Pol zu öffnen.

Wenn du einen Liebespartner hast, kannst du diese Meditation
auch als Teil eures Vorspiels oder zur Vorbereitung auf die Liebe
machen – entweder allein oder in Gegenwart deines Partners, der
neben dir im Bett liegt. Wenn du möchtest, lege deine leicht
gewölbten Hände wie Schalen auf beide Brüste. Diese Berührung
verstärkt die Empfindung deiner Brüste, sodass es leichter wird,
Bewusstheit in sie zu bringen. Falls sich deine Ellbogen irgendwann unbequem anfühlen, kannst du die Position der Hände verändern und sie auf die Leistengegend oder mit ausgestreckten
Armen neben den Körper legen. Schließe die Augen und hole
deine ganze Aufmerksamkeit in den Körper.

Spüre deine Brüste, vor allem die Brustwarzen. „Fühle, wie die feinen Empfindungen der Kreativität deine Brüste durchdringen
und dabei zarte Formen annehmen"[2]. Begib dich hinein in deine
Brüste und gehe mit deinem ganzen Sein darin auf. Verschmelze
mit ihnen, werde eins mit ihnen.

Der ganze übrige Körper kann in den Hintergrund treten,
während du die Brüste im Vordergrund sein lässt. Deine ganze
innere Aufmerksamkeit ruht in den Brüsten, entspanne dich in
ihnen und bewege dich in ihnen. Nachdem du das zwanzig
Minuten lang gemacht hast, ruhe dich noch einige Minuten aus.
Wahre weibliche Kreativität erwacht durch das Aktivieren des
Energiesystems der Brüste.

Die Vagina spielt eine sekundäre Rolle

DIE VAGINA SPIELT FÜR DEN WEIBLICHEN ORGASMUS eine sekundäre Rolle. Das heißt, sie ist weniger wichtig als die Brüste – aber nicht weniger wichtig als die Klitoris (siehe 7 Kapitel). Die Brüste sind im weiblichen Körper der positive Pol, die Vagina der negative Pol. Durch das Überströmen der Energie in den Brüsten wird die Vagina von innen her entfacht, und dadurch stellt sich bei der Frau ein volles Ja zur Penetration ein. Das bedeutet für den Mann einen kleinen Umweg über die Brüste, um das weibliche Energiesystem zu aktivieren, bevor er sich dem Scheideneingang direkt nähert.

Statt eines forcierten oder schnellen Eindringens ohne ausreichendes Anklopfen an der Tür ist ein Verweilen an der Schwelle angesagt, ein Warten auf die tiefere Einladung der Frau, die erst erfolgen kann, wenn die Energie ihrer Brüste ins Fließen gekommen ist. Sobald die Vagina der Frau als magnetische Resonanz auf das Liebkosen ihrer Brüste zu pulsieren beginnt, kann die Frau unmittelbar den Moment ihrer sexuellen Bereitschaft erkennen – sie weiß es ohne jeden Zweifel, wenn sie bereit ist. Dann ereignet sich eine unwillkürliche Bewegung auf den Mann zu, ein geradezu magnetisches Hingezogensein zu seinem Körper, eine Sehnsucht nach intimster Nähe und Durchdrungenwerden, ein tiefes Verlangen nach Verschmelzung.

Dieser Moment ist keine Kopfentscheidung, auch kein Nachgeben auf das Begehren und Wünschen des Partners, sondern ein völlig spontanes, energetisches Geschehen: Das vollständige Ja zum Mann taucht aus den eigenen Tiefen der Frau auf.

Der Unterschied ist elektrifizierend und für den Mann sofort erkennbar. Eine solche mit dem ganzen Herzen herbeigesehnte, mit einer Ganzkörperreaktion verbundene Einladung erhebt den Sex in eine höhere Dimension. Die sexuelle Begegnung wird zu einem ekstatischen Fest der elektromagnetischen Energie, aus dem beide Partner zutiefst gesättigt und strahlend vor Liebe hervorgehen.

Energie fließt vom Mann zur Frau

Der Vagina werden eine Reihe natürlicher Eigenschaften zuge-schrieben: passiv und aufnahmebereit, einladend, geschmeidig, gelassen, empfindsam. Im Unterschied zum Penis ist die Vagina kein äußeres Organ, sondern eine nach innen gestülpte Körper-höhlung, eine zarte, mit Muskeln ausgekleidete, elastische und empfängliche Passage ins Innere des Körpers. Sie ist nicht für direkte Aktionen geschaffen, aber allein durch den Energiezustand in ihrem Gewebe übt sie eine starke Wirkung auf den Penis aus.

Es kommt nicht von ungefähr, dass Penis und Vagina als körper-liche Entsprechungen genau ineinander passen. Sie sind deshalb so beschaffen, weil die Energie vom Mann zur Frau fließt, und nicht umgekehrt.*

Die Flussrichtung verläuft vom Penis zur Vagina, von Plus zu Minus, vom männlichen zum weiblichen Pol. Ist die männlich/ weibliche Polarität in der Balance, dann öffnet sich ein Tor, und das Aufwärtsströmen der Energie durch unsere inneren Energiekanäle wird möglich.

Der Penis ist demnach nicht nur als Kanal für die Samenzellen, sondern auch als Zuleitung für die Vitalkraft anzusehen. Demgemäß ist die Vagina nicht nur der Auffangbehälter für den Samen, der zur Fortpflanzung benötigt wird, sondern auch ein Aufnahmegefäß für die Vitalkraft.

Die Frau als weiblicher empfangender Pol hat die Fähigkeit, die männliche Energie durch ihre Vagina nach oben zu ziehen und sie gewissermaßen auf eine höhere Frequenz zu heben. Die Vagina nimmt den Penis schmelzend auf und saugt die von ihm ausge-strahlte Energie wie ein Schwamm auf. Wenn Penis und Vagina sich in der Penetration vereinigen, bilden sie ein vollständiges Ganzes – eine dynamische und eine passive Kraft, die sich zu einem lebendigen, elektromagnetischen Stromkreis vereinigen.

* Im fortgeschrittenen Stadium des tantrischen Liebemachens, wenn eine hohe Balance zwischen dem männlichen und weiblichen Pol hergestellt ist, kann die Energie zwischen den beiden Polen einfach vor und zurückfließen. Die Frau kann dabei aktive und passive Phasen ihres sexuellen Ausdrucks haben und der Mann kann entsprechend aktiv oder passiv antworten.

Den Berichten der Frauen zufolge spielt die Vagina bei ihren wirklich lustvollen sexuellen Erfahrungen kaum eine Rolle. Der Penis in der Vagina allein reicht selten aus, um ein gesteigertes sexuelles Erleben zu ermöglichen. Nur ganz wenige Frauen kennen offenbar den vaginalen Orgasmus, bei dem die Vagina eine so außergewöhnlich erhöhte Sensibilität erlangt, dass der Penis in ihr unendlich ausgedehnte, lustvoll ekstastische Empfindungen hervorzurufen vermag. Demnach sollte die Vagina wieder in das Liebemachen einbezogen werden und die für sie vorgesehene Aufgabe zum Erreichen orgasmischer Zustände der Lust und Ekstase wieder erfüllen.

Man könnte also sagen, dass bis zum Moment der Penetration der Mann als die eine Hälfte der Einheit, als halber Kreislauf, herumläuft und die Frau als die andere Hälfte. Wir müssen uns also fragen, wie die beiden halben Kreise sich treffen können, um den von der Natur angelegten vollständigen Energiekreislauf herbeizuführen. Genau hier, auf dieser Ebene der genitalen Interaktion, herrscht die vielleicht größte sexuelle Verwirrung.

Wie kann die Vagina am besten mit dem Penis in Beziehung treten? Wie sollen sich die beiden verhalten, wenn sie zusammenkommen? Was würden die beiden für sich wollen, wenn wir ihnen nicht unsere persönlichen Erwartungen aufzwingen würden?

Das sind Fragen, auf die wir normalerweise nicht einmal kommen, weil uns unsere sexuelle Vergangenheit gelehrt hat, dass es beim Sex um nichts anderes geht als um das simple Vor- und Zurückbewegen des Penis in der Vagina.

Wir glauben, dass Sex nicht anders funktionieren könne als durch diese reibende Bewegung zwischen Penis und Vagina, und die Vorstellung, dass tatsächlich noch ganz andere genussvolle Erfahrungen möglich sind, erfordert beinahe einen Quantensprung im Denken. Wahr ist, dass die Vagina als passiver Pol weit und entspannt bleiben sollte, um die maximale Wirkung der männlichen Energie in sich aufnehmen zu können.

Wenn die Vagina physisch offen und energetisch empfänglich ist, kann der Mann endlich fließen: in die Frau hinein und durch sie hindurch, was der Richtung des Energieflusses von Positiv nach Negativ entspricht.

Die Auswirkung von normalem Sex auf die Vagina

Wenn wir keine sexuellen Alternativen kennen, bleiben wir bei dem Stil, der uns vertraut ist, aber das hat leider viele unangenehme Auswirkungen. Der größte Nachteil für die Frau besteht darin, dass beim gewöhnlichen Sex die Empfindsamkeit des Scheidengewebes mit der Zeit abstumpft. Erstens, weil der Mann normalerweise sofort in die Frau eindringen will, noch lange bevor ihre sexuelle Temperatur ausreichend angestiegen ist, um ihn wirklich in sich aufnehmen zu können. Im Grunde will der Mann in dem Moment, in dem er eine Erektion hat, sofort in die Frau eindringen, aber ein so erzwungener Eintritt macht die Vagina widerstrebend und defensiv statt einladend und aufnahmebereit.

Zweitens hat nach dem Eindringen des Mannes das wiederholte Reiben des Penis gegen die sensiblen, geschmeidigen Wände der Vagina eine weitere negative Auswirkung: Die Vagina verändert sich, und der feinfühlige, rezeptive Kanal verhärtet sich, um sich zu schützen. Mit der Zeit verliert die Vaginalhöhle zunehmend ihre elastische Empfindsamkeit. Wenn sie sich so verhärtet, wird sich ihre magnetische Wahrnehmungsfähigkeit für den hinzukommenden männlichen Energiehalbkreis drastisch reduzieren. Das empfängliche, aufnahmefähige Gewebe bekommt buchstäblich eine „dicke Haut". Die in der Vagina festgehaltene Spannung, die sich häufig als sexuelle Erregung maskiert, bildet einen künstlichen, positiv aufgeladenen Schutz, von geradezu „männlicher" Ausprägung, und macht es der Frau unmöglich, die männliche Energie aufzunehmen.

Drittens haben die aktiven körperlichen Beckenbewegungen, die für die Frau zur üblichen sexuellen Routine gehören, zur Folge, dass ihre Empfindsamkeit in der Scheide zusätzlich vermindert wird. Extreme Beckenbewegungen bewirken, dass die Frau ihre Vagina aktiv einsetzt statt einfach passiv präsent zu sein. Diese Bewegungen machen aus der Vagina ein männlich-aktives, „machendes", extravertiertes Organ. Die Vaginalhöhle wird dadurch physisch eingeschränkt und verengt, was die subtilen, empfänglichen Energien des vaginalen Ambientes sehr behindert. Wir verwenden Penis und Vagina, um uns gegenseitig eine „schöne Abreibung" zu geben, weil wir kein Gefühl mehr dafür haben, wie sie miteinander kommunizieren und durch ihre magnetische Polarität Energie austauschen können. Wenn sich dann die Vagina aufgrund dieser erzwungenen „Besuche" verschüchtert zurückzieht – verhärtet durch die starke Reibung und verspannt durch die heftigen Bewegungen –, wird die weiblich-passive, komplementäre Qualität, die für das polare Gleichgewicht nötig wäre, durch die männliche Dynamik völlig überlagert.

Man darf aber nicht übersehen, dass parallel zur zunehmenden Empfindungslosigkeit der Vagina auch der Penis immer mehr an Sensibilität einbüßt. Mit zunehmenden Jahren wird das männliche Organ überreizt, angespannt, energetisch verstopft und extrem stark positiv geladen. Genau wie die Vagina die männliche Energie nicht mehr absorbieren kann, verliert auch der Penis seine Fähigkeit, als reiner Sender männlich-positiver Energie wirksam zu sein. Diese Verzerrung unserer naturgegebenen Polaritäten ist der Hauptgrund dafür, dass wir keine sexuellen Erfahrungen machen, die uns wirklich tief bewegen und erreichen.

Die gute Nachricht ist die, dass die Polarität niemals verloren geht, sondern sich nur hinter einem Schutzschild von Spannungen verbirgt. Die Überwindung und Auflösung der sexuellen Gewohnheiten und Verhaltensmuster, die zu dieser Entfremdung von der natürlichen Polarität geführt haben, stellen den direkten Weg dar, um unsere Weiblichkeit (und Männlichkeit) wiederzuerlangen und unsere angeborene Sensibilität zurückzugewinnen.

Die Vagina – ein „heiliger Ort" für den Penis

Wenn Sex ohne starke Bewegungen vollzogen wird, macht die Frau vielleicht als Erstes die beunruhigende Beobachtung, dass sie vom Penis in ihrer Vagina kaum etwas spüren kann. Das ist ein deutlicher Hinweis, dass ihre Scheidenwände unempfindsam geworden sind – durch zu viel Stimulierung, aggressives und hartes Stoßen, aber auch durch das Einführen der Finger bzw. künstlicher Gegenstände in ihre Vagina.

Die Frau tut wirklich gut daran, ihre vaginale Empfindsamkeit zu respektieren und zu bewahren, indem sie sorgfältig darauf ach tet, was sie in ihre Vagina hineinlässt und in welcher Form.

Am besten ist es, die Vagina als heiligen Ort für den Penis anzusehen. Zu viele lieblose Besuche und Übergriffe führen zum Verlust der vaginalen Sensibilität und vermindern damit die Fähigkeit, durch die Vagina Lust und Genuss zu empfinden. Im Moment kann durch direktes Stimulieren der Vagina zwar auf unterschiedlichste Weise eine Steigerung der Lust erreicht werden, aber längerfristig sind immer stärkere Reize nötig, um die gleiche Wirkung zu erzielen. Die Folge ist eine zunehmende Taubheit und Gefühllosigkeit, da der Körper allmählich eine Schutzschicht bildet und immer weniger empfindsam auf Stimulation reagiert.

Mit Fingern und Gegenständen kann eine wirkliche energetische Korrespondenz, wie sie zwischen Penis und Vagina stattfindet, niemals passieren. Objekte können zwar durch ihren stimulierenden Effekt zur Erregung führen, aber die tief reichende Wirkung eines lebendigen Penis können sie unmöglich ersetzen. Die Frau ist in der Lage, die Empfindsamkeit ihrer Vagina wiederzugewinnen, wenn sie ihren Liebesstil ändert und auf die Macht der Rezeptivität zu vertrauen lernt.

Zugang zu den tieferen Bereichen der Vagina, dem weiblichen Epizentrum

Es wird für die Frauen interessant sein zu wissen, dass der wichtigste Teil der Vagina nicht der Eingangsbereich mit seinen festeren Muskelringen ist (auf den sich die Männer bei der Stimulation gerne konzentrieren), sondern die weiter hinten gelegenen, tieferen Bereiche der Vagina, insbesondere in der Gegend um den Muttermund. Dort ist der weibliche Pol am stärksten negativ geladen und am empfindsamsten. In diesem Bereich hat die Frau am leichtesten Zugang zu wahrhaft göttlichen Empfindungen und veränderten Bewusstseinszuständen.

Diese Phänomene kann eine Frau auch dann erleben, wenn ihr die physische Gebärmutter bzw. der Gebärmutterhals (Cervix) entfernt wurden. Dieser hinterste Teil der Vagina wird aber normalerweise vom Penis überhaupt nicht berührt, weil die Vagina verengt und angespannt ist –, zum Teil als Abwehr und Schutz gegen zu schnelles, tiefes Eindringen. Die meisten Frauen halten bewusst oder unbewusst den innersten Teil ihrer Vagina fest verschlossen, weil es äußerst schmerzhaft sein kann, wenn der Penis heftig gegen den Muttermund stößt.

Damit der Mann bis zu diesem heiligsten Zentrum in der Frau vordringen kann – einer Stelle, die auch „Garten der Liebe" genannt wird –, muss sie ihre Vagina entspannen. Die wesentliche Voraussetzung hierfür ist ein liebevoller Penis und, zumindest am Anfang, sein extrem langsames Eindringen in den Scheidenkanal, Millimeter um Millimeter. Eine Penetration bis in die tiefsten Tiefen der Vagina kann einige ausgedehnte Minuten dauern, und danach werden die Liebenden vielleicht noch minutenlang still daliegen wollen, bevor überhaupt das Bedürfnis entsteht, sich wieder zu bewegen.

Durch diese Art der tiefen Penetration kommt der Muttermund, das Epizentrum des weiblichen Pols, direkt in Kontakt mit der Penisspitze, die wie ein hochsensibler Magnet wirkt. Wenn die Eichel des Penis nicht bis zum Muttermund hinreicht, so haben Frauen berichtet, kommt der Muttermund dem Penis sogar ein Stück entgegen. Zwischen dem negativ gepolten Muttermund und der ausstrahlenden, positiv gepolten Penisspitze findet ein machtvoller Austausch auf elektromagnetischer Ebene statt. Dabei kommt es zu katalytischen Entladungen der im Vaginalgewebe angesammelten Spannungen, die zur Empfindungslosigkeit geführt haben. Diese Wirkung löst der Penis in der gesamten Vagina aus, speziell aber im hinteren Bereich.

Die Heilung von sexuellen Traumata durch tiefe Penetration

Viele Frauen tragen die verheerenden emotionalen Schmerzen und Verkrampfungen, die von sexuellem Missbrauch im frühen Mädchenalter herrühren, noch lange Zeit in ihrem Leben mit sich herum. Mutig setzen sie sich selbst Stück für Stück wieder zusammen, um in die Welt der sexuellen Erfahrungen einzutreten, manchmal zutiefst verletzt in ihrer Weiblichkeit. Einige vom Glück begünstigte Frauen haben die Chance, in einer therapeutischen Situation ihre Vergangenheit zu verarbeiten und ihr

Energiesystem von den alten Gefühlen zu befreien. Das ist zweifellos hilfreich, allerdings verbleibt immer noch ein Rest der auf Zellebene im Körper gespeicherten Erinnerungen, vor allem in der Vagina, im Unterbauch und in den Eierstöcken.

Diese beunruhigenden Erinnerungen können gelegentlich unbewusst aktiviert werden, was zu wiederholten emotionalen Ausbrüchen und Trauer führen kann, wenn die Frau die negativen Schwingungen aus ihrer Vergangenheit wieder durchlebt, die noch latent in ihr wirken. (Eine ausführlichere Erörterung über Emotionen folgt im 10. Kapitel.)

Diese ganzen alten Erinnerungen und Gefühle, die als Verspannungen gespeichert sind, vermag der Penis freizusetzen – genau jenes Organ also, das ursprünglich den Schaden zugefügt hatte. Unbewusstheit verursachte den Schaden, und Bewusstheit vermag ihn zu heilen. Mangel an Liebe war die Ursache, und Liebe kann es heilen. Der Penis ist dazu in der Lage, die Spannungen allmählich freizulegen und aufzulösen und somit dem Scheidengewebe wieder zu seiner ursprünglichen Empfindsamkeit und Lebendigkeit zu verhelfen. Tatsächlich werden die meisten Frauen in der Vagina viele schmerzhafte Punkte entdecken, die erst dann wahrnehmbar und offensichtlich werden, wenn die Vagina sich mehr entspannt hat und nicht mehr auf der Hut zu sein braucht – und wenn der Penis langsam und liebevoll dabei vorgeht.

Schmerz ist fast immer ein Zeichen von Anspannung oder ein Hinweis darauf, dass eine Erinnerung oder irgendein inneres Festhalten angerührt wird. Die Freisetzung der alten Spannungen bringt für die weibliche Psyche eine tiefe Heilung. (Und auch der Penis erfährt im Verlauf dieses Prozesses eine solche Heilung.) Die Partnerübung am Schluss dieses Kapitels enthält einige praktische Hinweise über die tiefe Penetration.

Erfahrungsberichte von Frauen

„Als wir die tiefe Penetration praktizierten, spürte ich einen starken, lösenden Energieschub in der Gebärmutter. Es war sehr schmerzhaft, aber gleichzeitig fühlte es sich sehr gut an. Ich konnte es kaum aushalten. Ich verstehe jetzt, wie die Energie innen festgehalten ist. Danach fühlte ich mich viel leichter, und jetzt kann ich das Pulsieren meiner Gebärmutter fühlen. Heute wurde mir diese Spannung noch stärker bewusst. Es ist, als ob ich diese Spannung zum ersten Mal fühle, und je mehr ich loslasse, desto mehr fühle ich auch die Spannung."

„Über die tiefe Penetration um den Muttermund — zuerst waren da schöne Empfindungen und Freude. Und ich hatte das Bild, dass es da drinnen ein winzig kleines, goldenes Schatzkästlein gibt. Aber das dauerte nur kurz. Dann kam ein unerträglicher körperlicher Schmerz, direkt am Gebärmutterhals. Wir mussten immer wieder aufhören, weil ich es nicht aushalten konnte, und die ganze Zeit entlud sich elektrische Spannung im ganzen Körper. Als wir uns etwas später in der Nacht liebten, wurde es noch unerträglicher. Ich fühlte mich sehr unbehaglich und war überall verspannt. Dann hatte ich plötzlich das Gefühl, beim Arzt zu sein, und ich kam in Kontakt mit einer sehr realen Angst vor körperlichem Schmerz direkt am Gebärmuttereingang. Ich erinnerte mich an Besuche beim Gynäkologen, als man dort rankam, um einen Abstrich zu machen, und an das schmerzvolle Einsetzen einer Spirale. Als ich mit meinem Partner darüber zu sprechen begann, beruhigte sich der Schmerz. Als wir am Morgen Liebe machten, war da totale Entspanntheit, Stille, Präsenz und Ruhe."

Der männliche Partner dieser Frau: „Das Liebemachen war insofern sehr schmerzhaft, als bei meiner Partnerin sehr viel hochkam. Es war so intensiv für sie, dass ich mich mehrmals ganz zurückziehen musste. Aber schließlich löste sich etwas, und es war ganz wunderbar zu spüren, wie sich ihre Vagina entspannte — und dann musste ich plötzlich weinen."

„Heute wurde bei der Penetration viel Schmerz frei — in meiner Vagina und in meinem Herzen. Alle Vergewaltigungen kamen wieder hoch. Ich hatte einen starken Gefühlsausbruch und konnte nur schwer akzeptieren, dass das alles passiert war. Jetzt fühlt sich die Scheide viel lebendiger an, aber immer noch sehr schmerzhaft — und auch mein Herz. Ich habe gerade eine sehr emotionale Phase, mit vielen Krämpfen und Schmerzen, Loslassen in der Vagina und sehr intensiven Erinnerungen an verschiedene Missbrauchsgeschichten, Abtreibungen, die Sterilisation. Oft kommen mir Tränen, und da ist ein tiefes Misstrauen. Ich kann jetzt zum ersten Mal sehen, wie sehr der sexuelle Missbrauch mich verwundet und verletzlich gemacht hat, und es öffnet sich viel in meinem Herzen. Ich kann auch meine Neigung sehen, diese Verletzlichkeit durch Witze und Machtspiele zu übergehen."

„Wenn ich mich öffne, ist in meiner Scheide eine Blume, tief drinnen, am Muttermund oder in dieser Gegend. Ich kann sogar von dort aus sprechen. Es ist wie ein Willkommenheißen, wie ein zweites Herz in meinem Körper. Ich habe das schon früher einmal erlebt, aber nicht weiter beachtet."

„Immer wenn mir die Bewegungen zu stark werden, sage ich: ‚Halt.' Dann wartet mein Mann eine Weile und beginnt sich etwas später wieder zu bewegen. Wir haben eine Form gefunden, um unseren tiefsten Hunger zu befriedigen – das Bedürfnis nach wirklichem Austausch, statt nur unser Körpergewebe aneinander zu reiben. Wir sind viel sensibler geworden. Wenn wir gelegentlich mal ‚Rubbelsex' haben, dann eigentlich nur, um zu sehen, wie es sich anfühlt. Dann sind wir oft so wund und haben ein solches Jucken, dass wir eine Woche warten müssen, bis es wieder normal wird. Alles was wir dann für unsere körperliche Heilung tun müssen ist, den Penis einfach in die Vagina zu stecken! Übrigens steht die Medizin, die ich mir vor unserem ersten Seminar gekauft hatte, um eine heftige Pilzerkrankung zu heilen, immer noch ungebraucht im Kühlschrank. Meine Vagina hat seither nie wieder Pilze gehabt!"

In der Regel vollzieht sich dieser Heilungsprozess in Etappen, mal langsam, mal schneller. Erwarte also keine unmittelbaren Resultate oder gar sofortige Ekstase. Die Heilung hängt zum Großteil davon ab, wie sehr du bereit bist, dich in dein weibliches Wesen hineinzuentspannen, und die Vergangenheit, die du noch mit dir herumträgst, loszulassen. Wenn alte Gefühle auftauchen, ist es nicht unbedingt notwendig, die Ursachen deiner Verletzung zu verstehen. Wenn du es verstehst, gut, aber du brauchst nicht nach einem Grund zu suchen, warum deine Tränen fließen. Tauche einfach in das Gefühl ein und lass es sich ausdrücken. Sonst kannst du dich nämlich auch in deinen Gedanken verlieren und bist dann nicht mehr in Kontakt mit den Gefühlen, die im Moment in dir aufsteigen. Wir Frauen tragen außerdem viel Schmerz auf der kollektiven Ebene in uns – für alle Frauen dieser Welt und all die Tragödien der Menschheit.

Nach einer gewissen Zeit der Reinigung von alten, gespeicherten Erinnerungen und Schmerzen ist die Polarität vollkommen wiederhergestellt. Dann wirst du als Frau die Ekstase fühlen können, die dadurch erzeugt wird, dass die Energie verströmende Spitze des Penis mit dem Kernzentrum der passiven, aufnehmenden Vagina auf die rechte Weise korrespondiert.

In solchen Momenten kann die Frau ein Pulsieren auch am anderen Ende des Magnetstabes, im Herzen und in den Brüsten, spüren. Und wenn die aufsteigende Energie die Öffnung in der Brust noch verstärkt, fühlt es sich nach den Aussagen vieler Frauen tatsächlich an, als würde der Penis das Herz, den positiven weiblichen Pol, durchdringen. Diese Erfahrung erfasst sodann den ganzen Körper und strahlt über Arme, Beine und Kopf aus – manchmal sogar jenseits des Körpers, was sich wie ein körperloses Schweben anfühlt. Die Erfahrung der Penetration beschränkt sich also nicht auf die vaginalen Empfindungen. Die Vagina ist zwar der körperliche Eintrittspunkt ins weibliche Energiesystem, aber als solcher nur ein Teil der Gesamterfahrung.

Die Brüste geben Impulse an die Vagina und generieren Energie

Viele Frauen sagen, dass sie, wenn sie frisch verliebt oder „in" Liebe sind, leichter einen Orgasmus haben. Das Herz ist auf natürliche Weise offen, Oberkörper und Brüste fühlen sich total lebendig an und pulsieren voller Liebesenergie. Dann geht die Vagina am anderen Ende des Magnetstabes automatisch in Resonanz und reagiert entsprechend.

Im Laufe der Jahre kann es sein, dass die Liebenden ihre anfängliche Sensibilität und Lebendigkeit für sich selbst und den anderen verlieren. Mit der Zeit wird der Sex immer mehr zur Routine.

Jeder nimmt den anderen als selbstverständlich und lässt dabei seine guten Eigenschaften und Qualitäten außer Acht. Diese Entwicklung geht oft einher mit dem Abnehmen der pulsierenden Energie im Herzzentrum. Dies entspricht der landläufigen Erfahrung vom „Ende der Flitterwochen": Plötzlich ist dieses strahlende ungreifbare Etwas nicht mehr vorhanden.

Das erhebende Gefühl, mit dem Mann in Liebe zu sein, verwandelt sich in die Alltäglichkeit, einen Mann zu lieben. Daran ist an sich nichts falsch, doch ist das Leben dann oft angefüllt mit Gewohnheiten, die uns von unserem Herzzentrum und vom Partner mehr und mehr entfremden. Bei der Frau kann sich diese Distanz auch auf ihre Orgasmusfähigkeit auswirken.

Glücklicherweise kann die Entwicklung aber auch in die andere Richtung gehen: Wenn die Frau beim Beginn des Liebesaktes den Fokus auf ihren Brüsten hat, wie es dem organischen Ablauf entspricht, dann gerät ihr weiblicher, positiver Pol ins Pulsieren und ruft dadurch orgasmische Zustände hervor. Dann wird es zur täglichen Realität, in Liebe zu *sein*.

Um zusammenzufassen: Es gibt im weiblichen Energiesystem eine kreisförmige Bewegung, die erst abwärts und dann aufwärts fließt. Entsprechend der Polarität erwacht die sexuelle Energie zuerst in den Brüsten und strömt dann in die Vagina über, bevor sie wieder nach oben ins Herzzentrum zurückkehrt. Durch intensives Berühren und eine gesteigerte Aufmerksamkeit im Brustbereich wird ein weiteres Überfließen und eine Intensivierung dieser Erfahrung erreicht, und außerdem wird dadurch die Erektion des Mannes verstärkt (siehe 8. Kapitel über die Rolle der Frau bei der Erektion). Wird diese Polarität beim Sex nicht berücksichtigt, dann bleibt der Sexakt eine lineare Erfahrung. Dann sind Frustration und Unbefriedigtsein vorprogrammiert, weil das angeborene ekstatische Potenzial der sexuellen Vereinigung überhaupt nicht angerührt wird.

TANTRISCHE INSPIRATION

Entspannt euch einfach miteinander und vergesst den Verstand. Genießt einfach die Gegenwart des anderen, das gemeinsame Zusammensein, und geht darin auf. Versucht nicht, irgendetwas daraus zu machen; es gibt nichts zu machen. Dann wird sich vielleicht eines Tages ein Talorgasmus einstellen, kein Gipfel. Es ist reine Entspannung, doch sie hat ihren eigenen Höhepunkt, denn sie hat Tiefe. Eines Tages wird sich der Körper von selbst in einen Gipfelorgasmus hochkatapultieren, aber auch das geschieht ganz von allein; ihr seid einfach nur da.

Manchmal gibt es ein Tal, manchmal einen Gipfel ... Es hat seinen eigenen Rhythmus. Ihr könnt nicht jeden Tag den Gipfel haben. Hättet Ihr nur Gipfel, dann wären sie nicht sehr hoch. Ihr müsst euch den Gipfel verdienen, indem ihr durch das Tal geht. Es ist halbe-halbe. Manchmal kommt ein Talorgasmus — dann verliert euch in der Dunkelheit des Tales, in seinem kühlen Frieden. So verdient ihr euch den Gipfel. Eines Tages sind die Energien dazu bereit, dann steuern sie von selbst den Gipfel an. Ihr tut das nicht. Wie könntet ihr? Wer seid ihr, dass ihr es bewerkstelligen könntet? Wenn ihr einfach im Tal bleibt, sammelt sich die Energie. Das Tal gebiert den Gipfel — dann gibt es einen großen Orgasmus, der euer ganzes Sein in Freude taucht.

Osho, The Open Secret

TRAINING FÜR BEWUSSTHEIT UND SENSIBILITÄT

Achtsamkeit in die Vagina bringen

Während du stehst, achte darauf, dass beide Füße gleichmäßig belastet sind. Entspanne dich, ziehe den Beckenboden zusammen und bringe dadurch mehr Achtsamkeit in die Vaginalhöhle. Der Beckenboden umfasst alle Muskeln im Bereich der Vagina und des Afters. In der einen Richtung verlaufen sie vom Steißbein zum Schambein und kreuzen sich zwischen den beiden Sitzknochen. Sie bilden ein Netz von Muskeln mit dem Damm (Perineum) in der

Mitte, der als zentraler Punkt genau zwischen After und Vagina liegt. Ziehe diese Muskeln langsam nach oben und entspanne sie wieder ganz langsam, und dabei richte deine Aufmerksamkeit auf diesen zentralen Punkt am Damm.

Du kannst dich aber auch mehr auf die Vaginalmuskeln an der Vorderseite oder auf die Aftermuskeln dahinter konzentrieren. Wichtig ist, dass du die Bauchmuskeln dabei entspannst. Viele Frauen spannen unbewusst den Unterbauch an, damit ihr Bauch flacher wirkt. Ein entspannter Bauch, der sich nach vorne wölbt, ist aber deswegen vorteilhaft, weil er die Balance zur Krümmung der Lendenwirbelsäule hält. Lass die Dehnung im Kreuz aus der Entspannung der Bauchmuskel kommen, und nicht dadurch, dass du das Gesäß herausstreckst, was nur eine Form von Spannung ist. Suche nach dieser inneren Balance und kontrahiere dann die Vaginalmuskeln ganz bewusst etwa sechzig Sekunden lang mit langsamen, rhythmischen Kontraktionen.

Langsam heißt langsam, und wahrscheinlich wirst du das ziemlich anstrengend finden. Mit der Zeit kannst du die Anzahl der Kontraktionen erhöhen. Wenn du fertig bist, lege dich gleich hin, schließe die Augen und ruhe dich fünf bis fünfzehn Minuten aus. In der liegenden Ruheposition kannst du in den Magnetstab hineinspüren, der zwischen Vagina und Brust verläuft. Genieße die Ausbreitung von Energie und Wärme, die vielleicht zu spüren sein wird.

Mache es dir zur Gewohnheit, sooft du tagsüber daran denkst, deine Aufmerksamkeit in den Vaginalbereich und den Bauch zu richten, und dich dort zu entspannen – egal wo du bist und was du gerade tust. Anspannen, entspannen, anspannen, entspannen – keiner sieht es, und es fühlt sich wirklich gut an. Nimm deine Aufmerksamkeit zu Hilfe und konzentriere dich auf das Innere der Vagina, um die Lebenskraft, die dort im Gewebe schlummert, aufzuwecken. Wahrscheinlich wirst du immer wieder bemerken können, dass du in der Vagina (aufgrund unbewusster Ängste und Spannungen) etwas festhältst; darum entspanne diesen Bereich immer wieder, sooft du daran denkst. Sobald der Kanal nach oben frei und offen ist, können diese Kontraktionen ekstatische Empfindungen hervorrufen, die nach oben bis zum oberen Ende der Wirbelsäule pulsieren.

PARTNERÜBUNG

Tiefe Penetration — Heilung der Vagina (und des Penis)

Du und dein Geliebter solltet die tiefe Penetration zu einer wichtigen Form eures Liebemachens werden lassen. Dabei sollte sich der Mann so oft wie möglich tief in deine Vagina hineinbegeben. Ihr könnt so vorgehen, dass du deinen Partner bittest, sofern er genügend erigiert ist, ganz langsam in deine Vagina einzudringen und so tief hineinzugehen, wie es ihm möglich ist. Ihr solltet dann eine Zeitlang still dort verweilen, wie es bereits weiter oben in diesem Kapitel beschrieben wurde. Bevor dein Mann mit der Penetration beginnt, ist es gut, wenn du deine Schamlippen (Labia) mit den Fingern etwas öffnest und auch die Vagina weit aufmachst, während er langsam tiefer hineingeht. Dadurch wird die Penetration reibungsloser und kraftvoller.

Außerdem ist es eine gute Idee, während der Penetration hier und da ein wenig nachzuhelfen, indem du die äußeren Schamlippen mit den Fingern öffnest. Dadurch wird das Gefühl für die Penetration vertieft, weil es die Korrespondenz zwischen Penis und Vagina verstärkt — wie ein tiefer werdender Kuss zwischen den beiden. Fasse einfach mit beiden Händen zwischen deine Beine (dazu muss dein Mann vielleicht etwas zur Seite rücken, sollte aber die Penetration beibehalten), lege deine Hände seitlich neben den Schambereich und ziehe mit den Fingern die Schamlippen auseinander. Dadurch machst du sozusagen den Weg frei, indem du die Gewebefalten (die inneren Schamlippen) am Eingang zur Vagina öffnest und einzelne Schamhaare, die sich möglicherweise dorthin verirrt haben, befreist. Du kannst deine Hände ein wenig in dieser Öffnungsposition lassen, bevor du sie wieder aus dem Beckenbereich zurückziehst. Nach dem Zurückholen der Hände kann der Mann die Penetration um ein paar Zentimeter vertiefen (was wirklich mehr bringt, als es sich anhört). Diese Prozedur wird euch zunächst vielleicht ein bisschen stören, weil der Mann sich für einige Augenblicke etwas zurückziehen muss, aber sie lohnt sich mit Sicherheit, weil sie die Lustempfindungen in der Tiefe erhöht. Bei dieser extrem langsamen Penetration werden wahrscheinlich schmerzhafte Stellen berührt, während der Penis in die Vagina eindringt, aber auch wenn er still in ihr ruht. Vergiss nicht, dass jeder Schmerz, der irgendwo spürbar wird, in der Regel auf ein inneres Festhalten hinweist. Schmerzen können überall in der Vagina auftreten, auch gleich am Eingang. Eure gemeinsame Intention sollte es sein, diese schmerzhaften Stellen mithilfe des Penis aufzuspüren und die magnetische Penisspitze mit diesen Punkten in Kontakt zu bringen. Wie gesagt, der Penis hat auch dann seine Wirkung, wenn die Penetration nicht in der ganzen Tiefe der Vagina erfolgt.

Wenn dein Partner mit der Eichel einen schmerzhaften Punkt berührt, bitte ihn ganz stillzuhalten. Gehe mit deiner inneren Aufmerksamkeit an diese Stelle und fühle sie von innen. Es ist wichtig, den Kontakt des Penis mit der Vagina „durchlässig" zu halten, das heißt, die Penisspitze sollte sehr behutsam vorrücken und darf nicht mit Kraft an irgendeine empfindliche Stelle stoßen. An all den Stellen, wo du Unbehagen verspürst und deinen Partner zum Stillhalten veranlasst hast, sollte er den Penis um ‚Haaresbreite', etwa ein bis zwei Millimeter, zurückziehen. Erst durch diesen winzig kleinen Abstand wird der Energieaustausch möglich. Sonst kann der Druck des Penis die vorhandenen Spannungen noch mehr verfestigen, statt sie zu lösen.

Mit den Augen kannst du weichen Blickkontakt mit deinem Partner halten oder aber die Augen schließen — je nachdem, was sich im Moment richtig für dich anfühlt. In dir selbst ruhend, überprüfe immer wieder, wie du dich fühlst, und lasse alles zu, was da ist — ob Gefühle von Traurigkeit, ein Zittern oder Schütteln, ja sogar ein plötzlich hervorbrechendes Lachen. Diese tiefe Penetration braucht nur wenige Minuten zu dauern. Manchmal wird der Penis sich ausruhen wollen, sobald er seine Arbeit getan hat. Wenn ihr beide ganz entspannt und gelassen seid und der Penis in der Vagina zur Ruhe kommen darf, kann es sein, dass er sich überraschend zu einer neuen Erektion erhebt.

Mögliche Positionen für die tiefe Penetration

Für die tiefe Penetration sind verschiedene Stellungen geeignet, die ihr alle ausprobieren könnt. In jeder Position kann der Penis die Vagina aus einem anderen Winkel erreichen, sodass alle ihre Nischen und Ecken erforscht werden können. Es ist sinnvoll, dass die Frau ein gefaltetes Kissen oder ein kleines quadratisches Polster unter ihr Becken schiebt (siehe Abbildungen 6.1 und 6.2), um es etwas anzuheben und dadurch die Tiefe und den Winkel der Penetration erhöhen zu können.

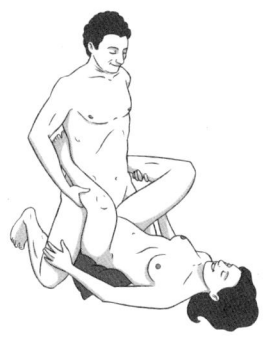

Abb. 6.1. Mittlere Position, Mann in knieender Stellung (das Becken der Frau ist durch ein Kissen angehoben)

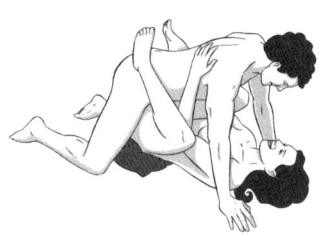

Abb. 6.2. Mittlere Position, Mann auf Händen und Knien (das Becken der Frau ist durch ein Kissen angehoben)

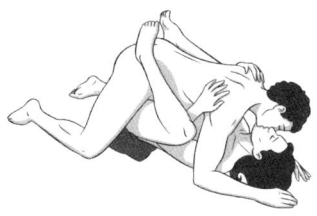

Abb. 6.3. Mittlere Position, Mann liegt auf dem Bauch, halb kniend (das Becken der Frau ist durch ein Kissen angehoben)

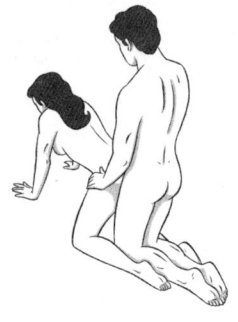

Abb. 6.4. Position von hinten

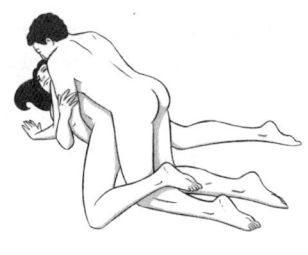

Abb. 6.5. Position von hinten, der Mann liegt auf der Frau

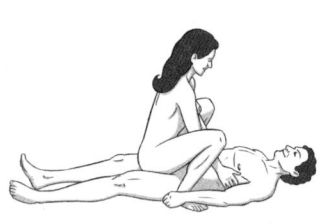

Abb. 6.6. Die Frau sitzt auf dem Mann

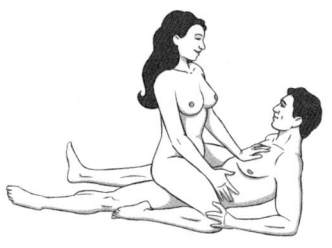

Abb. 6.7. Die Frau sitzt mit angewinkelten Knien auf dem Mann

Die Klitoris und die Erregung

DIE KLITORIS SPIELT EINE WUNDERBARE ROLLE beim sexuellen Austausch, sie ist aber nicht das Zentrum weiblicher Sexualität (wie die meisten Frauen heute glauben), auch wenn sie, man höre und staune, mit fünfzehntausend Nervenfasern, die den ganzen Beckenbereich durchziehen, verbunden ist. Was ihre Bedeutung für den weiblichen Orgasmus angeht, rangiert die Klitoris noch nicht einmal auf einem guten zweiten Platz. Die wahre Quelle orgasmischen Erlebens liegt in den Brüsten und in der Vagina.

Schon seit vielen Jahren haben wir die Klitoris im Zusammenhang mit dem weiblichen Orgasmus völlig überbewertet, weil es uns an Wissen und Verständnis über den passiven empfangenden Aspekt der Vagina mangelte.

Mehr als siebzig Prozent der Frauen bekennen heute, dass für sie die Erfahrung von Lust und Orgasmus nur wenig mit der Vagina zu tun habe; stattdessen verlassen sie sich überwiegend auf ihre klitoralen Empfindungen. Daraus kann man folgern, dass die Penetration des Mannes für die sexuelle Befriedigung der meisten Frauen unwesentlich ist. Weiter lässt sich daraus schließen, dass der Mann nicht mehr fähig ist, mit der Frau auf eine tiefe, berührende Weise durch den Penis zu kommunizieren. Statt die Frau in einen erhebenden Zustand zu versetzen, bewirkt die Penetration meistens nur, dass die Frau sich nachher überreizt und trocken fühlt, ohne einen orgasmischen Höhepunkt erlebt zu haben. Angesichts dieser Situation sind die Männer ebenso wie die Frauen dazu übergegangen, durch direkte Stimulation der Klitoris der Frau zumindest auf diese Weise einen Höhepunkt zu verschaffen.

Der Leistungsdruck und die Spannung, die aufgebaut werden muss, um einen Orgasmus zu „erzielen", sind oft ein Hemmschuh für die Frau, überhaupt zu einem Höhepunkt zu kommen bzw. wirkliche Befriedigung dabei zu erlangen, zumal sie sich oft genötigt sieht, dem Mann zuliebe einen Orgasmus zu haben.

Je mehr wir die weibliche Sexualität verstehen, desto mehr können wir sehen, dass die Klitoris im Grunde dazu dient, von sich selbst als Frau abzulenken. Wenn Frauen versuchen, über die Klitoris einen Orgasmus zu bekommen, verlieren sie den Kontakt zur weiblich-rezeptiven Qualität ihrer Vagina – in der Beziehung zum Penis. Die Folge davon ist, dass es immer schwieriger wird, erfüllende sexuelle Erfahrungen zu erleben. Die Klitoris kann der Frau natürlich äußerst intensive und lustvolle Erfahrungen verschaffen, aber der direkte Weg zum orgasmischen Zustand geschieht durch das energetische Verschmelzen der Vagina mit dem Penis, den sie sozusagen umarmt. Um diese feineren Ebenen der Empfindsamkeit zu erleben, muss die Frau bereit sein von der Klitoris wegzusteuern und wieder mehr Kurs auf ihre Vagina, den tiefen Kelch ihrer Weiblichkeit, zu nehmen.

Anregung contra Erregung

Es ist wichtig zu verstehen, dass die durch direktes Stimulieren der Klitoris hervorgerufene sexuelle Erregung eine Form von Spannung ist. Spannung bedeutet Kontraktion, und dadurch wird die Ausbreitung von Energie behindert. Erregung spielt daher beim expansiven Orgasmus der tantrischen Liebe keine wesentliche Rolle.

Vielleicht ist es an dieser Stelle sinnvoll, den Unterschied zwischen Anregung und Erregung zu definieren. Anregung ist ein Zustand von Lebendigkeit, der mit köstlich pulsierenden, prickelnden Empfindungen und inneren Wonnegefühlen einhergeht. Wenn man mit solchen lustvollen Empfindungen spielt und diese durch anhaltendes Berühren und Stimulieren ausreichend intensiviert, kann Anregung leicht in Erregung übergehen, die mit einem überwältigenden Drang nach einem Orgasmus einhergeht. Anregung ist wunderbar, offen, richtungslos, im Hier und Jetzt – die lustvollen Empfindungen an sich sind genug. Erregung hingegen ist eng, zielgerichtet und endet in dem zwingenden Gefühl, die Empfindungen zu einem überwältigenden Abschluss zu bringen.

Die Frau tut gut daran, möglichst lange bei der Anregung zu bleiben und die Erregung zu meiden, vor allem während der Penetration. Die Erregtheit der Frau hat eine spezielle Wirkung auf den Mann – mit höchst unerfreulichen Konsequenzen: Ihre intensive sexuelle Erregung löst beim Mann viel zu früh eine Ejakulation aus. Das vorzeitige Ejakulieren der Männer wird demnach begünstigt, wenn die Frauen vor oder während des Sexaktes zu stark erregt werden. Wenn die Frau beim Sex ständig viel Stimulation braucht oder wünscht, wird ihr Partner wahrscheinlich ein Problem mit vorzeitiger Ejakulation haben.

Wenn der Mann versucht, seine Partnerin durch heftiges Stimulieren heiß zu machen, kann er sicher sein, dass er zu schnell ejakulieren wird. Vielen Männern passiert es, dass sie, von Erregung und Erwartung überwältigt, unmittelbar vor der heiß ersehnten Penetration ejakulieren. Andere ejakulieren innerhalb von wenigen Minuten. Und wir alle wissen nur zu gut, dass mit der Ejakulation in der Regel auch die Erektion geht. Dann ist der Mann außerstande, lange genug in der Frau zu bleiben, bis auch bei ihr was passiert. Was die Erfahrung des Mannes angeht, so hat er nach einer solch schnellen Ejakulation nicht das tiefe und befriedigende Gefühl, Liebe gemacht zu haben. Also sehnt er sich wieder nach Sex, fantasiert darüber, träumt von dem Moment, wo er wieder penetrieren wird. Wie gesagt, das bloße Abspritzen bringt dem Mann niemals die Befriedigung, die bei tiefen orgasmischen Begegnungen stattfindet.

So kommt es, dass der Mann selten lange genug in der Frau ist, um beiden die Erfahrung zu geben, wie es ist, wenn sich ein Strom von Energie in der Vagina aufbaut und wie herrlich das ist. Erst wenn die sexuelle Energie aufgrund der Polarität ins Kreisen gerät, kann der Penis zum Kanal für die männliche Energie werden. Wenn der Mann jedoch zu früh ejakuliert, bleibt er nicht lange genug in der Vagina, damit dieser Effekt eintreten kann.

Das wiederum macht die Frau abhängig von ihrer Klitoris und somit der Erregung, um sexuell befriedigt zu sein. Wenn beide Partner beim Liebemachen relativ „unerregt" bleiben, können sie die Ejakulation lange hinauszögern und so den Liebesakt ausdehnen. Dann hat der Mann die Wahl, er kann ejakulieren, muss aber nicht. Um die Ejakulation vor dem Penetrieren zu verhindern, sollte die Frau beim Vorspiel möglichst „kühl" bleiben, um sicher zu gehen, dass sich der Mann nicht allzu sehr erregt, wenn sie möchte, dass er eindringt. Indem sie die eigene Erregung niedrig hält, erhöht sie auf natürliche Weise die Potenz ihres Mannes und versetzt ihn in die Situation, sie zu befriedigen.

Das Prinzip des „Abkühlens" gilt auch während der Penetration. Wird das Erregungsniveau niedrig gehalten, so kann der Mann die Ejakulation lange hinauszögern. Sobald das Erregungsniveau, und damit die Spannung in der Vagina, zu sehr zunimmt, wird der Mann ejakulieren, insbesondere wenn aktive Beckenbewegungen der Frau hinzukommen, um die Klitoris einzubeziehen und zu stimulieren. Diese Art der Erregung versteht der Penis sofort, deswegen sollte jeder plötzliche, drängende Erregungsschub vermieden werden, weil er das Ejakulat aus dem Mann förmlich „herauszieht". Solange der Mann nicht die Autorität hat, solange er nicht entspannt bleiben und sich unter Kontrolle halten kann, bleibt ihm gar keine andere Wahl, als zu ejakulieren.

Die Männer berichten, dass sie insbesondere dann Kontrolle verlieren und ejakulieren müssen, wenn die Frau in einen höheren Gang umschaltet, um ihre eigene Erregung zu intensivieren und zum Höhepunkt zu kommen. Ein Mann beschrieb, wie er das als saugende Empfindung wahrnahm, wie eine dunkle Substanz, die auf ihn zukam und ihn überwältigte.

Die Männer wundern sich oft selbst, wie schnell die Ejakulation eintritt, wenn die Erregung der Frau plötzlich zunimmt. Natürlich macht es siebzig Prozent der Frauen nicht so viel aus, wenn die Erektion verloren geht, da sie sich in jedem Fall auf ihre Klitoris verlassen. Aber diese übliche Herangehensweise an Sex ist eine erhebliche Einschränkung für das sexuelle Erleben der Frau, weil Penis und Vagina umgangen werden – die eigentlichen Liebesorgane.

Die aufnehmende, polarisierte Vagina

Die Vagina ist ein elektromagnetischer Hohlraum, zu dem auch die Klitoris gehört, sie ist nicht von ihr getrennt. Während die Klitoris den einen („positiven") Pol darstellt, befindet sich der andere („negative") Pol im tiefsten Teil der Vagina, in der Gegend um den Gebärmuttereingang (Muttermund) und in den oberen Bereichen (wie im 6. Kapitel beschrieben). Zwischen diesen beiden Polen besteht eine elektromagnetische Verbindung, die durch den so genannten G-Punkt hindurchgeht. Der G-Punkt ist nach dem Gynäkologen Ernst Gräfenberg, 1881-1957, benannt, der als Erster eine Theorie über diese Stelle entwickelte.

Der G-Punkt ist ein äußerst erogenes Gewebepolster, das an der Scheidenvorderwand, wenige Zentimeter vom Eingang, beinahe direkt hinter dem Schambein, liegt. An dieser Stelle befindet sich die von der Scheidenwand umschlossene Harnröhre (Urethra). Dieser Bereich ist mit dem Blasenschließmuskel verbunden, was ein Grund für seine hohe Empfindsamkeit sein könnte. Die erhöhte Sensibilität rührt auch daher, dass der G-Punkt das untere Ende der Klitoris bildet, deren Nervenverbindungen sehr tief reichen[1].

Neuere Forschungen haben gezeigt, dass das Gewebe des G-Punktes ein Enzym enthält, das auch in der Prostatadrüse des Mannes vorkommt. Dies legt nahe, dass dieses schwammartige Urethrapolster als die weibliche Version dieser Drüse anzusehen ist, die auch beim Mann ziemlich berührungs- und druckempfindlich ist. Das Vorhandensein dieses Gewebes an dieser Stelle erklärt auch die Flüssigkeitsabsonderungen, die viele Frauen während oder nach der Stimulierung des G-Punktes erleben – die so genannte „weibliche Ejakulation", bei der sexuelle Sekrete reichlich fließen können. Manche Frauen erleben diese Ejakulation im erhöhten sexuellen Zustand, andere haben dabei keine besonderen Empfindungen.

Es steht außer Frage, dass jede Frau diesen G-Punkt hat, ob sie ihn nun fühlen kann oder nicht. Jede Frau hat ihre ganz persönliche sexuelle Geschichte, zusammengesetzt aus individuellen körperlichen wie psychischen Faktoren, die ihre Empfindsamkeit beeinflussen. Wir wissen mittlerweile, dass der Penis die Fähigkeit besitzt, die Vagina von in der Vergangenheit erlittenen Aggressionen zu heilen.

Das bedeutet also, dass jede Frau zu gegebener Zeit in der Lage ist, die Freuden des G-Punktes zu entdecken. Er liegt allerdings ziemlich verborgen im Inneren der Vagina, doch die meisten Frauen können ihn spüren, wenn sie mit dem Zeigefinger vorsichtig in der Vagina hinter dem Schambein bzw. in der Blasengegend danach tasten. Beim Sex kann dieser Bereich manchmal anschwellen und lässt sich dann leichter fühlen. Dem G-Punkt sollte jedoch keine spezielle Aufmerksamkeit gegeben werden, um das Bewusstsein der Frau nicht vom Wahrnehmen der *Vagina als Ganzes* abzulenken. Alle diese geheimnisvollen Einzelteile zusammen machen die unglaublichen Wunder der weiblichen Geschlechtsorgane aus[2]. Deshalb sollte man auch mit dem G-Punkt, genau wie mit der Klitoris und der Vagina, auf eine entspannte, eher passive Weise umgehen und nicht bestimmten Empfindungen nachjagen. Durch Variieren des Penetrationswinkels können möglicherweise der G-Punkt und die Klitoris mit einbezogen werden. Wir werden weiter unten sehen, wie die Frau ihre Klitoris auf ganz unterschiedlich Art einbeziehen kann. Allerdings sind weder Klitoris noch G-Punkt die wirkliche Quelle der orgasmischen Ekstase.

Die Klitoris integrieren ohne die Vagina zu stören

Wir müssen die Rolle der Klitoris völlig neu bewerten und herausfinden, wo ihr Platz ist bei einer tiefen orgasmischen Erfahrung. Die Vagina muss Wertschätzung erhalten und der Moment der Penetration muss auch gewürdigt werden – als Grundlage für das Zusammentreffen des männlichen und des weiblichen Pols. So werden beglückende Erfahrungen überhaupt erst möglich. Für die Frau besteht die eigentliche Kunst darin, ihre Klitoris einzubeziehen, ohne die Aufmerksamkeit von der Vagina abzulenken. Normalerweise ist es am besten, die Klitoris vor der Penetration überhaupt nicht zu stimulieren.

Wie bereits erwähnt, entsteht durch Erregung eine Anspannung in der Vagina. Die vaginale Umgebung kontrahiert – manche Frauen berichten von einem leichten, dumpfen Schmerz – und geht in einen schwach positiv gepolten, unempfänglichen Zustand über, der das Strömen der elektromagnetischen Energie vom Penis zur Vagina verhindert.

Oft frage ich die Frauen in meinen Seminaren, ob beim Eindringen des Penis die Empfindsamkeit der Vagina höher oder niedriger ist, wenn die Klitoris beim Vorspiel ein wenig stimuliert wurde. Die überwiegende Mehrheit der Frauen beobachtet tatsächlich eine verminderte Empfindsamkeit der Vagina, wenn vorher mit der Klitoris gespielt wurde. Hingegen wird ein erheblich gesteigertes Lustempfinden während der Penetration wahrgenommen, wenn die Vagina sich in einem noch unberührten passiven Zustand, unbeeinflusst von vorherigen genitalen Berührungen, ist. Man darf nicht vergessen, dass beim tantrischen Sex die Vagina zu diesem Zeitpunkt schon mit rezeptiver Energie pulsiert, die von den mit liebevoller Aufmerksamkeit bedachten Brüsten überfließt.

Durch die Stimulation der Klitoris entstehen also eindeutige Spannungen, wodurch die Penetration viel weniger intensiv erlebt wird. Das Stimulieren der Klitoris scheint die stille Gelassenheit der Vagina zu stören und eine Unruhe zu erzeugen, eine Art Hunger oder Gier nach dem Orgasmus, die die Bedeutung und Erlebensintensität bei der Penetration selbst dramatisch vermindert. Ist der Penis erst einmal in der Frau, neigt sie in ihrer Erregung dazu, den Orgasmus (wiederum über die Klitoris) direkt anzusteuern, statt beim realen „Spüren des Penis in der Vagina" zu verweilen.

Wenn du die Klitoris beim Sex einbeziehen möchtest, ist es viel sinnvoller, dies erst viel später zu tun – am besten eine ganze Weile nach dem Eindringen, vielleicht sogar nach ein bis zwei Stunden Liebemachens. Das gibt deinem Körper die Möglichkeit, sich durch den Energiekanal zwischen den Brüsten und der Vagina vollkommen zu öffnen. Wird die Klitoris dann auf entspannte spielerische, eher passive Weise, gewissermaßen als Verlängerung der Vagina, mit ins Liebesspiel einbezogen, kann sich die bewusste vaginale Wahrnehmung und Sensibilität enorm vertiefen und steigern und die orgasmische Energie kann zusätzlich intensiviert werden.

Die Klitoris kann also auf zwei unterschiedliche Weisen benutzt werden: Zum einen durch direktes Tun, als aktive Stimulation – mit dem Ergebnis, dass die Frau orgasmusgesteuert und ein bisschen fordernd wird und ihre vaginale Bewusstheit abnimmt. Zum anderen kann die Klitoris auf eine eher passive weiche, nichttuende Art genutzt werden – mit dem Ergebnis, dass die Frau empfänglicher und offener wird und infolgedessen ihre Bewusstheit in der Vagina zunimmt. Der eine Weg führt zum Samenerguss des Mannes, der andere führt die Frau tiefer in ihr ekstatisches Sein und in ihre Weiblichkeit.

Im Allgemeinen empfiehlt es sich also, die Klitoris bis zu einem bestimmten Grad unstimuliert zu lassen. Die Versuchungen der Klitoris sind enorm, weil sie so köstliche Empfindungen auslöst, aber tatsächlich sollte die Klitoris höchstens hier und da ein bisschen zusätzlichen Spaß bringen, jedoch nicht die eigentliche Grundlage für den weiblichen Orgasmus bzw. die sexuelle Erfahrung der Frau darstellen. Bei Gelegenheit wird die Klitoris völlig unerwartet mitmischen und deine Erfahrung zu einem glücklichen Jubilieren steigern.

Doch ohne das orgasmische Fundament – die Aktivierung des pulsierenden Magnetstabes zwischen Brüsten und Vagina – wird der klitorale Orgasmus normalerweise nicht sehr tief gehen und kann die Frau in einem emotionalen Chaos zurücklassen.

Die Klitoris als Brücke zur Vagina

So köstlich Gipfelorgasmen auch sein mögen, Tatsache ist, dass sie uns vom orgasmischen Seinszustand weglocken, der durch die entspannte Ausdehnung (derselben Energie) am anderen Ende des Spektrums möglich ist. Allerdings berichten einige Frauen, dass es ihnen nach einem klitoral herbeigeführten Gipfelorgasmus leichter fällt, sich in ihre orgasmische Natur hineinzuentspannen. Eine solche schnelle Erleichterung schöpft einen Teil der vorhandenen Spannungen ab – die Frau kann sich mehr entspannen. Und für einen Orgasmus ist Entspannung fundamental.

Wenn wir entspannt sind, fühlen wir uns auf einmal viel sinnlicher, weiblicher, empfänglicher, und unsere Vagina ist aufnahmebereiter. Die Frau kann also durchaus die Klitoris als Brücke zur Vagina nutzen, jedoch geht sie ein gewisses Risiko für sich selbst ein, wenn sie zum Höhepunkt kommt, während der Mann in ihr ist. Wie wir wissen, reagiert er auf den Ansturm weiblicher Erregung schnell mit einer Ejakulation, und das würde ihrer Bemühung um einen tieferen orgasmischen Zustand ein abruptes Ende bereiten.

Einige Frauen berichten, dass durch ein bisschen klitorales Stimulieren sie schneller ein totales Ja haben für das Penetrieren. Manche Frauen wiederum stellen fest, welch eine Erleichterung es für sie ist, wenn der Zwang wegfällt, über die Klitoris zum Höhepunkt kommen zu müssen, denn ab einem gewissen Punkt fühlt es sich einfach gut an, zu sagen: „Genug, jetzt möchte ich dich in mir drin haben", und sich dann ohne Anstrengung in die Penetration hineinzuentspannen.

Viele Frauen haben es am liebsten, wenn ihre Klitoris oral stimuliert wird; es ist nass, glitschig, sinnlicher und geschmeidiger und umgeht die Irritation durch raue, schwielige Finger. Aber selbst die orale Stimulation wird nicht allzu sehr geschätzt, wenn sie zu fest, zu schnell oder zu rhythmisch ist, weil sie zu viel Spannung aufbaut und die Frau unter Druck setzt, zu kommen.

Wir brauchen also eine neue Einstellung zur oralen (oder anderen) Stimulierung der Klitoris – es sollte mehr wie eine Stippvisite sein, ein kurzes liebevolles Hallo, bevor man weitergeht. Oraler Sex kann nur eine Unterstützung sein, um die Energie zu wecken, nicht um einen aufgeblasenen Orgasmus zu bekommen; um angeregt, aber nicht zu sehr erregt zu werden.

Wie man weiß, rechnen viele Frauen gar nicht damit, beim eigentlichen Akt, wenn der Penis in der Vagina ist, zum Orgasmus zu kommen. Sie erreichen den Höhepunkt durch irgendeine Form der direkten oralen bzw. manuellen Stimulation der Klitoris, was natürlich am besten ohne Penetration klappt. Oder sie lösen ihn durch starke Beckenbewegungen aus, sodass die Klitoris während des Geschlechtaktes gereizt wird. (Dabei geht der Frau vielleicht Folgendes durch den Kopf: „Bestimmt wird er vor mir kommen, wenn er erst mal in mir drin ist! Deswegen brauche ich aber nicht auf meinen Höhepunkt zu verzichten. Ich muss mir nur schnell meinen Orgasmus holen, bevor er in mich reinkommt, oder ich muss es nachher hinkriegen, wenn er gekommen ist.") Zu all dem kommt noch hinzu, dass die Stimulierung der Klitoris generell als essenziell für den weiblichen Orgasmus angesehen wird. Aber jetzt die gute Nachricht: Das, was den herkömmlichen Sex von tantrischem Sex in erster Linie unterscheidet, ist die Tatsache, dass die Frau bei letzterem in einen orgasmischen Zustand kommen kann, während der Penis in der Vagina ist. Das Zusammentreffen von Penis und Vagina ist also ausschlaggebend dafür, dass die Polarität entsteht, die einen orgasmischen Zustand in uns auslöst.

Wenn wir unsere sexuelle Energie durch flüchtige Erfahrungen verschleudern – so lustvoll sie auch sein mögen – kann uns das letztlich nicht bereichern oder gar nähren noch die Frau in ihrer wahren weiblichen Kraft stärken.

Wenn eine Frau neugierig ist und ihre Klitoris einmal aus einem völlig anderen Blickwinkel erforschen will, ist es vielleicht interessant zu wissen, dass man im Tantra die Existenz eines feinen Nervs kennt, der die Klitoris mit der kleinen Vertiefung über der Oberlippe verbindet.[3] Wenn es gelingt, diese geheime tantrische Nervenbahn zu beeinflussen, können die Wonnen der sexuellen Liebe für Frau und Mann gesteigert werden (siehe die Bewusstheitsübung am Schluss dieses Kapitels). Beim Liebemachen kann dieser subtile Kanal durch Visualisieren aktiviert werden. Diese Aktivierung kann der Mann noch zusätzlich verstärken, wenn er die Oberlippe seiner Frau küsst, sanft an ihr saugt und zieht, dadurch wird das eine Ende des Kanals stimuliert. Gleichzeitig kann die Frau, wenn sie möchte, die Unterlippe des Mannes in den Mund nehmen und das Gleiche machen.

Begierde erkennen und sich von Triebhaftigkeit lösen

Während du Liebe machst und deine Erregung im Auge behältst, um kühl zu bleiben, ist es wichtig, den exakten Moment zu erkennen, wo sich bei dir die Energie verändert und du plötzlich eine Begierde nach dem Orgasmus verspürst. Das ist ein wichtiger Punkt, mit dem du kreativ umgehen kannst, wenn du daran interessiert bist, dein bisheriges Sexmuster zu verändern.

Wenn ein Verlangen, eine Begierde auftaucht, sagt Tantra nicht, dass man es bekämpfen soll. Es ist zwecklos, die Begierde zu bekämpfen, aber das heißt nicht, dass man ihr zum Opfer fallen oder sich ihr genüsslich hingeben soll. Stattdessen bietet Tantra dafür eine sehr subtile Technik an: „Wenn ein Verlangen auftaucht, gleich zu Beginn, beim allerersten Anzeichen, beim ersten Aufflackern der Begierde – sei aufmerksam. Richte deine gesamte Aufmerksamkeit, dein ganzes Sein in die Betrachtung des aufkeimenden Begehrens[4]."

Tu sonst gar nichts, sieh nur rückhaltlos das Verlangen, mit deiner ganzen Bewusstheit, und entspanne dich. Weiter ist nichts nötig. Die Energie fällt in dich zurück, steigt hoch und breitet sich mit Macht im ganzen Körper aus, und dabei wird sie dich auf eine andere Erfahrungsebene, eine andere Ebene der Sensibilität heben. Und wenn ein Verlangen sich ohne Kampf auflöst, hinterlässt es dich stark, mit einer ungeheuren Energie und einer enormen Wachheit. Das Problem mit der Begierde ist: Wenn sie bereits aufgekommen ist, kannst du nichts mehr machen. Selbst wenn du nur fünf Sekunden nachgibst, ist es schon zu spät, dann wird die Begierde ihren Lauf nehmen, wird ihen Kreis vollenden und dich davontragen. Nur ganz am Anfang lässt sich noch etwas machen, verbrenne die Saat des Begehrens genau dann.

Wenn du den Punkt erkennst, an dem die Begierde auftaucht, kannst du dich von dem Drang nachzugeben, distanzieren und stattdessen die Entspannung wählen. Die Reaktion, unserem Verlangen nachzugeben, ist antrainiert, so als würden wir auf Automatik umschalten. Natürlich braucht es etwas Übung und Experimentieren, um zu lernen, sich vom Weg der Erregung fernzuhalten. Nach einiger Zeit, wenn du dich immer wieder vom Begehren distanziert hast, wird dein gesteigertes Empfinden sich nicht mehr in Begierde verwandeln, sondern für die Ausdehnung und Vertiefung deiner Sensibilität zur Verfügung stehen. Ein bisschen Erregung am Anfang ist immer gut, um den Körper anzuregen, aber dann ist es wichtig, sich zu entspannen und derselben Energie zu erlauben, sich im ganzen System auszubreiten. Denn eigentlich sind Begierde und Geilheit *keine* Voraussetzung für die sexuelle Vereinigung. Meiner Erfahrung nach kann viel mehr passieren, wenn sich zwei Körper als relativ unerregte Wesen treffen.

Erfahrungsbericht einer Frau

„Mein Mann und ich wollten ein bisschen mit der Klitoris experimentieren, ohne Penetration. Als er mich zu Beginn an der Klitoris berührte, fühlte es sich an, als würde bei mir ein Knopf gedrückt. Während er mich berührte und seinen Finger um meine Klitoris gleiten ließ, fühlte ich mich gleich geil. Ich wurde richtig scharf auf ihn, und die langsamen und feinen Empfindungen und Energiebewegungen in meinem Körper veränderten sich plötzlich. Ich fing an, mich an seinen Körper zu drängen. Meine Brüste verschwanden aus meinem Bewusstsein, sie schienen überhaupt keine Rolle mehr zu spielen. Die ganze Aufmerksamkeit war jetzt bei der Klitoris. Meine Vagina veränderte sich — erst war sie entspannt und offen, und jetzt kontrahiert und eng. Ich fühlte einen gewissen Stress, begann zu schwitzen und bewegte mich schneller und schneller. Es fühlte sich an, als müsste ich um jeden Preis einen Orgasmus haben. Mein ganzer Körper war unter Spannung, und auch die Vagina zog sich noch mehr zusammen. Dann verlagerte sich die Kontraktion mehr nach oben, in den Bauch. Ich fing an erregt zu stöhnen und zu sprechen. Was für ein Stress! Ich konnte meinen Körper überhaupt nicht mehr als weiblichen Körper fühlen. Die tiefe Verbindung, die ich zuvor mit mir selbst gehabt hatte, war nicht mehr da. Die tiefe Liebe, die ich vorher für meinen Mann gefühlt hatte, war fast völlig weg. Die Verbindung schien wie abgerissen. Die ganze Freude war weg. Das Ganze kam mir mehr wie eine stressige Aufgabe vor, wie eine Befriedigung, die ich unbedingt haben musste, mit einem klaren Ziel. Es hatte überhaupt nichts mit Liebe zu tun oder mit meinem Herzen.

Dann kam ein Punkt, an dem ich nicht weitermachen konnte und wollte. Ich bat meinen Mann, seine Hand von meiner Klitoris wegzunehmen. Ich versuchte, Körper und Vagina zu entspannen und die Aufmerksamkeit zu den Brüsten zurückzuholen. Ich schloss die Augen, um die Verbindung mit mir selbst — und dadurch auch mit meinem Mann — wieder aufzunehmen. Ich konnte sehen, wie schwierig es war, meine Vagina zu entspannen. Dann streichelten mein Mann und ich ganz sanft und zart meine Brüste. Das half mir, mich mehr entspannen. Aber meine Vagina konnte ich lange nicht richtig entspannen. Es fühlte sich an wie Krämpfe. Dieses Gefühl blieb noch Stunden. Als wir wieder zusammenkamen, mit der weichen Penetration, war es wie ein Heilungsprozess, der sich von meinen Brüsten ausgehend in die Vagina und von dort in den ganzen übrigen Körper ausbreitete. Dann fühlte ich mich wieder sehr gut und auch verbunden. Meine weibliche Seite konnte wieder lebendig werden.

Wir haben dieses Klitorisexperiment später noch einmal wiederholt, mit Penetration. Mein Mann hatte noch keine richtige Erektion, aber er war in mir, und es fühlte sich sehr schön an. Nachdem wir die Klitoris stimuliert hatten, wurde die Kontraktion meiner Vagina so stark (oder sollte ich sagen, so schlimm), dass der Penis keine Chance hatte, drinnen zu bleiben. Es war, als würde er rausgeworfen. Ich bin froh, dass wir diese ‚Experimente' gemacht haben; wir haben eine Menge dabei gelernt ... Ich bin jetzt nicht mehr so bereit, mich auf Experimente mit der Klitoris einzulassen, weil ich weiß, dass es mich auf einer ganz tiefen Ebene verletzt. Davon abgesehen mag es mein Körper gar nicht mehr. Ich habe das früher nie bemerkt. Wenn wir jetzt zusammen sind, ist da sehr viel liebevolle Freude."

TANTRISCHE INSPIRATION

Es sieht so aus, als ob Erregung gleich Ekstase ist; das stimmt nicht. Erregung ist ein Zustand der Anspannung; sie fühlt sich gut an, weil etwas Altes geht und etwas Neues kommt. Eine frischer Wind, eine neue Erfahrung — es tut gut, sie mit aufgeregtem Herzen zu begrüßen...

Aber Erregung ist nur die Begrüßung, und Begrüßung ist nicht alles. Danach muss Kühle kommen, und Kühle ist viel tiefer und viel wertvoller, als es die Erregung je sein kann. Dieses Hoch und Runter muss aufhören. Setz dich einfach still hin, sei ruhig und gelassen. Ekstase ist kühl, sie ist nicht aufregend.

Nur wenn du diese kühle Gelassenheit akzeptierst, wird dich die tiefe Erfahrung der Gelassenheit zur Ekstase führen. Sie wird total lebendig sein, aber nicht kindisch. Sie wird erfüllt von Freude sein, aber mit einer tiefen Zufriedenheit. Diese Freude ist nicht das Gegenteil von Schmerz, diese Freude ist jenseits von Schmerz.

Osho, The Osho Upanishad

Erregung ist aber nicht Freude, sie ist nur eine Ausflucht vor dem Elend. Mach dir das ganz klar: Erregung ist nur ein Flüchten vor dem Elend. Sie gibt dir nur ein Scheingefühl von Freude. Weil du nicht mehr unglücklich bist, hältst du es für Freude — nicht unglücklich zu sein wäre das Gleiche wie freudig zu sein. Freude ist aber ein positives Phänomen. Nicht unglücklich zu sein heißt nur, vergesslich zu sein. Zu Hause wartet das Elend auf dich. Wenn du zurückgehst, wird es da sein.

Wenn die Aufregung verschwindet, denkt man gleich: „Und das soll Liebe sein?" Im Westen stirbt die Liebe, wenn die Erregung stirbt, und das ist ein Trauerspiel. Tatsächlich wurde die Liebe nie geboren. Es war nur Liebe zur Erregung, keine echte Liebe. Es war nur ein Versuch, sich selbst zu entgehen. Es war ein Suchen nach Sensationen. Du sagst es ganz richtig, wenn du das Wort „Spaß" verwendest. Es war Spaß, aber es war keine Intimität. Wenn die Erregung weggeht und du dich einfach liebevoll fühlst, dann kann die Liebe wachsen. Die Fieber-Tage sind vorbei. Jetzt geht es erst richtig los.

Osho, Let Go! (Darshan-Tagebuch)

TRAINING FÜR BEWUSSTHEIT UND SENSIBILITÄT

Geheime tantrische Nervenbahnen wecken

Gib dir zwanzig bis dreißig Minuten für dich allein. Es empfiehlt sich, diese Meditation zuerst allein zu machen, bis du das Strömen der Energie im Kanal spüren kannst. Später könnt ihr diese Übung als Vorspiel oder beim Liebemachen praktizieren und dabei ausprobieren, wie es sich anfühlt, deinen Partner spielerisch an deiner Oberlippe saugen zu lassen.

Lege dich auf den Rücken oder setze dich aufrecht hin, mit gerader Wirbelsäule. Visualisiere einen feinen Nervenstrang, der von der Klitoris bis zur Oberlippe verläuft. Dadurch kannst du ihn aktivieren und die sexuelle Energie bewusst nach oben lenken. Dieser geheime tantrische Nervenstrang verläuft von der Klitoris nach oben, über die Mitte des Bauches und der Brust bis zum Anfang des Halses, verzweigt sich dann seitlich über den Nacken zum Hinterhaupt bzw. zu der Vertiefung an der Schädelbasis, macht eine Schleife über den Hinterkopf bis zum Scheitel, geht dann in der Mitte zwischen den Augenbrauen nach unten und endet am Gaumen bzw. in der kleinen Vertiefung oberhalb der Oberlippe. Er ist wie eine Schlange, die an jedem Ende ein Maul hat.

Stelle dir diesen Kanal wie eine leere vibrierende Röhre vor, mit einem muschelförmigen unteren Ende an der Vagina/Klitoris und einem mundförmigen oberen Ende in der Oberlippen- und Gaumenregion. Mache einige tiefe, langsame Atemzüge synchron mit einem leichten Zusammenziehen der Vagina, um diesen Nerv zu erwecken. Denke daran, dass starke Kontraktionen der Vagina beim Sexakt die Ejakulation des Mannes auslösen können. Sei dir also dessen bewusst und mache es ganz sanft, fast unmerklich. Sobald du die energetische Verbindung mit diesem Kanal hergestellt hast, erwacht er auch ohne Kontrahieren der Vagina.

PARTNERÜBUNG

Der Unterschied zwischen Anregung, Erregung und einem vollen Ja

Nehmt euch etwa fünfundvierzig Minuten Zeit für diese Übung. Legt euch Seite an Seite auf den Rücken und lasst etwa einen Meter Abstand zwischen euch, ohne euch zu berühren. Jeder lenkt seine Bewusstheit in den eigenen Körper und kommt in sich selbst zur Ruhe.

Wenn du mit dir selbst in Verbindung gekommen bist, drehe dich langsam auf die Seite und wende dich deinem Partner zu, wobei sich eure Augen mit weichem Blick begegnen. Nach ein paar Minuten bewegt euch langsam aufeinander zu. Legt eure Hände so bewusst und sanft wie möglich auf den Genitalbereich des anderen (eine oder beide Hände, wie es bequem ist), und schickt Bewusstheit und Liebe dort hinein. Bei dieser Übung ist es sehr hilfreich, sich gegenseitig mit knappen Worten mitzuteilen, was ihr während der verschiedenartigen Berührungen in eurem Körper wahrnehmt. (Im 9. Kapitel gibt es mehr Hinweise zum verbalen Austausch im „Jetzt", während des Liebesaktes.) Wenn eine bestimmte Berührung dich geil macht, nimm es wahr, teile es deinem Partner mit und sieh, ob diese Berührung sich so verändern lässt, dass sich deine Erregung nicht steigert.

Du, die Frau, wirst hier das Stimulieren des Penis vermeiden wollen; mache also nicht die üblichen Bewegungen wie beim Masturbieren, kopiere nicht die Bewegung des Mannes, wenn er masturbiert. Halte stattdessen ganz sanft den Penis, indem du ihn zuerst ganz weich und später ein bisschen fester mit deiner Hand umschließt. Dann drücke deine Hand etwas fester zusammen und dann, ganz sanft, lass wieder los; dann bewege die Hand mit dieser Bewegung, liebevoll und langsam, den Penis hinauf und hinunter. Halte von Zeit zu Zeit einfach still und umfange den Penis mit der Wärme deiner Hände. Du kannst auch mit einer Hand die Hodensäcke halten, fest und doch leicht, und sie sanft mit den Fingerspitzen rollen, aber ohne sie zu quetschen. Dann nimm die Hoden in eine Hand, den Penis in die andere, und während du mit deinen Händen verschmilzt, lass den Penis sich mit Energie füllen. Der Mann kann seine gewölbte Hand erst ganz leicht auf deinem Schamhügel ruhen lassen, dann ganz sanft auf das Schambein klopfen und schließlich eine Weile still halten. Dann kann er sehr zart an einem oder zwei Schamhaaren ziehen, um ein sinnliches, zartes Pieksen an den Haarwurzeln hervorzurufen. Anschließend kann er seine Hände wieder wie Schalen auf deinem Schamhügel ruhen lassen. Macht es, solange es sich gut anfühlt für euch.

Die Kunst besteht darin, ein Gefühl von Lebendigkeit und Angeregtheit zu kreieren, um eine überwältigende Erregung zu vermeiden, die zur Begierde wird.

Der Einfluss der Frau auf die Erektion

GEWÖHNLICH MEINEN WIR: Ohne Erektion kein Sex, und die Verantwortung dafür trägt natürlich der Mann. Mit einer Erektion klappt der Sex, ohne läuft gar nichts – zumindest denken wir so. Für die Frau ist die Erektion des Mannes ein heikles Thema, denn es kann äußerst niederschmetternd sein, wenn der Mann trotz liebevoller Zuwendung keine Erektion bekommt. Die Frau kann das leicht persönlich nehmen, denn sie spürt wohl intuitiv, dass sie auf mysteriöse Weise Teil dieses Phänomens der Erektion ist. Aber wie diese Erektion eigentlich genau zustande kommt, ist nicht so klar. Weil man üblicherweise denkt, dass Sex ohne Erektion nicht klappt, wird die Erektion, wenn sie denn da ist, mit allen Mitteln versucht zu halten.

Die Frau übergeht ihre eigene Unsicherheit damit, dass sie dem Mann die Situation so angenehm und spannend wie möglich macht. Sie trägt zum Grad der Erregung bei – sei es, dass sie den Mann bewusst stimuliert oder dass sie selbst erregt wird, und dadurch indirekt auch den Mann erregt.

Wie wir gehört haben, wird durch einen hohen Erregungspegel das frühe Ejakulieren des Mannes begünstigt, ja geradezu garantiert. Wenn die Frau also durch Stimulieren aktiv mithilft, die Erektion des Mannes aufrechtzuerhalten, lässt sie sich auf einen riskanten Balanceakt ein. Natürlich liegt es in ihrem Interesse, den Sexakt möglichst lange auszudehnen und das Ejakulieren des Mannes zu verhindern oder zumindest hinauszuzögern. Ein ausgedehntes Liebemachen ist ganz im Sinne der Frau, weil der eher passiv gepolte weibliche Körper mehr Zeit benötigt, um die sexuelle Temperatur genügend aufzuheizen. Wenn sich die Frau allerdings auf das Spiel von Erregung und Stimulation einlässt, öffnet sie sozusagen die Tür für vorzeitiges Ejakulieren und lädt sich selbst damit nur Frustration auf. Lernt sie hingegen beim Liebesakt ruhiger und gelassener zu bleiben, dann kann sie es steuern, ihn zu verlängern, und hat dadurch einen wirksamen Einfluss auf die Erektion des Mannes.

Die Frau ist für die Erektion genauso verantwortlich wie der Mann

Wie wir wissen, ist die Frau das rezeptive Element innerhalb der männlich-weiblichen Dynamik, und das trifft insbesondere auf den vaginalen Bereich zu. Aufgrund der gleich starken, aber entgegengesetzten Polung von Vagina und Penis wird die Erektionsreaktion zu fünfzig Prozent von dem Ambiente bestimmt, das der Penis antrifft – also der Vagina. Und wenn man es genau betrachtet, läuft alles tatsächlich genauso ab, wie es sollte: Eine Erektion kommt durch die Wechselwirkung zwischen dem männlichen Pol, die eine Hälfte des Stromkreises, und dem weiblichen Pol, die komplementäre zweite Hälfte des Stromkreises, zustande.

Wenn die magnetischen Pole aufeinander treffen oder sich wechselseitig beeinflussen, entsteht aus der gegenseitig wirkenden Kraft der Pole eine Erektion. Die Erektion wird also durch die elektromagnetischen Eigenschaften des männlichen und weiblichen Körpers, in ihrem dynamischen Zusammenspiel, ausgelöst. Die positive männliche Energie bewegt sich nach außen, während sie gleichzeitig durch die negative weibliche Energie nach innen gezogen wird. Dieses elektromagnetische Phänomen macht den Grad der weiblichen Präsenz, vor allem in der Vagina, zu einem ausschlaggebenden Faktor für eine echte Erektion.

Das ist wirklich von entscheidender Wichtigkeit: Der Einfluss der Frau auf die männliche Erektion reicht sehr viel tiefer, als sie je gedacht hätte. Deshalb geht es beim Thema Erektion nicht einfach nur darum, dass der Mann erregt wird und bleibt. Um diesen Mechanismus bei ihm in Gang zu setzen, ist die Anwesenheit des Gegenpols erforderlich. Die lustvolle Erregung kann um ihrer selbst willen genossen werden – diese Möglichkeit steht uns immer zur Verfügung.

Es ist aber wichtig zu verstehen, dass Erregung nicht die Ursache der männlichen Erektion ist. Die subtilen elektromagnetischen Eigenschaften von Penis und Vagina wirken unterhalb der Erregungsschwelle als energetische Realität im physischen Körper. Die feine energetische Wechselwirkung der beiden Gegenpole lässt sich tatsächlich viel leichter wahrnehmen, wenn keine Erregung vorhanden ist, weil sie sonst die tiefere Ebene der energetischen

Polarität leicht überlagert und verdeckt. Die aufgrund dieser Polarität entstandene Erektion kann ohne die üblichen Anstrengungen eine Stunde oder länger aufrechterhalten werden. Diese Art Erektion ermöglicht Mann und Frau eine völlig andere sexuelle Erfahrung. Sie gleicht einem inneren Erdbeben, das jede einzelne Körperzelle erschüttert und aufweckt. Es ist ein außerordentlich organisches, von den köstlichsten Empfindungen begleitetes Ereignis, wenn der Penis sich aufrichtet und wie eine Schlange sich drehend und windend seinen Weg nach oben in die Vagina sucht, wo er schließlich die Frau in ihrem tiefsten Kern berührt.

Penetration ohne Erektion

Weil eine Erektion auf einer so feinen und organischen Ebene möglich ist, kann die Penetration – die ja normalerweise von der Erektion abhängig ist – in einem völlig neuen Licht gesehen werden. Das „weiche" Eindringen kann beim Liebemachen eine interessante Alternative sein. Es ist entspannend, die Penetration mit einem weichen Penis beginnen zu können. Die Frau kann den schlaffen Penis problemlos in ihre Vagina einführen, wenn sie lernt, wie das geht. Der Mann kann es auch selbst tun, aber es macht mehr Spaß, wenn die Frau das Einführen des Penis in die Hand nimmt. Natürlich kann der Mann sie dabei ein wenig unterstützen, indem er wenn nötig den Penis an der Wurzel festhält. Bei all der liebevollen Aufmerksamkeit, die der Penis nun erhält, hat er zu diesem Zeitpunkt oft schon mit den ersten Anzeichen des Steifwerdens reagiert und lässt sich dadurch viel leichter einführen. Die weiche Penetration ist eine nützliche Fertigkeit, die mit ein bisschen Übung kunstvoll ausgeführt werden kann und uns ein ganzes Spektrum neuer Erfahrungen eröffnet, die bisher unmöglich schienen.

Durch diese neue Möglichkeit – den Penis ohne Erektion in die Vagina einzuführen – können Paare die sonst notwendige Erregung und Stimulation umgehen. Den Liebesakt auf diese Weise zu beginnen ist wunderbar, weil die Pole nun in einem relativ ungestörten Zustand, gleichsam bei Null, aufeinander treffen. Im

Idealfall hat bei der Frau schon vor der weichen Penetration das Überfließen und Herabströmen ihrer Energie von den Brüsten in die Vagina stattgefunden, ist aber nicht unbedingt erforderlich. Natürlich ist es okay, den Penis nach einem kurzen Kuss oder einer Umarmung einzuführen. Ganz ohne Erregung kann es sein, dass die Vagina noch zu trocken ist, was sich aber mit einem Gleitmittel leicht beheben lässt. (Mehr dazu bei der Partnerübung für weiches Eindringen am Ende dieses Kapitels.)

Sobald der Mann drin ist, kann die Frau anfangen, den Brüsten ihre ganze Aufmerksamkeit zu widmen: sie zu streicheln, von innen zu spüren und auch den Mann einzuladen, die Brüste liebevoll zu berühren. Dann geht es nur noch darum, entspannt abzuwarten, was passieren möchte. Ein nicht erigierter Penis kann sich wundervoll anfühlen, und am besten entspannt ihr euch und überlasst euch den Sinneseindrücken, die grade aufkommen. Denkt daran, dass zu diesem Zeitpunkt durch eure Aufmerksamkeit ein Klima geschaffen wird, das die Erektion begünstigt. Der Mann wird auch seinen nicht erigierten Penis spüren können – vielleicht nicht gleich beim ersten Mal, aber mit Sicherheit nach ein paar Versuchen, dabei mehr Bewusstheit in seinen Penis zu bringen. Die meisten Männer in meinen Workshops berichten, dass ihr Penis schon nach einer Woche sehr viel feinfühliger ist, wenn sie anfangen, beim Sex bewusster zu sein.

Im absichtslosen Zusammensein von Vagina und Penis entwickelt sich eine natürliche Bewegung von Positiv zu Negativ, dadurch kann sich die Erektion aufbauen. Ich sage, kann, weil es nicht immer geschieht. Manchmal dauert es eine Weile, bis Penis und Vagina sich darauf einstellen, auf diese Art miteinander zu kommunizieren. Es kann aber auch bereits beim ersten Versuch klappen. Es hängt wirklich sehr stark von der individuellen Sensibilität ab – und die ändert sich von Tag zu Tag, von Augenblick zu Augenblick.

Am ehesten kann es geschehen, wenn Mann und Frau liebevoll miteinander sind, wirklich präsent und entspannt im gemeinsamen Umgang miteinander. Wenn zwei Liebende auf diese Weise eine Erektion haben, geschieht es mit Sicherheit nicht durch körperliche Anstrengung oder Fantasien. Es ist eine Nebenerscheinung ihrer Liebe füreinander, ihrer Achtung für den Körper, ihrer Intimität und Zärtlichkeit, und es ist etwas, das man nicht allzeit erwarten soll. In einer solchen Atmosphäre dehnt sich der Penis natürlicherweise aus und richtet sich auf – und nach einer Weile entspannt er wieder und ruht aus. Das ist aber kein Grund zur Beunruhigung: Wenn du einfach wartest, ohne dich einzumischen, wird er sich vielleicht bald erneut aufrichten.

Mit der weichen Penetration anzufangen kann für den Mann eine unglaubliche Erleichterung bedeuten. Es befreit ihn von dem immensen Druck, eine Erektion haben zu müssen, um überhaupt Sex haben zu können. Allein schon diese Entspannung fördert seine Potenz.

Impotenz und verlorene Sensibilität heilen

Wie im 6. Kapitel bereits erläutert, hat der herkömmliche Sex zur Folge, dass sich die Vaginalwände verhärten und dadurch mit der Zeit ihre Sensibilität und Rezeptivität verlieren. Bei den ersten Versuchen auf andere Art Liebe zu machen kann es daher sehr leicht sein, dass die Frau von all den zarten, göttlichen Empfindungen in ihrer Vagina nicht viel spürt, obwohl sie eigentlich dazu in der Lage sein könnte. Normalerweise wird sie etwas spüren, und sie kann auch den Penis in ihrer Vagina fühlen – oft sogar bevor der Mann seinen Penis spüren kann. Denn auch der Penis ist durch zu starke Aufladung und Überreizung unsensibel geworden, sein Gewebe verhärtet, verspannt und unempfindlich. In diesem „verstopften" Zustand ist der Penis für den Mann, wenn er ihn nicht bewegt, kaum zu spüren, ganz zu schweigen davon, dass er diesen Strom spürt, der die männliche Kraft in die Frau leitet. Dieser Mangel an Empfindungsfähigkeit ist eigentlich der Normalzustand.

Die gute Nachricht wiederum ist, dass beim gemeinsamen Entspannen, wenn die Genitalien im elektromagnetischen Kontakt sind, eine erstaunliche Heilwirkung erzielt wird. Der Körper reagiert sofort darauf, und je nachdem, wie häufig und engagiert ein Paar sich auf diese tantrische Weise liebt, entwickelt sich gemeinsam die Empfindsamkeit und Lebendigkeit von Penis und Vagina – unabhängig davon, ob eine Erektion da ist oder nicht.

Auch ein unerigierter Penis in der Vagina ist die reine Wonne, je mehr die Sensibilität wieder erweckt wird. Ihr könnt in einen orgasmischen Zustand mit nicht erigiertem wie mit erigiertem Penis kommen.

Impotenz – die Unfähigkeit des Mannes, eine Erektion zu bekommen – ist heute für viele Männer und Frauen ein gewaltiges Problem. Ganz allgemein kann man sagen, dass Impotenz zu einem Großteil eine Folge von Nervosität, Leistungsdruck, Anspannung, Aggressivität, Stress, Heißblütigkeit und Übererregtheit ist – was durch herkömmlichen Sex noch begünstigt wird.

Die Abhängigkeit des Mannes von immer stärkeren Reizen und Stimulationen kann mit der Zeit dazu führen, dass er zur Erektion unfähig wird, weil er nach und nach seine Empfindsamkeit für sich selbst und seine Umgebung (die Frau und das Umfeld) einbüßt. Hinzu kommt noch, dass Männer häufig mit ihren echten inneren Gefühlen – zu denen auch die Gefühle der Unzulänglichkeit und Hoffnungslosigkeit zählen – nicht in Kontakt sind und alles unterdrücken, was in diese Richtung weist. Durch die Unterdrückung der Gefühle wird aber die ganze Situation noch verschlimmert. Zu den körperlichen Blockaden kommen noch das emotionale Chaos und sexuelle Verwirrung dazu, und dann ist es kein Wunder, wenn die Potenz verloren geht.

Durch die weiche Penetration und wenn die genitale Sensibilität wieder langsam zurückkommt, lässt sich Impotenz überwinden. Die Heilung von Penis und Vagina kann nur zusammen geschehen. Jeder braucht die andere Hälfte, sodass sich heilsame Energie aufbauen kann. In einer entspannten Atmosphäre beginnt der Penis (und damit der ganze Mann) seine Umgebung besser wahrzunehmen und mehr zu spüren – und das ist seine Quelle für eine Erektion. Die Heilung der Impotenz erfordert Zeit und Geduld, aufrichtige Kommunikation und das Ausdrücken von innersten Gefühlen – dann ist es möglich.

Der Schlüssel für die Frau ist die beharrliche Entwicklung von Bewusstheit in ihrer Vagina. Jedes Mal, wenn du Liebe machst, hast du erneut die Chance tief in dich einzutauchen und deine Vagina von innen her zu fühlen. Du kannst anfangen, sie anders wahrzunehmen und mit ihr anders umzugehen, du kannst sie dir als empfangenden Kanal vorstellen und dich für das Aufnehmen und Empfangen öffnen. Vielleicht wird einiges Probieren notwendig sein, ehe du beginnst dir selbst zu vertrauen, aber die Ergebnisse werden dich ermutigen, um in eine neue Richtung zu gehen. Daraus kann eine lebenslange ekstatische Reise werden.

Rezeptivität und die Angst, nichts zu fühlen

Die Angst von Frauen, nichts zu fühlen und überhaupt keine besonderen Empfindungen in der Vagina zu haben, wenn sie die Bewegungen aufgeben, die beim Sex sonst üblich sind, ist weit verbreitet. Sich mit dieser Angst zu konfrontieren lohnt sich, denn hinter dieser Schranke von Angst vor Unzulänglichkeit liegt eine ganze Welt weiblicher Erfahrungen. Die Häufigkeit unsensibler sexueller Begegnungen hat uns alle möglichen Ängste eingeimpft. Doch jetzt, in einem liebevollen tantrischen Kontext, kann die Frau loslassen und sich endlich erlauben, den Mann zu empfangen, kann sie sich erlauben, durch ihn und mit ihm geheilt zu werden.

Je bewusster die Frau in ihrer Vagina präsent ist, umso stärker wird höchstwahrscheinlich die Erektionsreaktion des Mannes sein. Bedenke, dass die Brüste der Zugang zur Vagina sind; du darfst sie also nicht wegen der Vagina vernachlässigen oder übergehen. Am besten richtest du deine Bewusstheit gleichzeitig auf beide. Wenn dir das am Anfang zu schwierig erscheint, kannst du dein Hauptaugenmerk auf die Brüste lenken und darauf vertrauen, dass die Vagina entsprechend reagieren wird. Werden die Empfindungen in den Brüsten der Frau plötzlich intensiver, etwa durch eigene Berührungen oder wenn der Partner sie berührt, geht oft parallel dazu eine Energiewelle durch den Penis, während er sich aufrichtet und sich tiefer in die Vagina hineingräbt. Die gleiche Wirkung kann aber auch allein durch die Bewusstheit in den Brüsten erzielt werden, sogar ohne körperliche Berührung. Wenn die Frau die Intensität ihrer Aufmerksamkeit steigert und mit ihren Brüsten verschmilzt und sie von innen spürt, kann es die Erektion unterstützen oder sogar wieder zurückholen.

So wie ein Mann nun mal funktioniert, wird er sich schnell überwältigt fühlen von einer Frau (die ja selbst auch ein bisschen

„männlich" ist), wenn ihre sexuellen Avancen mehr eine hungrige Forderung als eine anmutige Einladung sind, und kann so rasch seine empfindliche Erektion wieder verlieren. Um seine männliche Qualität verwirklichen zu können, braucht der Mann Raum, um in sich selbst hineinzufallen und bei sich bleiben zu können. Und damit die Frau den gewünschten alchemistischen Effekt auf den Mann haben kann, braucht sie Zeit, sich in ihr weibliches Element hineinzuentspannen. Durch unser gewohnheitsmäßig aktives Sexverhalten kommt es uns am Anfang vielleicht alles andere als natürlich vor, uns einfach nur zu entspannen und aufzunehmen. Doch mit etwas Praxis und Engagement zeigt sich bald ein erstaunlicher Unterschied im sexuellen Austausch.

Hier und da wird darauf hingewiesen, dass Frauen ihre Vaginalmuskeln stärken bzw. sie beim Sex zusammenziehen und wie eine „Pumpe" einsetzen sollen, um den Penis zu stimulieren. Das soll in der Regel helfen, die Erektion zu stärken und aufrechtzuerhalten. Für Frauen, die das praktizieren, ist es vielleicht interessant zu wissen, dass Männer mir berichtet haben, sie hätten genau in dem Moment, in dem die Frau ihre Vaginalmuskeln zusammenzieht, sofort gespürt, dass ihre Erektion abnimmt. Sobald die Frau eine demonstrativ positive, männliche Geste benutzt, scheint dies also genau das Gegenteil von dem zu bewirken, was sie eigentlich bezweckt. Der Energiefluss zwischen dem negativen und dem positiven Pol wird unterbrochen. Der komplementäre Gegenpol ist plötzlich nicht mehr vorhanden und die Erektion beginnt abzuflauen. Der Penis fängt an, sich zurückzuziehen, und das können beide, Mann und Frau, unmittelbar spüren.

Alles fließt, wenn im Ambiente einer entspannten Vagina Raum ist für den sensiblen ursprünglichen Aufbau einer Erektion. Im Grunde ist die Frau das Umfeld, in dem dies alles stattfinden kann. Und wenn der Mann erst einmal erlebt, wie ein feiner Magnetstrom seinem Penis entströmt, als würde er aus ihm herausgezogen, und wie die Energie von der Frau aufgenommen wird, dann wird er seine landläufige Vorstellung leichter über Bord werfen: dass Sex nichts anderes ist, als erregt zu werden und zu kommen. Wenn die Frau weiblicher wird, das heißt, wenn sie zentrierter, entspannter, empfänglicher wird, mehr in sich und in ihrem Körper ruht und ihre Aufmerksamkeit in den Brüsten und der Vagina hält, dann passiert es spontan und ohne Nachdenken, dass die männliche Energie ohne größere Anstrengung oder Erregung sich in eine Erektion verwandelt. Ein Funke springt über, und die Körper folgen ihm ganz harmonisch.

Mit einem bestimmten Grad von Sensibilität wird es möglich, einfach nur noch dazuliegen und verzückt die magnetischen Windungen des Penis wahrzunehmen, der sich stundenlang immer wieder wie eine Schlange die Vagina hinauf- und hinunterschiebt, ohne sich groß zu bewegen.

Nicht vergessen: Häufiges Liebemachen lässt die Sensibilität wieder aufleben, sodass die elektromagnetische Feinfühligkeit zwischen Penis und Vagina sich mehr und mehr entfalten kann.

Einige Erfahrungsberichte von Männern

„Das Liebemachen ist zu einem festen Bestandteil meines täglichen Lebens geworden. Es erfüllt meine tiefste Sehnsucht. Immer öfter gelange ich in diesen unglaublichen Raum von Nicht-Denken, unendlicher Liebe, grenzenloser innerer Ausdehnung und großer Seligkeit. Für mich ist es immer wieder ein Wunder, jeden Tag neu. Und das Wunderbare ist, dass man gemeinsam als Paar in diesen Zustand gelangen kann, aber auch jeder für sich allein. Ich spüre, wie die stille tiefe Ruhe dieses Seinszustands ganz subtil mein normales Leben durchwebt. Ich nehme wahr, dass es mir viel schneller bewusst wird, wenn ich den Kontakt zu mir verliere. Dann finde ich ziemlich schnell wieder zu mir zurück. Wie kann das Leben so einfach sein? Ich möchte meine Dankbarkeit ausdrücken für eure Arbeit und all die Erfahrungen, zu denen wir durch das Liebemachen gelangen können. Es ist für mich zu einer tiefen Meditation geworden, so mit meiner Partnerin zusammen zu sein. Auf wunderbare Weise wird mein ganzes Sein genährt. Es hat sich viel geändert in meinen täglichen Gewohnheiten. Ich fühle mich viel stärker verbunden mit meinem inneren Ruhepol."

„Ich lerne, mir selbst zu vertrauen. Vieles von dem, worüber hier gesprochen wird, habe ich früher selbst manchmal gefühlt oder getan, aber ich habe es nicht verstanden oder nicht genug vertraut. Einfach da zu sein, völlig natürlich, und zu warten, das ist für mich total entspannend. Ich kann dadurch viel besser beobachten, was zwischen mir und der Frau passiert. All diese kleinen feinen Energieregungen bekomme ich normalerweise überhaupt nicht mit, weil ich zu erregt bin. Und das hindert mich daran, mich mehr zu entspannen und meiner Energie zu vertrauen. Ich habe bemerkt, dass ich der Erregung nicht traue, ich habe dabei immer Angst, dass ich meine Erektion verliere. Das hab ich aber nicht, wenn die Erektion aus einem natürlichen Energiefluss ganz von allein kommt."

„Heute habe ich das Zusammenspiel von männlicher und weiblicher Energie erlebt. Ich habe mich immer für alles verantwortlich gefühlt, was beim Liebemachen passiert, aber gleichzeitig immer das Gefühl gehabt, dass das gar nicht stimmt – dass noch etwas anderes die Situation mitgestaltet. Jetzt wächst von Tag zu Tag mein Vertrauen, meine Akzeptanz, meine Entspannung. Ich fange an mitzubekommen, was bei meiner Partnerin los ist: dass etwas in mir bei ihr etwas auslöst, und das löst wieder bei mir etwas aus, und so weiter und so fort. Ich habe das Gefühl, gemeinsam etwas zu erschaffen. Und die Fähigkeit Liebe zu empfangen nimmt zu."

„Am Anfang kam eine Menge konditioniertes Zeug hoch. Das ging so weit, dass ich gar keine Erektion mehr bekommen konnte. Sobald ich aber den Ausgang aus meinem Denken fand, war eine Erektion da. Dieser Prozess brachte mich zu mir selbst zurück. Je mehr ich mich beim Liebemachen entspanne, umso stärker kann ich meine sexuelle Energie fühlen. Immer wenn ich bemerke, dass meine Energie von mir weg nach außen geht, hole ich sie nach innen zu mir zurück, und dann nimmt die Energie zu und breitet sich im Körper aus. Diese Energie, die aus meinem Penis hinaus will, dieser Drang zu ejakulieren … wenn ich diese Energie in meinen Körper zurückhole, breitet sie sich überall aus, und das entspannt mich total. Die Angst, zu früh zu ejakulieren, der ganze damit verbundene Stress, dieser ganze Druck fällt weg, wenn ich diese Energie bei mir behalten kann. Das macht meinen Körper weicher, ich fühle mich fließender, wie Wellen im Ozean. Je mehr ich mich entspanne, umso mehr trägt mich die Energie. Manchmal kommt plötzlich eine Woge von Gefühlen und Energie über mich und bewegt meinen Körper, und dann wird sie langsamer und ich kann spüren, wie eine sanfte Energie aus meinem Sexzentrum zu meiner Liebsten hinströmt. Damit ist ein schönes Gefühl im Bauch verbunden. Und dann kommt eine neue Welle und trägt mich weg. Keine Angst mehr, zu ejakulieren, kein Druck — die Bewusstheit ist nicht mehr ausschließlich in meinem Penis."

„Diese Vorgehensweise stärkt mich enorm, gibt mir Selbstvertrauen, Selbstakzeptanz, Freiheit mich auszudrücken. Sie gibt mir das Gefühl, mehr wert zu sein. Ich fühle mehr meinen Selbstwert."

„Ich kann jetzt sehen, dass ich beim Sex die meiste Zeit mit meiner Energie irgendwo außerhalb von mir war. Ich bin ein solcher Macher. Ich möchte Lust geben und Befriedigung. In den ersten Tagen habe ich den Orgasmus vermisst. Es fühlte sich unvollständig an, und der Wunsch zu masturbieren tauchte auf. Beim Liebemachen muss ich sehr aufpassen, denn ich komme immer schnell an den Punkt, dass ich ejakuliere, weil der Druck so stark ist. Aber jetzt ändert sich das. Je mehr ich meine Energie zu mir selbst zurückhole ohne zu ejakulieren, desto mehr bin ich bei mir. Ich fühle immer sexueller. Die Sehnsucht, mit meiner Geliebten zu sein, wächst — um liebevoll, weich, sanft, empfindsamer zu sein. Sobald ich in den Kopf gehe, mache ich mir das alles kaputt. Wenn ich in meiner Energie bleiben kann, intensivieren sich alle Gefühle."

Erfahrungsbericht einer Frau

„Gestern Abend haben wir uns wieder eingestöpselt, um unsere Batterien aufzuladen. Und als ich gerade einschlief, hatte er eine Erektion, und sie blieb auch, während ich schlief. Er sei fast die ganze Nacht high gewesen, mit und ohne Schlaf, und das Ganze war für ihn eine völlig neue Erfahrung. Am Morgen war es ganz natürlich, wieder einzustöpseln, und erstaunlicherweise ging es bei ihm sofort weiter. Es war sehr schön für mich, ihn dabei zu erleben und ihm zuzuhören, was er darüber sagte ... Ich bin direkt ein bisschen neidisch. Aus irgendeinem Grund fällt es mir in den letzten Tagen schwer, in meinem Körper präsent zu bleiben. Die letzten beiden Male war ich entspannter. Und die ganze Zeit bin ich feucht, auch wenn wir gar nicht eingestöpselt sind. Ich genieße es sehr, mit meinem Partner in dieser entspannten Atmosphäre einfach zusammen zu sein."

TANTRISCHE INSPIRATION

Während du Liebe machst, vergiss den Orgasmus. Sei einfach entspannt mit dem Mann zusammen. Entspannt euch in den anderen hinein. Der westliche Verstand macht sich immer Gedanken, wann der Orgasmus wohl kommt und wie man ihn möglichst schnell und möglichst großartig machen kann und all so was. Solche Gedanken erlauben euch nicht, euren Körperenergien die Regie zu überlassen. Der Körper darf nicht machen, wie er will – ständig funkt der Verstand dazwischen ...
Entspanne dich einfach mit dem Mann. Wenn nichts passiert, braucht eben nichts zu passieren. Wenn nichts passiert, passiert eben genau das ... und das ist auch schön! Der Orgasmus ist keine Sache, die jeden Tag passieren muss. Sex sollte einfach heißen, dass ihr zusammen seid und euch einer im anderen auflöst. Dann könnt ihr eine halbe Stunde, eine ganze Stunde lang Liebe machen, einfach indem ihr euch miteinander entspannt. So erreicht ihr vollkommene Gedankenstille, weil das Denken nicht gebraucht wird. Liebe ist das Einzige, wofür das Denken nicht gebraucht wird. Aber der Westen macht da einen Fehler – er bringt sogar hier das Denken ins Spiel!

Osho, The Open Secret

PARTNERÜBUNG

Weiche Penetration

In den Abbildungen 8.1, 8.2, 8.3 und 8.4 sind empfehlenswerte Positionen für die weiche Penetration dargestellt. Die einfachste Ausgangsstellung ist in 8.1 zu sehen, wobei der Mann auf der Seite liegt und sich der Frau zuwendet. Die Frau liegt auf dem Rücken und bringt ihr Becken möglichst nahe zum Becken des Mannes.

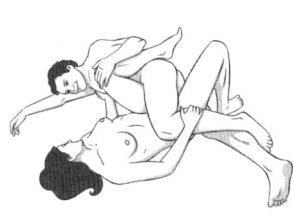

Abb. 8.1.
Seitliche Scherenposition für die weiche Penetration

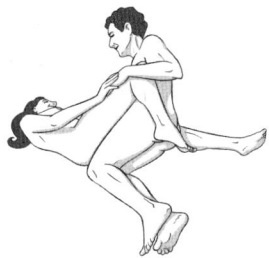

Abb. 8.2. Das Paar rollt auf die Seite

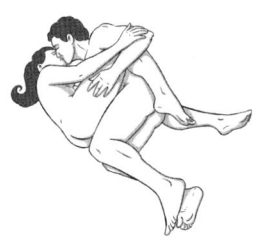

Abb. 8.3. Das Paar rollt küssend auf die Seite

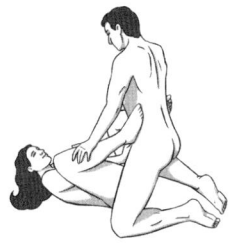

Abb. 8.4. Mann in Mittelposition beim weichen Penetrieren

Beide haben die Beine geöffnet, sodass die Genitalien sich natürlicherweise gegenüberliegen. Bringt die Genitalien ganz nahe zusammen und schlingt die Beine umeinander. Wenn der Mann auf seiner rechten Seite liegt, legt die Frau ihr rechtes Bein zwischen die Beine des Mannes, wobei sie das Knie gebeugt hält und den rechten Fuß auf dem Boden abstützt. Ihr linkes Bein ist gebeugt und ruht auf der Hüfte des Mannes.

Diese Position wird Scherenstellung genannt, weil die Beine wie eine Schere ineinander greifen. Vielleicht muss die Frau mit dem Oberkörper etwas vom Mann wegrücken (fast im rechten Winkel), damit das Becken von beiden Partnern gut ineinander passt. Die gleiche Wirkung lässt sich aber auch erzielen, wenn die Frau ihr Becken etwas nach oben kippt. Probiert es einfach aus und findet die für euch bequemste Stellung. (Die Positionen 8.2 und 8.3 sind schöne Varianten nach dem Einführen des Penis.)

Sobald ihr die optimale Position gefunden habt, Becken an Becken, die Vagina dem Penis gegenüber, kann die Frau weiter so vorgehen: Nimm als Erstes den Penis in deine Hände. Falls du ein Gleitmittel brauchst, ist nun ein guter Zeitpunkt, um es aufzutragen. Verwendet ihr ein Kondom, dann ist jetzt der richtige Moment es überzuziehen, auch wenn der Penis noch schlaff sein sollte. Wenn das Kondom übergezogen ist, kannst du das Gleitmittel auftragen* und direkt zur Penetration übergehen, wie unten beschrieben. Die elektromagnetische Sensibilität wird durch ein Kondom nicht beeinträchtigt. Nimm dir einen Augenblick, um deine Schamlippen mit den Fingern zu öffnen und dadurch den Scheideneingang leichter erreichbar zu machen. Schiebe dann vorsichtig die Vorhaut zurück, die die Eichel des Penis umgibt. Lege die Eichel frei, indem du die Haut nach unten in Richtung Peniswurzel streifst. Bilde dann mit Zeige- und Mittelfinger jeder Hand eine Art Gabel (bitte mit kurzen Fingernägeln zum Schutz von Vagina und Penis!), nimm den Penis an der Wurzel zwischen eine dieser Fingergabeln (probiere es mit der linken) und halte ihn dort fest. Mit den Fingern der

---

* Mit Kondom nehmt nur pharmazeutische Gleitmittel aus der Apotheke, wie z.B. KY-Jelly, aber keinesfalls eines mit pflanzlichem Öl! Ohne Kondom könnt ihr als Gleitmittel auch Mandelöl, Sesamöl und Olivenöl verwenden. Alle Öle und Gleitmittel sollten frei von Parfüms und Duftstoffen sein.

anderen Hand hältst du den Penis direkt hinter dem Rand der Eichel (siehe Abb. 8.5). Wenn du die Finger etwas zusammendrückst, kannst du den Penis sanft im Griff haben, und dann ziehe ihn näher an die Vagina heran. Sobald er den Scheideneingang erreicht, kannst du beginnen ihn einzuführen. Es wird möglich sein, den Penis in die Vagina hinein und noch ein Stückchen nach oben zu schieben. Dann kannst du die Finger der einen Hand wegnehmen und dasselbe ein bisschen weiter unten wiederholen:

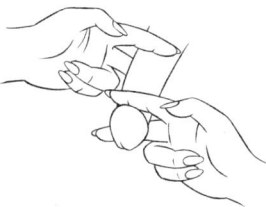

Abb. 8.5. Position der Finger beim Halten
des Penis für die weiche Penetration

Nimm den Penis wieder zwischen zwei Finger und führe ihn in die Vagina ein, indem du ihn ein bisschen schiebst. Wenn du diese Fingerbewegung einige Male wiederholst, kannst du so den Penis Stück für Stück immer tiefer in die Vagina hineinschieben.

Sobald du den Penis eingeführt hast (so tief, wie du kannst — am Anfang ist es schon gut, die Eichel ein Stück hineinzubekommen), nimm deine Hände weg. Bringt eure Genitalien jetzt so nahe wie möglich zusammen, indem ihr eure Beine umeinander schlingt und euch zurücklegt. Zur Unterstützung könnt ihr Kissen verwenden, um es euch so bequem wie möglich zu machen. Falls der Mann zurückrutscht, schiebt Kissen unter sein Becken und den unteren Rücken.

Für das weiche Eindringen ist es absolut wichtig, die Vagina zu entspannen, sonst ist es, als wollte man den Penis durch eine verschlossene Tür zwängen — es funktioniert nicht. Wenn du den Penis einführst, willst du wahrscheinlich sehen, was du machst, und nach unten zwischen die Beine schauen wollen. Aber dadurch werden die Bauchmuskeln angespannt, und mit dem Bauch zieht sich auch die Vagina zusammen. Um das zu vermeiden, musst du ganz bewusst deine Aufmerksamkeit in die Vagina lenken, damit sie entspannt und offen bleibt.

Es geht leichter, wenn du den Penis zwischen deine Finger nimmst und dich dann für einen Moment zurücksinken lässt, ohne deine Hände anzuschauen. Entspanne bewusst die Vagina und halte die Vaginalmuskeln weit, ehe du versuchst, den Penis einzuführen. Wenn du dich offen anfühlst, kannst du den weichen Penis hineingleiten lassen, wie es weiter oben beschrieben ist. Diese weiche Penetration könnt ihr anwenden, sooft ihr Liebe macht, oder immer dann, wenn ihr es braucht.

Die Scherenposition funktioniert möglicherweise nicht für jedes Paar. Die mittlere Position (Abbildung 8.4) ist eine gute Alternative, weil der Mann dabei den Penis leicht selber einführen kann. Er sollte sich zwischen die Beine der Frau knien, während ihr Becken durch ein Kissen etwas angehoben ist. Nachdem der Mann den Penis (eventuell mit Unterstützung der Frau) Stück für Stück in die Vagina eingeführt hat, kann er sich auf die Frau legen, und von Zeit zu Zeit können sich beide zusammen nach links oder rechts auf die Seite rollen.

TANTRISCHE MEDITATION

Die Wirbelsäulenmeditation

Diese Meditation kannst du auf dem Rücken liegend oder mit gerader Wirbelsäule aufrecht sitzend ausprobieren. Beim Sex wird normalerweise die Energie durch die Vorstellungskraft nach unten gelenkt, aber dieses gewohnheitsmäßige Muster lässt sich durchbrechen. Man kann die Vorstellungskraft ebenso gut dazu nutzen, die Energie nach oben zu lenken. Dabei ist es hilfreich, sich das Rückgrat in verschiedene Abschnitte unterteilt vorzustellen, die den Energiezentren entsprechen — beginnend beim Sexzentrum im Genitalbereich, über das Zentrum unterhalb des Nabels, Sonnengeflecht, Herz, Kehle, drittes Auge bis zum Scheitelzentrum. Diese Unterteilung macht es für den Verstand leichter, die Energie etappenweise nach oben zu lenken. Falls es dir möglich ist, dir die Wirbelsäule als Ganzes vorzustellen, sind diese Unterteilungen nicht nötig.

Schließe die Augen, wende deinen Blick nach innen und schau in deinen Körper hinein, indem du deine Wahrnehmung nach unten in den Beckenbereich richtest. Fühle die Knochen des Beckens und bringe die Aufmerksamkeit allmählich auf das Kreuzbein und das Steißbein an der Basis der Wirbelsäule. Visualisiere Lichtstrahlen, die entlang der Wirbelsäule aufsteigen. Stelle dir vor, du bestehst aus Lichtpartikeln, Elektrizität. „Betrachte deine Essenz als Lichtstrahlen, die sich entlang der Wirbelsäule aufsteigend von Zentrum zu Zentrum ausbreiten. Und so steigt ‚Lebendigsein' in dir auf."[1]

Konzentriere dich zuerst auf das Sexzentrum und stelle dir vor, dass sich goldene Lichtstrahlen langsam nach oben ins Nabelzentrum ausbreiten. Lass die Energie sich dort sammeln und als Lichtströmung zum Sonnengeflecht aufsteigen. Fühle, wie die Wärme in dir emporsteigt, während sich die Strahlen weiter aufwärts zum Herzzentrum bewegen und dich mit Wärme erfüllen.

So wanderst du allmählich die ganze Wirbelsäule entlang aufwärts bis zum Scheitel deines Kopfes. Fühle das Strömen des ganzen Rückgrats, vom Sexzentrum bis zum Scheitelzentrum. Wenn du möchtest, kannst du die Verbindung noch über deinen Körper hinaus ausdehnen und dir vorstellen, dass das Licht etwa einen Meter über deinen Kopf hinausreicht — und wenn du noch weiter gehen willst, sogar bis zum Mond.

Durch Entspannen zum Orgasmus

FRAUEN, DIE SICH AUF DEN WEG MACHEN ihre Weiblichkeit wieder zurückzugewinnen, erleben oft Unterschiedliches. Entspannung ist aber die Grundlage für alle neuen Erfahrungen. Ist eine Frau entspannt, dann verleiht es ihr sofort eine Aura von Weiblichkeit. Sie wird zart und durchlässig; ihre ganze Präsenz strahlt eine Einladung an den Mann aus. Diese tiefe Kraft des Frauseins liegt in der weiblichen Seinsqualität. Durch sie hat die Frau die Möglichkeit, den Mann zu beeinflussen allein schon dadurch, dass sie aus ihrem weiblichen Element heraus agiert.

Von einem inneren Ort rezeptiver Zentriertheit und in sich ruhender Gelassenheit und Entspannung verströmt sie mit Leichtigkeit eine Kraft, die ihr ganzes Umfeld und jeden, der sich in es hineinbegibt, beeinflusst. Indem sie die männliche Kraft – eine Umarmung, eine Berührung, einen Kuss, eine Penetration – in sich aufnimmt, transformiert sie das Energiefeld. Sie empfängt den Mann, trinkt ihn, absorbiert seine männliche Kraft, während er sie mit seinen Berührungen, seinem Körper, seinen Lippen, seinem Penis durchdringt.

Je mehr die Frau mit ihrem Körper verschmilzt und sich selbst von innen wahrzunehmen vermag, umso ekstatischer wird sie sich fühlen. Es wird ganz natürlich für sie, entspannt zu sein und mit dem gegenwärtigen Augenblick zu verschmelzen, weil sie sich nicht mehr für ein bestimmtes Ziel verausgabt. Dann wird ein Zusammensein ohne Hast und Eile möglich, dann ist jede Menge Zeit, um wahrzunehmen, was sich im Körper abspielt, während du dabei bist, es in den Tiefen deines Seins zu erfassen.

Die Aufmerksamkeit nach innen und unten lenken

Für die Frau besteht der erste Schritt beim Erforschen der Entspannung während des Liebemachens darin, ihre Aufmerksamkeit auf sich selbst zu richten. Mit dieser Absicht, sich selbst mehr wahrzunehmen und offen für sich selbst zu sein, entwickelt sie eine Neugier für alles, was sich in ihrem Inneren ereignet. Solange sie nicht auf diese Weise sich selbst begegnet und mit sich selbst vertraut wird, kann sie auch den Mann nicht auf einer tieferen Ebene treffen.

Zu entspannen bedeutet, deine Aufmerksamkeit von außen (vom Tun) abzuziehen und sie nach innen und unten in den Körper zu holen. Es bedeutet, ganz wach in den Sinnen zu sein und die inneren Empfindungen und die Feinfühligkeit deines Körpers wahrzunehmen. Dazu bedarf es einer ruhigen Atmosphäre und einer gewissen Achtsamkeit. Damit schaffst du ein Klima, das es dir erlaubt, dich selbst zu fühlen, statt mit deiner Aufmerksamkeit ständig beim Mann zu sein. Bis zu einem gewissen Grad ignorierst du sogar den Mann. Nicht, dass du ihn vergisst – keineswegs. Du bist dir seiner Gegenwart lebhaft bewusst, während du gleichzeitig den Hauptfokus deiner Aufmerksamkeit auf deine innere Wirklichkeit legst. Wenn eine Frau anfängt sich von innen her zu erleben, wird sie auf natürliche Weise stiller, rezeptiver und kreiert sofort ein feminines Milieu um sich herum. Mit anderen Worten, die Frau sollte ihre Energie nach innen lenken, statt sie nach außen zu projizieren. Ein wirklicher Mann (nicht der konditionierte, in seiner Hyperaktivität feststeckende Mann) projiziert Energie; er dehnt sich nach außen aus, während die Frau nach innen geht und dadurch in der Lage ist, die männliche Energie aufzunehmen.

Als das empfängliche Prinzip kann die Frau eine gelassene Atmosphäre schaffen. Entspannung ermöglicht ihr den leichteren Zugang zu ihrem ureigensten weiblichen Element, und damit wird sie unwiderstehlich – geradezu eine Einladung. Ihre präsente Anwesenheit aktiviert den positiven Pol, und dann äußert sich ihr Begehren nicht mehr als frustrierte Forderung. Wenn sie lernt, sich wie ein offener Raum zu erleben, als vollkommene präsente Leere, wird sie erleben, dass auch die männliche Energie vollständig zur Verfügung steht, um von ihr empfangen und aufgenommen zu werden. So entsteht etwas völlig Neues, Frisches, eine neue Dimension. Durch diese Alchemie zwischen Männlich und Weiblich entsteht die elektromagnetische Anziehungskraft. Wenn die Frau anfängt, sich in das weibliche Prinzip hineinfallen zu lassen, dämmert ihr, was Sex wirklich bedeutet, und dann fängt es an Freude zu machen, mit einem Mann zu sein.

Wenn sie diese Kunst beherrscht, dann kann die Frau Einfluss auf jeden Mann haben, den sie auswählt. Sie ist unwiderstehlich, anziehend, von magischem Zauber umgeben. Schon ein einfaches länger dauerndes Küssen der Lippen kann einen Mann im tiefsten Kern erschüttern. Oder eine Umarmung, die jede Zelle des Körpers anspricht und immer länger und länger geht, als würde sie ewig währen. Entspannung hat eine sogartige Wirkung, die den Mann mühelos an seinen Platz gleiten und die Verbindung mit seinem komplementären Gegenpol suchen lässt.

Meiner Erfahrung nach kann der Mann einfach keine aggressive machohafte, zielorientierte Position beibehalten, wenn er auf eine Kraft trifft, die ihn einlädt, über den Körper und den Penis mit ihm zu verschmelzen und eins zu werden. Die physische Präsenz und Faszination des weiblichen Körpers werden enorm verstärkt, wenn statt der körperlich anstrengenden Aktivität beim intimen Beisammensein die Entspannung das Sagen hat.

Körperliche Spannungen loslassen

Entspannung hat viele verschiedene Ebenen; sie ist sehr subtil, multidimensional. Zuallererst kommt die körperliche Entspannung. Aus Gewohnheit verspannen wir viele Teile unseres Körpers, ohne es zu bemerken. Lerne einfach, nach überflüssig festgehaltenen Anspannungen im Körper Ausschau zu halten. Beim Umarmen, Küssen, Liebemachen, beim Bewegen oder Verändern einer Position kannst du deinen Körper vom Kopf bis zu den Zehenspitzen „abscannen" und immer wieder Verspannungen lösen und – sie ganz bewusst loslassen. Zum Beispiel den zusammengebissenen Kiefer oder die Verkrampfungen im Genitalbereich. Entspanne den Bauch und lass das Sonnengeflecht weich werden, die Schultern ein paar Zentimeter herabsinken und die gekrümmten Zehen und Füße lasse locker.

Selbstverständlich ist immer eine gewisse Spannung erforderlich, um räumliche Bewegungen zu machen. Spannung ist eine Voraussetzung für unsere körperliche Ganzheit und Unversehrtheit; sie hält uns zusammen. Doch abgesehen von dieser zentralen Grundspannung können wir alle zusätzlichen, überflüssigen Anspannungen loslassen. Manchmal wird Entspannung irrtümlich mit einem kollabierten Zustand verwechselt – schlapp, abwesend, fast wie eine Marionette. Das ist aber ein Missverständnis. Entspannung verstärkt die innere Lebendigkeit und Vitalität; sie verleiht dem Körper anmutige Grazie und bringt unser Wesen zum Strahlen. Entspannung ist das Bemühen, sich weniger anzustrengen und stattdessen mehr zu sein, mehr innen und mehr präsent zu sein für das, was tatsächlich geschieht, als hinter einer Vorstellung von Orgasmus herzujagen. Auf einer subtileren Ebene, unter der unmittelbaren körperlichen Entspannung, gibt es eine tiefere Ebene von Entspannung, die durch Bewusstheit erreicht wird. Du kannst deine Aufmerksamkeit dazu benutzen, den Körper innerlich abzutasten und gewissermaßen „durchzufegen". Oder du kannst an bestimmten Stellen bleiben, tief in die Zellen reinspüren und die warmen, prickelnden, strömenden, glühenden, pulsierenden und vibrierenden Empfindungen, die an vielen Stellen spürbar sind, willkommen heißen.

Einem solchen Verweilen der Aufmerksamkeit folgen köstliche Wellen innerer Ausdehnung und wir erreichen eine tiefere Ebene der Entspannung: Angenehme innere Wärme breitet sich aus und die Sinneseindrücke erweitern sich, die Sensibilität steigert sich. Das Körpergewebe wird durchlässiger, je mehr es von der Lebenskraft durchströmt wird. Insbesondere reagieren Vagina und Brüste auf diese Bewusstheit und die Frau kann dadurch diese beiden Pole verstärkt wahrnehmen und den Magnetstrom zwischen ihnen verstärken. Innere Aufmerksamkeit weckt das auto-ekstatische Potenzial im Körper durch den Magnetstab, die eigentliche Quelle des Orgasmus (wie im 4. Kapitel beschrieben).

Im Wesentlichen bedeutet Entspannung, präsent zu sein und sich zu öffnen, statt abwesend zu sein und innerlich abzuschalten. Die Frau kann ein außergewöhnliches Ambiente schaffen, einfach indem sie ihr Bewusstsein ausdehnt und Präsenz selbst in die kleinsten körperlichen Bewegungen und Stellungen einbringt. Diese Entspannung an sich ist eine wunderbare Erfahrung, denn endlich kann die Frau sie selbst sein – präsent im Hier und Jetzt, genau so wie sie ist, in ihrer ganzen Herrlichkeit. Mit einer spielerischen anmutigen Einstellung, ohne etwas Besonderes zu tun oder irgendwo hinzuwollen, wird die enorme Energie, die man normalerweise braucht, wenn man hinter den üblichen sexuellen Vergnügungen her ist, mit einem Mal frei verfügbar und kann sich in andere Bereiche ausdehnen. Statt nach außen zu gehen wird diese Energie nach innen umdirigiert und bewirkt eine intensivierte Bewusstheit der subtilen ekstatischen Ereignisse auf der Zellebene des Körpers.

Die Vagina entspannen

Grundsätzlich sollte die Frau vor und während des Sexaktes so viel Aufmerksamkeit wie möglich in ihre Brüste lenken und sich daran erinnern, dass die Energie von den Brüsten zur Vagina strömt und diese entfacht. Gleichzeitig sollte sie darauf achten, dass die Vagina weit und entspannt ist. Sei mit deiner Aufmerksamkeit in der Vaginalhöhle, spüre ins Gewebe hinein bis zur zellulären Ebene. Entspannen und diese stets schwebende Bewusstheit verstärken die Qualität der „Leere" in einer rezeptiven, einladenden Vagina. Dies wiederum stärkt die positive aktive „Fülle" des Penis in der Vagina.

Nachdem der Mann eingedrungen ist, sollte die Frau diese durchlässige, aufnehmende, empfängliche Leere ihres passiven Pols während der ganzen Zeit des Liebemachens bewahren. Wenn der positive und der negative Pol im Gleichgewicht sind (im eigenen Körper ebenso wie zwischen Penis und Vagina), dann öffnet sich der Kanal und die Energie kommt ins Fließen. Die Wonne dieses elektromagnetischen Strömens im Körperinnersten ist ziemlich weit entfernt von den Sinnesreizen, die wir normalerweise mit Sex verbinden.

Bewusstheit führt auf natürliche Weise zu einer Verlangsamung, und dann ist es einfacher, gelassen zu sein. Es empfiehlt sich, in der Vagina nur langsame Bewegungen zu machen, um unbewusste Abwehrreaktionen der Vagina zu vermeiden, mit denen sie versucht, den Muttermund zu schützen. Wie schon im 6. Kapitel ausführlicher dargelegt, ist die Verengung der Vagina ein Hindernis für orgasmische Erfahrungen. Die Vagina sollte nicht fest und eng sein, sondern weich und geschmeidig, was sie sofort befähigt, die strahlende Energie, die vom Penis ausgeht, zu spüren. Unterstütze das Entspannen und halte die Vagina weit und offen; es ist nicht nötig, dass sie den Penis fest und eng umschließt. Um die elektromagnetischen Empfindungen zu aktivieren, ist ein Gefühl von Platz und Durchlässigkeit nötig, Werden die beiden Pole physisch festgehalten, so können Plus und Minus nicht zusammenkommen, sich austauschen und verschmelzen.

Viele Frauen befürchten nach der Geburt eines Kindes, dass ihre Vagina zu weit und zu locker geworden ist. Dieses Missverständnis entspricht dem herkömmlichen Bild, das wir von Sex haben. Kürzlich war ich entsetzt, von einem Gynäkologen zu hören, heute sei es nicht ungewöhnlich, dass die Frauen sich zum Kaiserschnitt entschließen, statt ihr Kind auf natürliche Weise durch die Vagina zu gebären, auch wenn gar keine medizinische Notwendigkeit für den Kaiserschnitt besteht. Diese Frauen vermeiden die vaginale Geburtserfahrung in dem irregeleiteten Glauben, sich ihre angebliche vaginale Unversehrtheit zu bewahren.

Ich habe schon erwähnt, dass es nicht gut ist, die Vaginalmuskeln beim Sex absichtlich zusammenzuziehen. Aber ohne Sex ist es sehr empfehlenswert, die Muskeln des Beckenbodenbereiches und der Vagina zu trainieren. Es fördert den Tonus und die Gesundheit der Geschlechtsorgane und unterstützt ihre tiefe Entspannung (wie in der Übung am Ende des 6. Kapitels erläutert). Das Muskeltraining besteht im bewussten Anspannen und Entspannen des Beckenbodens – genauso, als würde man die Blase anspannen, um den Harndrang zurückzuhalten. Wenn diese Übungen mit Bewusstheit ausgeführt werden, bewirken sie, dass die vaginalen Muskelwände „erwachen", und damit erhöht sich der allgemeine Tonus und das *Chi*. Die Übungen sollten nicht mechanisch und abwesend gemacht werden, sonst bewirken sie das Gegenteil: Verhärtung und Unempfindlichkeit.

Bewegen und Entspannen kombinieren

Entspannung in den Ablauf körperlicher Bewegungen zu bringen ist eine Kunst – und macht Spaß! Im 6. Kapitel haben wir darauf hingewiesen, dass das ganze Bemühen der Frau, ihr Becken vor- und zurückzubewegen, zu einer Kontraktion des Vaginalbereiches führen kann, der dadurch weniger empfindsam und aufnahmefähig ist. Bei jedem Vorwärtsschub des Beckens zieht sich die Vagina zusammen und schubst dadurch den Mann praktisch genau in dem Moment, wo er versucht, hereinzukommen, wieder hinaus. Auf diese Weise haben der Plus- und der Minuspol wenig Chance, sich zu treffen und die entsprechende Position einzunehmen, in der sie ihre Energien austauschen können.

Wenn der Mann anfängt zu stoßen, empfehle ich daher nicht zurückzustoßen, stattdessen kippe dein Becken etwas nach hinten und bewege dich nicht, fokussiere dich darauf, mit einer empfänglichen Einstellung den Penis in der Vagina aufzunehmen. Und: Ermutige den Mann dazu, beim Penetrieren ganz langsam vorzugehen, dann ist die Vagina für den eindringenden Penis mehr und mehr bereit. Durch die Langsamkeit werden die köstlichen Empfindungen in der Vagina verstärkt. Wenn ihr wollt, kann die Penetration einfach da gehalten werden, sodass sich der Penis nicht zurückzieht. Im 6. Kapitel ist beschrieben, wie der Penis in optimaler Weise einige Minuten in der Tiefe der Vagina bleibt, bevor der Mann ihn zurückzieht und dann von neuem eindringt. Auf diese Weise kann der Mann bis zu deinem tiefsten Teil, deinem „Garten der Liebe", vordringen, wo ihr mit den göttlichen orgasmischen Empfindungen in Kontakt kommt.

Ohne die vorherigen Empfehlungen zurückzunehmen: Das Vor- und Rückbewegen ist keineswegs aus dem Spektrum der Wahlmöglichkeiten bei der Frau herausgefallen. Durch eine bewusste Bewegung entsteht eine völlig andere Qualität der Wahrnehmung im Körper. Nicht was du machst, sondern wie du es machst, zählt – und fast alles, was du mit Bewusstheit machst, wird wunderbar sein. Es ist der Mangel an Bewusstheit, der zu Blockaden führt. Die wichtigste Regel besteht also darin, mechanische Bewegungen zu vermeiden, weil sie die Tendenz haben, die Körperenergie zu komprimieren, und sie normalerweise ohne inneres Beteiligtsein vollzogen werden. Die Verbindung zur inneren Wahrnehmung geht so leicht verloren.

Wie ich schon gesagt habe: Presst die Frau ihre Vagina absichtlich zusammen, um die Erektion zu stimulieren, erreicht sie damit gerade das Gegenteil: Dadurch geht die Erektion eher verloren bzw. wird eine Ejakulation ausgelöst. Es gibt einige spezielle Techniken, zum Beispiel wenn die Frau versucht mit der Beckenbodenmuskulatur eine pumpende Bewegung zu machen, um die Energie nach oben in den Körper zu ziehen. Erstaunlicherweise stellt sich diese Art von Pumpwirkung gelegentlich ganz von selbst ein: Wenn der Körper die Möglichkeit hat ohne unsere Einmischung zu agieren, macht er das von Zeit zu Zeit. Unser Körper weiß selbst am besten, wie er seine eigene Intelligenz ins Spiel bringen kann. (Wahrscheinlich ist diese Praxis der bewussten Muskelanspannung ursprünglich aus dem Imitieren der natürlichen Körperreaktion entstanden.)

Beim Liebemachen kann das bloße Heben von Kopf und Hals, wenn du den Lippen deines Geliebten begegnen willst, gerade so viel Spannung in der Vagina erzeugen, dass deren Sensibilität gesteigert wird. Wenn du ein Kissen unter dein Becken schiebst, kann das in der Vaginalhöhle eine interessante Spannung erzeugen, ohne dass du deine weiche Empfänglichkeit verlierst. Wenn du beim Küssen mit solchen subtilen Spannungen spielst, dann ist der Austausch zwischen Penis und Vagina ganz wundervoll.

Wie man die Vaginalmuskeln während des Liebemachens erspürt und entspannt

Es gibt noch einige andere Möglichkeiten des Beckenbewegens. Eine Art der Bewegung kann sein, häufig die Stellungen zu wechseln, ohne den Kontakt zwischen Penis und Vagina zu unterbrechen. Die Einheit Penis-Vagina ist der zentrale Punkt, um den herum alle Bewegungen passieren. (Siehe die Abbildungen 9.1 und 9.2 auf den folgenden Seiten, in denen zwei Sequenzen von Stellungen dargestellt sind, bei denen es um den Kontakt von Penis und Vagina geht.)

Wenn du das Becken bewegen möchtest, kannst du versuchen, die Vaginalmuskeln gesondert zu erspüren und sie während der Beckenbewegungen locker und entspannt zu halten. Das Becken wird von einem Muskel bewegt, der an der Vorderseite des Rückgrats ansetzt, dem Iliopsoas. Während du also das Becken

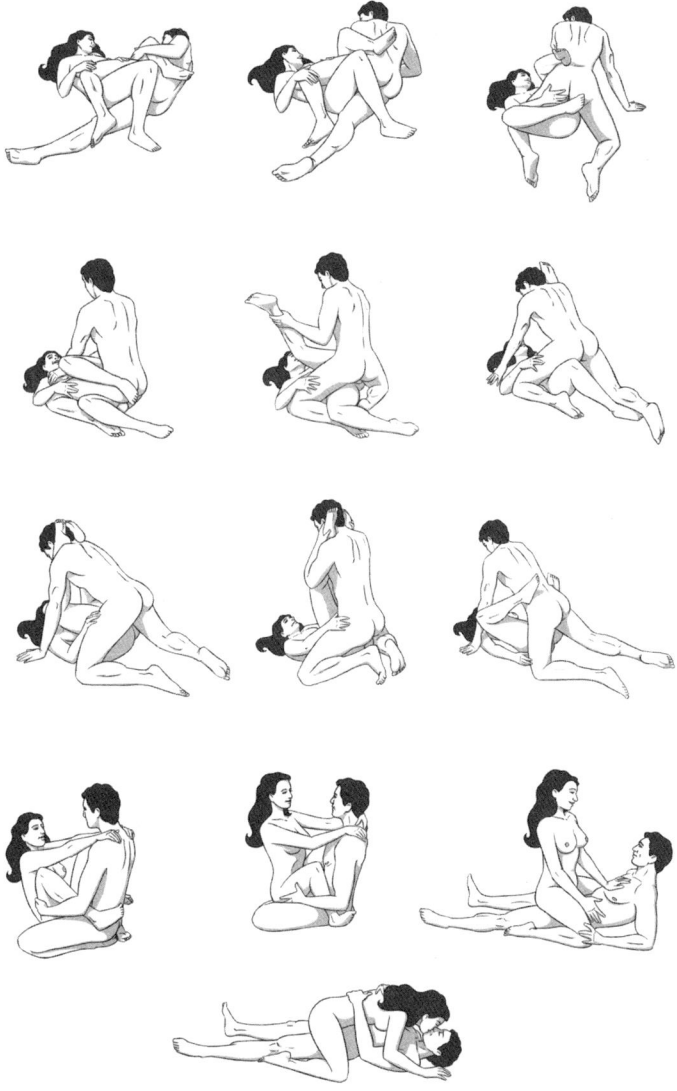

Abbildung 9.1. Sequenz der rotierenden Stellungen von vorn

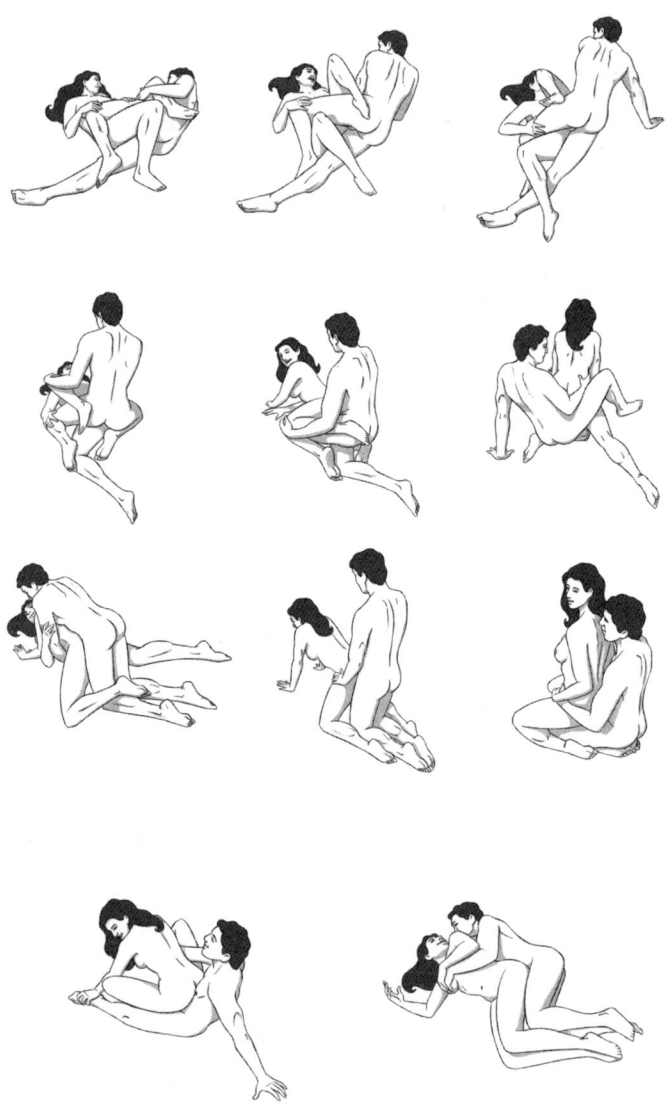

Abbildung 9.2. Sequenz der rotierenden Stellungen von hinten

bewegst, versuche mit diesem Bereich zwischen Bauch und Wirbelsäule in Kontakt zu sein. Das ist nicht so leicht; es erfordert Bewusstheit. Beobachte, welche anderen Muskeln für die Bewegung nicht benötigt sind (und das sind einige an Po, Bauch und Oberschenkeln), und versuche, nur diejenigen Muskeln einzusetzen, die wirklich gebraucht werden. Mache das langsam, bewusst, spielerisch und entspannt; langsame Bewegungen fördern die Bewusstheit und erhöhen die sinnliche Wahrnehmungsfähigkeit. Manchmal werden die beiden Körper unerwartet von selbst in ein gemeinsames Rollen übergehen, ausgelöst durch die magnetische Anziehung und die kreisförmige Energiebewegung.

Außerdem kann der Penis in der Vagina jederzeit eine ganze Reihe von kleineren, reduzierten Bewegungen ausführen, die nicht viel Reibung an den Vaginalwänden hervorrufen, aber sehr lustvoll sind. Es ist wichtig zu wissen, dass Spannungen im Allgemeinen für tiefere orgasmische Erfahrungen nicht sehr förderlich, sondern im Gegenteil sehr kontraproduktiv sind. Beim herkömmlichen Sex findet eine Menge Aktivität und Bewegung statt, weil das als Voraussetzung für sexuelle Lust gilt. Dennoch ist Entspannung, und nicht Anspannung, der Schlüssel und die Quelle für einen länger andauernden weiblichen Orgasmus.

Atem, Worte, Augen und Lippen

Entspannt sein heißt den gegenwärtigen Augenblick feiern, in dem es nichts zu tun gibt und wo man nirgends hin muss. Liebende können Erfahrungen im Hier und Jetzt auf unterschiedliche Weise stärken: Mit dem Atem, mit Worten, mit den Augen, mit Küssen – durch das Spiel aller Sinne kann der sexuelle Energieaustausch beeinflusst werden. Allein durch Atmen kann ein orgasmischer Zustand ausgelöst werden.

Der Atem hält dich in der Gegenwart, in deinem Körper. Das ist eine große Hilfe, denn du wirst nicht so leicht zum Orgasmus kommen können, wenn du im Kopf bist und an andere Dinge denkst. Der Atem hilft dir, dich eins mit dem Körper zu fühlen und mit dieser Quelle des Lebens zu verschmelzen. Im Idealfall ist der Atem rhythmisch, tief und langsam. Versuche, den Atem bis in den Bauch zu holen und nicht nur im Brustkorb zu atmen. Durch die Nase ist der Atem feiner, aber manchmal ist es angesagt und bequemer, durch den Mund zu atmen. Du kannst den Atem in Richtung Genitalien lenken, um deine Sensibilität in diesem Bereich zu erweitern.

Wahrscheinlich ist dir aufgefallen, dass es in der Praxis recht schwierig sein kann, mit der Aufmerksamkeit beim Atem zu bleiben, vor allem wenn du gleichzeitig auf andere Dinge achtest. Gehe mit deiner Aufmerksamkeit einfach immer wieder zum Atem zurück, wenn du bemerkst, dass du abgelenkt bist. Betrachte ihn als guten Freund, der dir helfen kann, wenn du dich mal nicht so lebendig und präsent fühlst. Bewusstes Atmen hat immer eine positive Wirkung. Wenn du dich tiefer auf das Atmen einlassen willst, kannst du versuchen, zwischen der Dauer der Einatmung und der Dauer der Ausatmung ein Gleichgewicht herzustellen. Du kannst für die Dauer des Aus- bzw. Einatmens jeweils bis fünf oder sieben zählen, wie es für dich stimmt. Mit etwas Übung bekommst du so einen tieferen regelmäßigeren Atem. Durch die Harmonisierung des Atems wirst du auf den Umkehrpunkt, die Atempause, aufmerksam werden: Die Lücke zwischen dem Ausatmen und dem Einatmen, diesen Moment, in dem wir ekstatisch schwebend einen Geschmack vom ewigen Leben erhaschen können. Du kannst mit Hilfe deiner Vorstellungskraft diese Wirkung intensivieren, bei manchen Leuten wirkt das Wunder. Stelle dir vor, dass beim Ausatmen goldenes Licht aus deinen Brüsten strömt und beim Einatmen goldenes Licht durch die Vagina eingesogen wird.

Küssen kann ein immenses Gefühl von Einssein auslösen, im eigenen Körper und mit deinem Partner. Wenn sich die Lippen von Liebenden finden, ist es, als würde ein Stromkreis geschlossen. Die Intensität der körperlichen Empfindungen wird gesteigert. Küssen hilft der Frau mit ihrem Körper zu verschmelzen. Ein Kuss, bei dem die Zunge in den Mund eindringt, löst schnell Erregung aus, vor allem beim Mann; es sollte deshalb für besondere Gelegenheiten aufgehoben werden. Aber viel interessanter als die Zunge sind die Lippen. Lasst euren Mund geschlossen und legt entspannt die Lippen aufeinander: Fülle sie mit Bewusstheit und bringe sie auf angenehme Weise mit den Lippen deines Partners zusammen – wenn du Glück hast, macht es dein Partner genauso. Macht richtigen, saftigen Kontakt, kein leichtes, luftiges Küsschen. Legt eure ganze Präsenz in die Lippen und stellt euch vor, vom anderen zu trinken. In einem Seminar war ich einmal sehr berührt, als eine Frau mir erzählte, sie und ihr Ehemann hätten nun nach zwanzigjähriger Ehe gelernt, sich zu küssen. Sie war sehr angetan davon, denn durch diese Erfahrung, nach Herzlust wirklich zu küssen, hatte sich ihr eine neue Ebene von Sinnlichkeit eröffnet.

Manchmal, wenn du nicht mit Küssen beschäftigt bist, kannst du immer wieder deine Aufmerksamkeit zu Lippen und Mund bringen, denn dort sammeln sich die häufigsten Spannungen. Wir haben oft die Gewohnheit, unsere Mundwinkel hängen zu lassen. Achte mal auf deine Stimmung, wenn du deine Lippen so verziehst, du wirst feststellen, dass du dich plötzlich schlechter fühlst. Diese unbewusste Spannung kann man bei vielen Menschen wahrnehmen, vor allem bei Frauen – hier zeigt sich als erstes ihre Enttäuschtheit vom Leben. Um die hängenden Mundwinkel auszugleichen, kannst du sie bewusst ein paar Millimeter anheben, zu einem leisen Anflug eines Lächelns. Möglicherweise spürst du sofort, dass sich dein Wohlbefinden verbessert: Zufriedenheit und Leichtigkeit stellen sich ein und hellen das Gesicht auf. Vielleicht kannst du sogar die Energie im dritten Auge zwischen den Augenbrauen pulsieren fühlen.

Zu guter Letzt: Laut auszusprechen, was du in deinem Körper wahrnimmst, kann deine innere Erfahrungswelt enorm erweitern. Du erzählst einfach, was du spürst und wo du es spürst. Beginne mit den Worten: „Ich spüre …“, und dann sprich nur von dir, nicht von deinem Partner. Sobald du es in Worte fasst, reagiert der Körper und erweitert die schon vorhandenen Empfindungen. Es ist, als reagierten sie auf deine Bestätigung mit Applaus. Vermutlich haben wir alle schon einmal erlebt, dass in dem Moment, wo etwas beim Namen genannt wird, ein Gefühl der Erleichterung entsteht. Genauso ist es auch beim Liebemachen. Erstens gibst du dem Körper Anerkennung durch deine Aufmerksamkeit, wenn du in dieser Art kommunizierst. Zweitens hat dein Mitteilen und lautes Aussprechen den Vorteil, dass es deinen Partner darüber informiert, was bei dir gerade passiert. Dann kann er sich entspannen, weil er nicht mehr im Ungewissen ist und rätseln muss, wie es dir wohl gerade geht. Durch verbales Mitteilen beim sexuellen Austausch lernt der Mann, was seiner Partnerin gefällt und wie sie es am liebsten hat. Dein „Jetzt" mitzuteilen bedeutet, mit wenigen Worten einen kurzen, präzisen Bericht über dein inneres Erleben zu geben. Es bedeutet nicht, eine längere Konversation zu führen über das, was gerade passiert.

Im Gegenteil, je kürzer, desto besser. Und du erwartest keine Antwort (obwohl es natürlich ebenso gut ist, wenn auch dein Partner sein „Jetzt" mitteilt, in dem Moment). Aber wenn dein Mitteilen-des-Jetzt zur Konversation wird, dann lenkst du deine Aufmerksamkeit weg von der Intensität des gegenwärtigen Augenblicks, es bringt dich in den Kopf und mündet allzu leicht in einem Gerede über Vergangenes, das keinen Bezug zur Gegenwart hat. Diese kurzen Zustandsberichte über unseren Körper helfen uns bei dem zu bleiben, was von Augenblick zu Augenblick passiert, ohne in Fantasien und Träume, in Vergangenheit oder Zukunft abzurutschen. Auch Tränen und Gefühle, kurz und einfach mitgeteilt, können dazu beitragen, die Körpersensibilität zu steigern.

Erfahrungsbericht einer Frau

„Offen zu reden war für mich bisher der wichtigste Schlüssel. Wir haben von Anfang an alles ausgesprochen, was dem Neuen im Wege stand. Da wir beide offen miteinander reden, hat es mir geholfen, meine Vorurteile fallen zu lassen und wirklich alles auszudrücken — und das fühlt sich für mich an wie eine Revolution! Es hat mir kollektive kulturelle Muster bewusst gemacht und wie tief ich konditioniert bin: wie sehr mein Ego, mein Selbstwertgefühl mit Sex zusammenhängt, mit meiner Muschi."

Die Kommunikation wird durch ungeschminkte Worte enorm verbessert. Gerade wenn man über das sexuelle Erleben mit dem Partner sprechen will, braucht man eine direkte Sprache. Das ist auch der Grund, warum ich ständig die biologischen Begriffe Vagina und Penis benutze. Oft werden für die männlichen und weiblichen Geschlechtsteile lieber romantische oder beschönigende Worte wie Yoni und Lingam verwendet, aber das trägt eher zu ihrer Mystifizierung bei und hält die Distanz zu uns selbst aufrecht. Die Erfahrung hat mir gezeigt, dass es für die Kommunikation sehr hilfreich ist, die kulturell gängigen biologischen Ausdrücke zu verwenden.

In einem meiner Seminare gab es einmal eine Situation, die das veranschaulicht. Bei der Übersetzung meiner Worte aus dem Englischen ins Deutsche verwendete der Übersetzer (ein Mann) zweimal ein etwas plumpes, aber allgemein übliches umgangssprachliches Wort für Penis. Als ich zum dritten Mal das Wort Penis sagte, beugte ich mich zu ihm hinüber und flüsterte, er möge bitte die exakte deutsche Übersetzung für Penis verwenden. Beim ersten Mal fiel ihm das schwer, und auch später versprach er sich noch mehrmals, korrigierte sich aber immer schnell selbst. Am letzten Tag der Gruppe kam ein Mann zu mir, um mir zu erzählen, wie wichtig es für ihn gewesen sei, dass ich darauf bestanden hatte, dass der Übersetzer das Wort Penis verwendete. Er sagte, dies sei für ihn der Beginn aufrichtiger Kommunikation mit seiner Frau gewesen. Zum ersten Mal waren sie wirklich in der Lage, über Sex zu reden. Im Verlauf des Workshops gewöhnten sie sich an die gemeinsame Sprache, die wir alle verwendeten, und plötzlich konnten sie viele kleine Details beschreiben und miteinander bereden, was ihnen vorher nie möglich gewesen war.

Als ich meinem Partner Raja davon erzählte, sagte er: „Ja, das ist wahr. Man kann problemlos hundert Mal ‚Penis', und ‚Vagina' sagen und sich gut dabei fühlen, aber ‚Muschi' und ‚Pimmel' kannst du nicht ständig sagen. Es hört sich einfach schräg an. Sogar Yoni und Lingam ist schwierig, wenn man es andauernd sagt." Leider werten viele unserer umgangssprachlichen Wörter, die mit Sex zu tun haben, Frauen ab, haben einen Unterton (manche auch über Männer). Es wäre gut, langsam diese Begriffe aus unserem täglichen Vokabular zu streichen.

Eine weitere Intensivierung des Augenblicks geschieht dann, wenn sich eure Augen beim Liebemachen treffen. Die Augen können den weichen Blick machen, wie es in der Übung am Ende des 2. Kapitels beschrieben wurde. Also kein festes Starren, sondern ein passiver, empfänglicher Blick, ein inneres Schauen. Die Umkehrung der Energie, die normalerweise nach außen, ins aktive Schauen fließt, hat zur Folge, dass diese Energie zu dir zurückkommt, in dein Herz fließt und es öffnet. Die Augen ab und zu zu schließen ist okay, denn es ermöglicht dir, in bestimmten Momenten tiefer in dich selbst hineinzuspüren – aber halte sie so viel wie möglich offen. Der Augenkontakt hilft enorm dabei, alte Muster von Unsicherheit, Scham usw. an die Oberfläche zu bringen. Am Anfang ist es eine Herausforderung, wenn wir an unsere Grenzen stoßen, aber ein paar Tränen oder ein Lachen helfen schon, sogar Schütteln oder Zittern, um unsere sexuelle Verwirrung aufzulösen.

Frauen erzählen von ihren Erfahrungen

„Es ist sehr schön, die Verbindung über die Augen zu halten. Dadurch fällt es mir leichter, meinen Partner mit dem ganzen Körper und mit der Vagina in mich aufzunehmen. Ich kann fühlen, wie die Energie von meinen Augen ins Herz fließt, und auch von der Vagina zum Herzen. Ich fühle mich sehr gut, bin glücklich."

„Ich kann erkennen, wie wichtig es ist, zuerst innen, in mir selbst zentriert zu sein, bevor ich mit meinem Partner Kontakt aufnehme. Und dann während des ganzen Kontakts innen zu bleiben, je mehr, desto besser. Auch ist es wichtig für mich, zu spüren, dass mein Partner nicht von sich weggeht und seine Mitte verliert, denn dann fühlt sich sein Begehren wie eine Forderung, ein Befehl an. Sich auf diese Weise zu verbinden heißt, sich auf einen feinfühligen Pfad einzulassen. Und es braucht ein wenig Übung, weil wir es nicht gewöhnt sind."

„Ich finde mehr Frieden in mir, entdecke mehr und mehr meine weibliche Seite. Ich spüre ein stilles Glück und kann sehen, dass ein Heilungsprozess auf vielen Ebenen stattfindet. Hier und da kommen alte Muster hoch, aber solange wir offen darüber reden, kann ich damit umgehen. Diese Bewusstheit beim Schauen – dass die Augen die Bilder empfangen, statt nach außen zu schauen … das hilft uns sehr, uns zu entspannen. Die Energie ist ganz anders. Wir haben noch nicht viel mit verschiedenen Positionen experimentiert, nur mit ein paar kleineren Veränderungen bei ein oder zwei Stellungen. Es ist erstaunlich, wie sehr eine etwas andere Position oder Bewegung die Energie verändern kann. Je nachdem, wie oder wo mich mein Geliebter berührt, fließt meine Energie ganz anders."

„Für mich passiert dabei etwas sehr Exquisites. Wenn ich meinem Partner beim Liebemachen in die Augen schaue, habe ich oft das Gefühl, in die Augen eines Buddhas zu schauen. Ich habe immer gedacht, dass eine solche bedingungslose Liebe nur zwischen mir und meinem Meister existieren kann. Und jetzt ist sie plötzlich da."

„Es geht uns gut, wir sind glücklich und erfüllt, unsere Liebe ist warm, zart und wunderbar. Es macht uns Spaß, immer mehr über das Liebemachen herauszufinden. Für mich passiert hauptsächlich, dass ich orgasmische Wellen erlebe, die sich bis nach oben ins Sonnengeflecht und in die Herzgegend ausbreiten. Das fühlt sich sehr ekstatisch an. Es ist auch toll, zu wissen, dass es gar keine Rolle spielt, wenn einmal nichts passiert, weil ich das nächste Mal wieder neu ausprobieren kann, und immer und immer wieder. Was für eine große Erleichterung, dass das Liebemachen zu einem so wichtigen Teil unseres Lebens geworden ist und jetzt absolute Priorität hat. Das hilft mir enorm, mich zu entspannen und einfach mit dem zu sein, was gerade passiert. Mein Mann ejakuliert immer noch häufig, aber wir sind lange zusammen, bevor er kommt. Ich mache wirklich Fortschritte damit, im Hier und Jetzt zu sein und zu genießen, was ist, statt irgendetwas anderes zu wollen. Manchmal, wenn wir uns lieben, ist es, als würden sich unsichtbare Türen öffnen und mir ganz tiefe Einblicke in Fragen von Leben und Tod geben. Es ist, als hätte ich Lichtblitze von atemberaubender Klarheit, vergleichbar mit Erfahrungen, die ich in tiefer Meditation hatte. Das ist großartig und ich bin sehr glücklich."

„Ich muss euch von meinen großartigen Fortschritten erzählen! Ich hatte meinen ersten wirklich tollen Orgasmus, während der Penis meines Mannes in meiner Vagina war — ohne Schmerzen!

Das hat es in unserer dreiundzwanzigjährigen Beziehung noch nie gegeben. Ich kann noch immer nicht glauben, wie viel sich für uns verändert hat. Wir werden damit weitermachen, weil es funktioniert — es ist ein solcher Heilungsprozess. Er scheint viel zu verändern an der Art, wie wir uns selbst wahrnehmen, und bringt uns viel mehr Bewusstheit beim Liebemachen."

„Ich hatte ein bisschen Sorge wegen des Augenkontakts, weil ich es gewöhnt bin, meine Augen die meiste Zeit geschlossen zu haben. Aber tatsächlich mochte ich dann diesen inneren Zustand, in den es mich gebracht hat. Dadurch ist eine weitere liebevolle Nuance hinzugekommen, um mit meinem Partner zu fließen."

Spannungen, Masken, Schutzmechanismen, Stress und Projektionen loslassen

Wenn du dich mehr und mehr entspannst und für den Augenblick öffnest, wirst du sehen, dass der Lohn erheblich weniger Spannungen sind und die üblichen Masken und Schutzmechanismen, Anstrengung und Projektionen wegfallen. Was du dabei gewinnst, ist Vitalität, körperliche Durchlässigkeit und eine psychische Offenheit, die den Energiekörper größer werden lässt.

Der Orgasmus setzt immer eine gewisse Offenheit voraus, und darum ist schon die kleinste Spur von Entspannung, auf welcher Ebene auch immer und egal wie sie erreicht wird, eine positive Sache. Wie wir inzwischen wissen, ist Entspannung die Voraussetzung für den Orgasmus, auch für den herkömmlichen. Je natürlicher wir werden und je mehr Anteile unseres künstlichen, gesellschaftlichen Selbst wir fallen lassen, umso leichter stellt sich der orgasmische Zustand ein.

Frauen denken oft, sie müssten für den Mann offen sein, bevor sie sich selbst zeigen und im Sex entspannen oder ihn erforschen. Aber das ist ein Missverständnis. Offen zu sein bedeutet zuerst einmal, für sich selbst offen zu sein. Wenn Offenheit da ist, öffnest du dich auch für andere. Darum kommt an allererster Stelle, dass wir uns für uns selbst öffnen. Und während wir das tun, erlangen wir Bewusstheit über die vielen unbewussten Spannungen im Körper – wie und wo wir uns überall verkrampfen! Viele Frauen fühlen sich extrem rigide an, wenn man sie am Körper berührt, und ihre Figur ist alles andere als weiblich. Verspannungen sind eine subtile Abwehr, um sich dagegen zu schützen, die Verletzlichkeit zu zeigen. Aufgrund früherer Erfahrungen haben wir Angst vor lieblosen Reaktionen. Aber selbst wenn diese Mechanismen für bestimmte Situationen durchaus wichtig sind, ist es notwendig, den Mut zur Verletzlichkeit aufzubringen. Uns selbst aus einem andern Blickwinkel wahrzunehmen und uns für unsere Weiblichkeit zu öffnen setzt voraus, dass wir unsere Verletzlichkeit zulassen, dass alte Wunden heilen und durch diese Heilung unsere Lebendigkeit und Freiheit zurückkommt.

Erfahrungsbericht einer Frau

„Mehr und mehr liebe ich es, präsent zu sein, einfach um dieser Erfahrung willen. Ich stelle immer wieder fest, dass ich mich tatsächlich nach zwei Stunden weicher Penetration viel befriedigter fühle als nach einem so genannten „guten Fick". Heute war ich zweimal ziemlich geil, aber plötzlich wurde mir klar, dass ich dabei in der Vagina gar nichts spürte,;das war der Kopf. Wenn die Begierde kommt, ist der Schlüssel für mich, die Energie zum Ursprung der Begierde zurückzuführen. Dann fühle ich mich plötzlich wieder von Energie durchströmt."

Unbekanntes Terrain zu erforschen verlangt Mut, aber der Lohn ist überwältigend. Wenn wir uns nur einen Schritt von unseren gängigen Vorstellungen entfernen, entdecken wir, dass es ziemlich aufregend ist, sich einfach zu entspannen. Es führt uns weit über bloße sexuelle Befriedigung hinaus – es gibt uns die Möglichkeit, sexuelle Ekstase zu erleben.

Der Unterschied zwischen Wollust und Leidenschaft

Bei meinen Forschungen über die Sexualität habe ich auf dem Weg so manches kostbare Juwel der Erkenntnis gefunden. Eines davon stammt von Barry Long, einem spirituellen und tantrischen

Meister aus Australien, der einen unschätzbaren Beitrag geleistet hat, um Männer und Frauen wieder zu ihrem wahren liebevollen sexuellen Selbst zurückzuführen*. Obwohl bei Barry Long einige Einsichten über die Polarität fehlen, die den alten tantrischen Lehren zugrunde liegen (zum Beispiel ignoriert er die Brüste), gibt er den Frauen dennoch eine ungeheure Menge an Unterstützung und Inspiration. Seine ausdrückliche Empfehlung für den Sex besteht darin, dass die Frau dabei sehr ruhig und sehr präsent sein soll. Er verwendet den wunderbaren Ausdruck „zurückhaltende Leidenschaft", um den Zustand zu beschreiben, den die Frau anstreben sollte. Auf den ersten Blick erscheinen die beiden Wörter widersprüchlich und zwangsläufig stellt sich die Frage: Wie, um Himmels willen, kann Leidenschaft zurückhaltend sein?

Für uns erscheint die Leidenschaft immer als etwas, das sehr betont auftritt, demonstrativ. Um wirklich verstehen zu können, was Barry Long damit meint, müssen wir unsere Verwirrung über Wollust und Leidenschaft klären und das, was diese beiden Zustände repräsentieren. Interessanterweise sagt Barry Long: „Leidenschaft ist reine Präsenz." Beim herkömmlichen Sex sind wir wegen unseres Interesses am Orgasmus nicht wirklich präsent und erleben dabei zumeist eine Wollust, die wir fälschlich für Leidenschaft halten. In Wirklichkeit ist Wollust an Stimulation, Erregung und letztlich an Kontrollverlust gekoppelt. Wollust hat fast immer eine Zielrichtung und einen Endpunkt.

Im Gegensatz dazu ist Leidenschaft ein Erleben der Intensität des Augenblicks mit innerer Stille – was nicht heißt, dass keine Bewegung stattfindet! Aus einem total leidenschaftlichen Zustand kann man jederzeit aussteigen, wenn es die Situation erfordert (zum Beispiel, ein Notfall oder ein wichtiger Telefonanruf), ohne dass man sich „durch den Wind" fühlt. Aber eine unbefriedigte Lust lässt dich frustriert und irritiert zurück – man fühlt sich wie ein Vogel mit nassen Federn. Leidenschaft muss nicht unbedingt aktiv und nach außen gerichtet sein; sie ist ein Seinszustand, bei dem jede Körperzelle pulsierend und blühend vor Leben ist.

* Barry Long veröffentlichte vor mehr als zwanzig Jahren zwei Tonbandkassetten mit dem Titel „Making Love", deren revolutionärer Inhalt über Mann, Frau und die sexuelle Liebe bei mir einen bleibenden Eindruck hinterließ und der mich im Verlauf meiner Suche ganz wesentlich darin unterstützt hat, den Sex zu entmystifizieren.

Eine Frau wird leidenschaftlich, wenn sie mit ihrer inneren Polarität im Einklang ist, völlig präsent in jeder Zelle, und eine Einladung ausstrahlt, ohne direkt in Aktion zu treten. Das ist der Seinszustand bei zurückhaltender Leidenschaft. Wenn die Frau in diesem Zustand ist, kann der Mann erst wirklich als Mann auf sie reagieren. Wenn es ihr gelingt, sich innerlich nach einer neuen „Ordnung" auszurichten, kann der Mann aufhören, sich sexuell im Kreis zu drehen wie ein Hund, der dem eigenen Schwanz hinterherjagt. Wenn ein Mann erst einmal erlebt, wie seine Energie von einer Frau aufgenommen wird und wie sie die Frau – und damit ihn selbst – durchströmt, dann wird diese Erfahrung sein Leben verändern. In der Tiefe rückt etwas in ihm an den richtigen Platz. Auf diesen Moment hat er sein ganzes Leben lang gewartet.

Wo wir gerade bei Barry Longs Einsicht sind: Osho sagt „Seid wild, aber werdet dabei nicht unbewusst."[1] Beachte, dass diese Worte vor Unbewusstheit warnen, aber keineswegs vor Wildheit. Wildheit in diesem Sinne bedeutet einen Zustand leidenschaftlicher Wildheit, aber nicht wollüstiger Wildheit, wie wir sie normalerweise kennen. In diesem Zustand, sagt er, ist Wildheit etwas Schönes und es ist nichts verkehrt daran, denn „Dann seid ihr wie der wilde Tiger oder ein stolzer Hirsch, der in den Wald hineinrennt – einfach nur schön."

Der Solarplexus und das Dritte Auge

Wahre Leidenschaft erblüht in der Frau, wenn das Sonnengeflecht (Solarplexus) offen und von Blockaden befreit ist. Das Sonnengeflecht ist eine ungeheure Quelle der Liebeskraft und der echten Spontaneität. Deswegen ist es ein wichtiger Ort, auf den es sich einzustimmen lohnt und mit dem du beim Liebemachen bewusst in Kontakt sein solltest. Bei vielen Menschen ist die Energie dieses dritten Energiezentrums blockiert durch Spannungen, die mit Kontrolle, Machtkämpfen und unterdrückten Gefühlen zu tun haben (über deren negative Auswirkungen im 10. Kapitel mehr die Rede sein wird).

Ebenso hat das Dritte Auge, das sechste Energiezentrum zwischen den Augenbrauen, Einfluss auf das Aufsteigen der sexuellen

Energie. Dennoch sollten Frauen sich nicht zu sehr auf diesen Punkt konzentrieren, besonders in der Anfangsphase ihrer Forschungsreise.

Von viel größerer Wichtigkeit ist für die Frau die Verbindung zu den Brüsten und die Ausdehnung im Herzzentrum. Von dort aus wird sich das Dritte Auge öffnen (das so genannt wird, weil es aus Zellen besteht, die der Netzhaut der richtigen Augen ähnlich sind) – als Nebeneffekt sozusagen. Mit einem aktivierten Dritten Auge wird die Frau zur Seherin, zu einer Quelle wahrer Weisheit. Die Übung am Ende dieses Kapitels gibt Hinweise, wie du dich innerlich mit dem Sonnengeflecht und dem Dritten Auge verbinden kannst. Diese Methoden kannst du auch anwenden, während du Liebe machst, und sie werden dein inneres Erleben intensivieren.

Ekstase ist kühl, nicht heiß

Für die Frau, die sich innerlich für sich selbst geöffnet hat, wird Sex zu einem „kühlen" Erlebnis, selbst wenn es manchmal dabei recht wild zugehen kann. Die Vorstellungen, die wir vom herkömmlichen Sex übernommen haben, machen uns glauben, Ekstase sei eine heiße, hitzige, überwältigende Sache. In Wirklichkeit erzeugen Glückseligkeit und Ekstase das ultimative Erleben von Kühle.

Es ist wichtig zu verstehen, dass „kühl" hier nicht die Bedeutung von „kalt" hat, mit all seinen negativen Assoziationen. „Kühle" ist die Erfahrung eines Zustandes, in dem du in erster Linie in dir selbst verwurzelt bist. Die zeitlose Glückseligkeit wurde manchmal von den Erleuchteten beschrieben als etwas, das so kühl ist wie der ewige Schnee im Himalaja. Und zweifelsohne war keiner der ekstatischen Menschen, die ich bisher getroffen habe, heiß und aufgeregt und hüpfte die ganze Zeit durch die Gegend. Ganz im Gegenteil, sie waren von einer wunderbaren heiteren Gelassenheit, innerlich gesammelt und doch gleichzeitig auch leidenschaftlich und lebendig.

Einen solchen Zustand glückseliger Leidenschaft zu erlangen mag uns wie Lichtjahre entfernt erscheinen, aber jede Reise kann mit ein paar vorsichtigen Schritten beginnen. Der Schlüssel ist, dass du dich zuerst in dich selbst hineinentspannst. Dadurch übernimmst du als Frau automatisch eine passivere Rolle, in der du nach den Gesetzen der Polarität antwortest und nicht reagierst, wie deine Persönlichkeit es dir diktiert. Leidenschaftlich zurückhaltend zu sein erzeugt eine dynamische Anziehungskraft, die den männlichen Pol zu dir hinbringt, während du in deinem Körper und deinem Sein ruhst.

Wie wir jetzt verstanden haben, benötigt die Frau Zeit, dass der Orgasmus zu einer wesentlichen Erfahrung aufblühen und sich entfalten kann – Zeit zur Vorbereitung und Öffnung, bevor der eigentliche sexuelle Akt für sie überhaupt interessant zu werden beginnt. Der weibliche Körper braucht ein liebevolles Vorspiel, mit anhaltenden intensiven Küssen, sensiblen zarten Liebkosungen und behutsam sich annähernden Berührungen, die die Sehnsucht nach dem Liebesakt in ihr wecken. Dafür ist reale Zeit nötig, nach der Uhr, auch wenn beim Eintritt in den orgasmischen Zustand vollkommene Zeitlosigkeit erfahren wird. Dann können sich fünf Minuten wie fünf Stunden anfühlen, und umgekehrt. Das Liebemachen sollte mindestens fünfundvierzig Minuten bis eine Stunde dauern, zwei bis drei Stunden sind natürlich noch besser. Von Zeit zu Zeit solltet ihr einfach mal einen ganzen Tag im Bett verbringen und euch immer wieder und wieder lieben.

Generell denken Menschen mehr an Sex, als sie ihn tatsächlich haben. Wenn sie schließlich und endlich dazu kommen, ist alles in ein paar kurzen Minuten vorüber. Viele Frauen halten sich für frigide, weil sie sich dem Mann nicht so schnell öffnen können (und weil irgendwelche Männer ihnen mal gesagt haben, sie seien frigide). Das ist keine Frigidität. Es ist ein natürliches Zögern, den Geschlechtsakt so zu beginnen, wie es heutzutage üblich ist – als ein weiterer Job an einem hektischen Tag und ohne entsprechende Vorbereitung. Wenn genug Zeit dafür da ist, lieben Frauen es, zu lieben – vor allem dann, wenn der ganze Körper zu einem vollständigen Ja aufgewärmt ist.

Beim Vorspiel hängt sehr viel von der Intention und Bewusstheit *des Gebenden* ab, von dem die Berührung ausgeht und der die Brüste, Brustwarzen oder Lippen küsst. Er kann es mit dem Hintergedanken tun, die Frau zu erregen und aufzugeilen. Oder mit der genau entgegengesetzten Absicht, sie einfach zu lieben und mit einem unschuldigen, zarten Hallo ihre Sinne zu wecken. Das Vorspiel hat den Sinn, die Frau energetisch auf eine höhere Oktave zu bringen.

Wenn die Absichten des Mannes liebevoll sind, ist es oft gar nicht notwendig, die sexuelle Temperatur der Frau besonders anzuheizen. Ihr könntet euch stundenlang umarmen und liebkosen – oder gleich „einstöpseln" mit Hilfe der weichen Penetration (wie im 8. Kapitel beschrieben). Wenn zwei Liebende sich mit einer gewissen Gelassenheit auf den Sex einlassen und der Mann seiner Frau mit der nötigen Unaufgeregtheit zur Seite steht, wird sie, vielleicht zu ihrer eigenen Überraschung, wirklich angetörnt werden. Während die Frau mit ihrem weiblichen positiven Pol in den Brüsten verschmilzt, kann der Mann sich auf seinen positiven Pol konzentrieren – den Damm in der Mitte des Beckenbodens, nicht direkt auf die Eichel. Dann wird die Energie von selbst aufsteigen. Ihr braucht euch nicht um das Aufsteigen der Energie zu kümmern; es geschieht ohne euer Zutun.

Euer Fokus sollte darauf liegen, die Energie im Körper zu behalten und sie nicht entweichen zu lassen. Einen undichten Teich muss man erst abdichten, bevor man ihn füllen kann. Ihr beide könnt euch einfach entspannen und in diesem Teich treiben lassen, während er sich allmählich füllt. Bleibt einfach dabei. Lasst euch nicht verführen, dem verlockenden Gefühl der Erregung zu folgen, das ohne Umschweife zur Zielgeraden vorpreschen will.

Verabredet euch, zum Liebemachen

Wenn du das Gefühl hast, dass das Liebemachen in deinem Leben zu kurz kommt, wenn die täglichen Verpflichtungen überhand nehmen und euer Liebesleben durchkreuzen oder wenn das Liebemachen nicht mehr spontan passiert, dann solltest du dich mit deinem Partner zu einem Date verabreden. Macht einen Termin aus, bei dem ihr euch ausschließlich zum Liebemachen trefft – genauso wie ihr euch verabredet, um einen Freund zum Abendessen zu treffen oder zu einer Party oder einem Geschäftstermin zu gehen. Das hört sich vielleicht etwas unromantisch an, funktioniert aber. Jeder kommt innerlich vorbereitet, um

Liebe zu machen, und es hört auf, ein zufälliges Ereignis zu sein. Mit der Zeit wird euer Liebemachen sich so anfühlen, als würdet ihr zwei Instrumente stimmen, um gemeinsam ein wunderbares Musikstück zu erschaffen. Der Körper ist tatsächlich wie ein Musikinstrument, und orgasmische Zustände werden durch feines Stimmen und hohe Empfindsamkeit hervorgerufen. Um Meister auf einem Musikinstrument zu werden, braucht man enorme Hingabe und viel Übung. Und genauso erfordert das Liebemachen eine Menge Übung, bis man wirklich die Kunst beherrscht, ekstatische Erfahrungen herbeizuführen. Ein musikalischer Virtuose muss täglich üben; wenn er es nicht tut, merkt er es sofort, und nach ein paar Tagen merkt es sogar sein Publikum. Je mehr ihr Liebe macht, umso verfeinerter werden eure Erfahrungen.

Tantrische „Quickies" sind speziell dann angesagt, wenn nicht genügend Zeit ist, um ein Liebestreffen zu arrangieren. Oder wenn es spät am Abend ist und ihr schon müde seid. Dann können zehn bis fünfzehn Minuten Einstöpseln mit weicher Penetration kurz vor dem Einschlafen ein wunderbarer Tagesabschluss sein. Und wenn ihr morgens kurz einstöpselt, bevor ihr zur Arbeit geht, kann es euren ganzen Tag verändern.

Das Schöne an der tantrischen Art Liebe zu machen ist, dass ihr dafür nicht viel Energie braucht, und ihr braucht nicht einmal geil oder sexuell aufgeladen zu sein. Ihr wartet jetzt nicht mehr so lange auf das Liebemachen, im Gegenteil, ihr betrachtet Sex als tägliche Nahrung, genau wie das Abendessen und das Frühstück. Liebe ist ein Grundnahrungsmittel. Man braucht nicht so lange zu warten, bis einen die Lust überkommt.

Viele Frauen registrieren ein Nachlassen ihrer Lust mit fortschreitendem Alter und deuten es so, als würde ihre Sexualität nachlassen. Sie haben noch nicht erkannt, dass die Erregung nicht ewig anhält und dass an ihre Stelle Gelassenheit und Entspannung treten können. Es ist witzlos, sich nach den gewohnten Anzeichen eines heftigen sexuellen Begehrens wie in früheren Jahren zu sehnen und danach Ausschau zu halten. Man braucht tatsächlich nicht einmal richtig Lust zu haben, um Liebe zu machen. Indem du einfach anfängst, dich selbst und deinen Körper für die Liebe zu öffnen, wirst du dabei unendliche Liebe empfangen.

Weitere Erfahrungsberichte von Frauen

„Etwas Neues ist geschehen, als wir Liebe machten. Es ist mir in den letzten Wochen zweimal passiert. Während wir zusammen waren und ganz kleine langsame Bewegungen machten, kam der Orgasmus. Und er fühlte sich völlig anders an als alles, was ich bisher an Orgasmus kannte. Ich frage mich, ob es ein vaginaler Orgasmus war und ob das die Art von Orgasmus ist, die sich von selbst einstellt, wenn der Körper es möchte. Es war ganz sanft, überhaupt nicht aufregend, unspektakulär, still. Nachher fühlte ich mich von neuer Energie erfüllt."

„Ich war total im Kopf und voller Gedanken, als wir am Nachmittag Liebe machten. Ich hatte das Gefühl, mein Ehemann würde sich viel zu langsam bewegen, denn ich wünschte mir den üblichen Höhepunkt. Nach einer Weile funktionierte meine gewohnte Routine nicht, obwohl mein Mann es versuchte, aber ich merkte plötzlich, dass ich es gar nicht wollte. Ich erzählte ihm meine Gefühle und sagte, dass ich aufhören wollte, mich um den Orgasmus zu bemühen und lieber nach innen gehen wollte. Das machte ich dann und schloss die Augen. Während der ganzen Zeit war er in mir. Als ich wieder auftauchte, schauten wir uns in die Augen, und dann bewegte er sehr, sehr langsam einige Minuten seinen Penis in mir. Ich hatte eine Energieexplosion, zuerst in der Vagina und kurz danach im Kopf. Es war eine andere Dimension von Energie. Ich denke, es war ein Orgasmus, aber es war nicht sexuell – es kam aus einer anderen Welt. Ich weinte sehr stark und dann lachte ich. Zuerst war mein Mann verwirrt, und dann waren wir plötzlich total zusammen."

„Mein Aha-Erlebnis des Tages war, als ich erkannte, dass die ‚Präsenz' allein schon ein Gefühl totalen Wohlbefindens und sogar Ekstase bringt – obwohl ‚nichts' passierte. In meiner Vagina war Spannung und ein intensives Brennen zu spüren und mein Partner flippte aus – nichts war perfekt. Trotzdem hatte ich so ein Gefühl von Präsentsein. Der Augenkontakt, der Atem, das Wahrnehmen meiner Vagina, die Vogelstimmen im Freien, der Fluss. Plötzlich war durch mein Akzeptieren alles perfekt."

„In meiner Beziehung haben wir beide beim Sex schon immer irgendwo anders hingewollt, aber wir wussten nicht, wie. Da ist jetzt ein Teil, der ist entzückt, und ein anderer hat Angst, aber wir wollen beide nicht mehr zum Alten zurück. Es ist sehr schön und sehr zerbrechlich."

„Wir haben angefangen, wirklich ‚Liebe zu machen' in dem Sinne, dass Liebe generiert wird. Aber auch meine Lust und die körperlichen Empfindungen sind sehr stark. Ich bin mir dieser Grenzlinie zwischen Wollust und reiner sexueller Energie bewusst. Jeder kleine ‚Verstoß gegen die Regeln' bringt sofort eine Veränderung der Erfahrungsqualität und stört die vorher erlebte Einheit."

„Wir beschlossen, ein paar Minuten in Stille zu sitzen, nachdem wir uns geliebt hatten, und das war großartig. Die Energie ging wieder nach innen und ich fühlte mich ganz still und zentriert."

„Uns beiden geht es gut. Seit ich dich kenne, habe ich angefangen, das Liebemachen auf einer viel tieferen Ebene zu verstehen. Es hat viel mehr Entspannung gebracht und ich habe aufgehört, auf irgendwelche ‚ekstatischen Energieerfahrungen' zu warten. Irgendwann fing ich an, das Liebemachen als eine Form von Meditation, Entspannung und Regeneration zu sehen, und nicht mehr als Mittel für den „Supersex". Jetzt genießen wir den Sex auf alle möglichen Arten, je nachdem wie er sich im Moment ausdrückt."

„Obwohl ich eigentlich wusste, dass ich es meinem Mann nicht recht zu machen brauche, merkte ich, dass dieses Muster, ihn zufriedenzustellen, ab und an immer noch als subtiler Druck in meinem Körper war. Er zeigte sich als leichte Spannung, Energieverlust, und mit der Zeit verlor ich sogar das Interesse am Sex. Das hat mich sehr tief verunsichert und mir das Gefühl gegeben, dass ich nicht richtig funktioniere. Für mich war die Unterstützung anderer Frauen, die dieses Thema schon hinter sich gebracht haben, sehr wichtig. Das hat mich sehr ermutigt, meine eigene Wahrheit zu finden — oder vielleicht sollte ich besser sagen, ‚der Wahrheit meines Körpers zu vertrauen'. Als ich anfing, den Beginn des Liebemachens mehr wie ein sanftes entspanntes neugieriges Suchen nach der Eingangspforte zu einem köstlichen wunderschönen Liebesgarten zu sehen, und nicht mehr als Anstrengung, um ‚in meine Energie zu kommen', hat sich alles verändert. Von da an fühlte ich mich nicht mehr verantwortlich, zu meiner sexuellen Energie finden zu müssen, damit mein Liebster glücklich war. Nun wurde es zu einer gemeinsamen Reise durch ein Labyrinth, mit meinem Körper als Führer. Mein Geliebter und ich wissen beide nicht, wo es heute langgeht, denn dafür gibt es kein Rezept und die Tür kann jeden Tag woanders und immer neu sein.

Manchmal klappt es, manchmal nicht. Aber dann ist es nicht ‚meine Schuld' wie früher, als ich dachte, ich hätte nicht genug sexuelle Energie. Es ist sehr geheimnisvoll, das ‚Sesam-öffne-dich' zu finden. Dafür ist es total wichtig geworden, dass ich das kleinste Signal meines Körpers beachte, um zu fühlen, ob eine bestimmte Berührung oder Bewegung, ja sogar ein Gedanke mich öffnet oder verschließt. Und dann muss ich den Mut haben, es meinem Geliebten mitzuteilen — manchmal mit Worten, manchmal mit Körpersprache. Es ist wunderbar, wenn der Mann sich hingibt und dem weiblichen Körper die Führung überlässt — für beide. Wenn er dazu aber nicht in der Lage ist, oder wenn er enttäuscht ist, finde ich es wichtig, dass ich als Frau trotzdem meinem Körper vertraue und keine Kompromisse mache. Auf diese Weise Liebe zu machen fällt mir nicht immer leicht, aber ich habe eindeutig das Gefühl, dass es für mich der richtige Weg ist."

„Es ist das erste Mal, dass ich in diesen Teil meines Körpers hineingespürt habe ... Jetzt kann ich meinen Beckenboden, die Eierstöcke, die Gebärmutter von innen fühlen — da ist auf einmal so viel Raum."

„Es geht uns gut auch beim Liebemachen. Unser Leben verläuft in sehr unterschiedlichen Bahnen, weil meine Arbeit so völlig anders ist als die meines Partners und ich viel unterwegs bin. Weil wir uns aber regelmäßig zum Liebemachen verabreden und es genauso wichtig nehmen wie andere Dinge, scheint es gar keine Rolle zu spielen. Unser Getrennt- und Zusammensein hat seinen eigenen

Rhythmus, und das fühlt sich sehr gut an, was eine großartige Erfahrung für mich ist. Mein Mann sagt das auch. Dieses Zusammensein in Liebe macht so einen enormen Unterschied! Es lässt uns Raum für andere Dinge, die wir nicht miteinander teilen können, ohne dass wir das Gefühl haben, uns voneinander zu entfernen. Manchmal denke ich, dass das Liebemachen etwas damit zu tun hat, das ganze Spektrum des Lebens zu leben. Es ist dieser Prozess des Verlernens. Einfach da zu sein und zu erleben, was im Moment passiert. Es ist so interessant zu beobachten, was geschieht, wenn ich im Verstand bin und Konzepte habe, wie die Dinge sein oder nicht sein sollten – oder wenn ich einfach präsent bin mit dem, was gerade ist, und jede Sekunde davon liebe. Auf diese Weise Liebe zu machen, ist für mich die reinste Lebensschule. Ich lerne so viel dadurch, dass ich meinen Fokus von „sollte" oder „sollte nicht" mehr in eine Richtung verlagere, die mit Freude und Ekstase verbunden ist. Das wirkt sich stark auf meine Arbeit aus und auf mein ganzes Leben – und dadurch verbessert sich wiederum die Qualität unseres Liebemachens. Es ist einfach toll."

„Je mehr ich mich innerlich entspanne, umso mehr stellt sich plötzlich ein Gefühl von Liebe ein. Es kommt und geht, und es hat nichts mit all dem persönlichen psychologischen Kram zu tun – es ist keine Emotion. Eigentlich hat es gar nichts mit mir zu tun."

Die Rolle der Entspannung

Es darf nicht unterschätzt werden, welch entscheidende Rolle die Entspannung bei der Suche der Frau nach Erfüllung im Orgasmus spielt. Wahre Sinnlichkeit wird erfahren, wenn das Bewusstsein anfängt den ganzen Körper zu durchdringen. Die Energie, die normalerweise in den Ausdruck geht, kehrt sich nach innen und wird zum Eindruck. Sie sinkt in den Körper, in das Einssein mit den Sinnen. Berührung, Töne, Atem, Augen, Haar, Haut – alles spricht zu uns, wenn wir entspannt genug sind, um hinzuhören. Wenn die Frau anfängt, sich in sich selbst zu entspannen, beginnt auch für den Mann ein erstaunliches Abenteuer. Er braucht nur ein paar Mal diese Erfahrung zu machen, die ihm bestätigt, dass seine männliche Energie auf ganz natürliche, mühelose Weise auf die Präsenz der komplementären passiven Energie reagiert: Die schiere Wonne, in der Frau willkommen zu sein, von ihr empfangen, absorbiert und diese energetische Ausdehnung zu erleben. Irrtümlich hat der Mann dazu beigetragen, dass die Frau männlicher geworden ist: durch sein Beharren auf Erregung. Paradoxerweise ist aber die Sexbesessenheit des Mannes eigentlich sein Verlangen nach dieser ausgesprochen dynamischen Erfahrung, bei der ihn seine männliche Energie durchströmt, die wiederum vom ebenso starken komplementären weiblichen Pol angezogen wird – und dann für beide erfüllend ist.

Wenn du Single bist ohne einen ständigen Partner, mit dem du Liebe machen kannst, ist es schwieriger, zu experimentieren, aber nicht unmöglich. Falls du Sex hast, sogar wenn es das erste Mal mit einem neuen Partner ist, kannst du eine der Schlüsselpraktiken ausprobieren, zum Beispiel, die Aufmerksamkeit auf die Brüste, deinen positiven Pol, zu lenken. Oder langsamer zu werden. Oder dem Mann in die Augen zu schauen. Wie reagiert er darauf? Zu beobachten, was passiert, kann sehr interessant sein!

Wenn ihr euch weiter trefft und Sex habt, wäre es gut, dem anderen zu erklären, dass du Interesse hast, mit dem Liebemachen zu experimentieren. Erzähle ihm ein bisschen, wie du dich fühlst und was du gerne erleben möchtest. Auch hier ist es hilfreich, wenn ihr auf derselben Wellenlänge seid. Manchmal funktioniert es einfach überhaupt nicht, darüber zu reden. Vielleicht redet ihr nicht einmal die gleiche Sprache. Dann versuche einfach, dich beim Sex zu entspannen und experimentiere für dich. Schau, was funktioniert, schau, was passiert. Bringe Bewusstheit rein.

TANTRISCHE INSPIRATION

Viele Menschen würden sich gerne entspannen, können es aber nicht. Entspannung ist wie ein Aufblühen; man kann es nicht erzwingen. Man muss dieses ganze Phänomen verstehen: warum man so aktiv ist, warum man so davon besessen ist.

Es gibt da einen Unterschied, den es zu beachten gilt: den zwischen „Aktion" und „Aktivität". Aktion ist nicht Aktivität, Aktivität ist nicht Aktion. Sie sind ihrem Wesen nach entgegengesetzt. Aktion findet statt, wenn die Situation es erfordert und man entsprechend darauf eingeht. Bei der Aktivität ist die Situation Nebensache; man reagiert nicht der Situation entsprechend, sondern ist innerlich so ruhelos, dass die Situation nur als Vorwand für Aktivität dient.

Bei der Aktion kommt das Tun aus einem ruhigen Verstand – und das ist das Schönste auf der Welt.

Aktivität kommt aus einem ruhelosen Verstand – und das ist das Hässlichste. Aktion ist bedeutsam, Aktivität ist bedeutungslos. Aktion ist spontan, von Augenblick zu Augenblick. Aktivität ist mit Vergangenheit belastet, kein Antworten auf den gegenwärtigen Moment, sondern nur ein Ventil für die innere Rastlosigkeit, die man ständig aus der Vergangenheit in die Gegenwart hineinbringt. Aktion ist kreativ, Aktivität sehr destruktiv; sie schadet dir und sie schadet anderen.

Denke daran: Aktivität ist zielorientiert, Aktion ist es nicht. Aktion kommt aus einem Überfluss an Energie. Aktion kommt aus dem Augenblick heraus, als spontane Antwort, ohne Vorbereitung, ohne Probe. Aus der Begegnung mit der ganzen Existenz, aus der Konfrontation mit ihr kommt deine Antwort. Die Vögel singen und auch du fängst zu singen an. Du machst es nicht; es geschieht einfach. Plötzlich bemerkst du, dass es geschieht, dass du angefangen hast zu summen – das ist Aktion.

Osho, Tantra – Die höchste Einsicht

TRAINING FÜR BEWUSSTHEIT UND SENSIBILITÄT

Die Aktivierung des „mikrokosmischen Kreislaufs"

Nimm dir dafür eine halbe Stunde oder mehr Zeit. Du kannst diese Übung im Sitzen auf einem Stuhl machen. Halte dabei die Wirbelsäule gerade und stelle beide Füße auf den Boden. Schließe die Augen und stelle dir zwei Energiekanäle (Meridiane) vor: Der eine verläuft an der Rückseite des Körpers nach oben, der andere an der Vorderseite nach unten. Der hintere Kanal beginnt am Damm, zwischen After und Vagina, verläuft über das Kreuzbein und den unteren Rücken entlang der Wirbelsäule nach oben, über den Scheitel bis zum Gaumen. Der vordere Kanal geht von der Zunge nach unten über Kehle, Herz, Sonnengeflecht und Nabel bis zum Damm. Wenn diese beiden Hauptkanäle offen sind, kommt die Energie automatisch ins Kreisen, in einer Schleife, die Mantak Chia als „makrokosmischen Kreislauf" bezeichnet.[2]
Die Zunge bildet die Brücke zwischen dem männlichen oder Yang-Energiekanal an der Rückseite und dem weiblichen oder Yin-Kanal an der Vorderseite. Lass nun die Zunge am weichen Gaumen ruhen, an einem Punkt im hinteren Teil der Mundhöhle, etwa 3-4 cm hinter den Schneidezähnen. Dafür muss sich die Zunge ein wenig strecken. (Wenn die vorgeschlagene Zungenstellung unbequem ist, geht es auch näher an den Zähnen.) Durch das Visualisieren des vollständigen Kreislaufes kommen Yin und Yang in Harmonie, was einen verstärkten Energiefluss und mehr Vitalität im ganzen Körper zur Folge hat. Die Richtung des Energieflusses kann auch umgedreht werden: an der Vorderseite nach oben und an der Rückseite nach unten.
Um die Energie an einzelnen Punkten dieses Kreislaufs zu wecken, kannst du deinen inneren Blick einsetzen. Wenn du die Aufmerksamkeit nach innen zu dem Punkt bringst, den du aktivieren willst, wirst du dort bald das Strömen von Wärme oder Energie oder Chi spüren können.
Diese Aktivierung der Energie fühlt sich bei jedem anders an; achte einfach auf die Empfindungen in deinem Körper. Der beste Punkt um diesen Kreis zu beginnen ist der Nabel, und von dort geht es abwärts zu einem Punkt direkt oberhalb des Schambeins

(der mit den Eierstöcken verbunden ist), weiter zu Damm, Steißbein und unterem Rücken (auf gleicher Höhe wie der Nabel), mittlerem Rücken (auf gleicher Höhe wie das Sonnengeflecht). Über den Nacken und die Stelle, wo der Hals in den Schädel übergeht, bis hinauf zum Scheitel. Dann weiter zum Punkt zwischen den Augenbrauen und abwärts über Zunge/Gaumen, Herz, Sonnengeflecht, und schließlich zurück zum Nabel.

Konzentriere dich auf die Energiepunkte und das Kreisen der Energie, ohne besonders auf den Atem zu achten. Zum Abschluss solltest du den Kreis immer im Nabelzentrum beenden und dort die Energie sammeln. Um die Energie zu speichern, lege deine rechte Faust auf den Nabel und konzentriere dort deine Aufmerksamkeit. Lass die Faust gegen den Uhrzeigersinn sechsunddreißig Mal in immer größer werdenden Spiralen kreisen und kehre dann die Richtung um, sodass die Faust vierundzwanzig Mal im Uhrzeigersinn kreist und der Kreis um den Nabel immer kleiner wird. Während der ganzen Übung erlaube ein kleines Lächeln an den Mundwinkeln und achte auf die Gefühle von Harmonie und Liebe. Wenn du die Übung beendet hast, ruhe dich noch fünf bis zehn Minuten aus.

Wenn dir der Energiekreislauf vertrauter geworden ist, kannst du ihn jederzeit einbeziehen, wenn du Liebe machst, was erstaunliche Wirkungen hat. Besonders schön ist das in der Yab-Yum-Stellung, wo du sitzend mit dem Gravitationsfeld der Erde übereinstimmst.

Sonnengeflecht und Drittes Auge

Beim Liebemachen — aber auch zu jeder anderen Zeit — kannst du deinen Fokus auf den Solarplexus richten, indem du auf deine Nasenspitze schaust — was sich anfühlt, als würdest du schielen. Wenn du diesen Blick ein paar Sekunden lang beibehältst, kannst du tief in das Sonnengeflecht hineinspüren.

Um das Dritte Auge zu aktivieren, schließe die Augenlider und dann blinzle sehr schnell auf und zu, während du gleichzeitig nach oben schaust und den Blick auf die Mitte der Stirn richtest. Auch das wird sich wie Schielen anfühlen. Schaue allmählich immer weiter nach oben, ohne dich anzustrengen. Nach ein paar Versuchen wirst du die Empfindung haben, als würde in der Gegend zwischen den Augenbrauen etwas „einrasten" oder zusammenfließen. Schließe die Augen und bleibe mit deiner Aufmerksamkeit im Dritten Auge; dadurch werden die Empfindungen an diesem Energiepunkt sehr intensiv werden, vielleicht nur für ein paar Sekunden, aber das ist ein guter Anfang.

Versuche diese beiden Übungen zuerst für dich allein zu praktizieren, bevor du sie beim Liebemachen ausprobierst. Du kannst es in dieser Reihenfolge machen: Erst nach unten zum Sonnengeflecht schauen, ein paar Minuten später dann nach oben zum dritten Auge, dann wieder nach unten und wieder nach oben — das Ganze drei bis vier Mal.

Das Kreisen der Energie im mikrokosmischen Kreislauf, das Anheben der Mundwinkel zum inneren Lächeln, das Anlegen der Zunge am weichen Gaumen, die Verbindung mit dem Sonnengeflecht oder mit dem Dritten Auge — alle diese Energiephänomene können beim Liebemachen einzeln oder kombiniert beliebig zur Stimulation angewandt werden, selbst nur für Sekunden, und sie werden eine Auswirkung auf die sexuelle Erfahrung haben.

PARTNERÜBUNG

Lasst das Liebemachen von alleine passieren

Bevor ihr mit dem Lieben anfangt, setzt euch fünfzehn Minuten still hin und haltet euch überkreuz an den Händen. Sitzt im Dunkeln oder bei stark gedämpftem Licht und spürt euch gegenseitig. Atmet gemeinsam, um euch aufeinander einzustimmen. Wenn der Mann ausatmet, atmest du ebenfalls aus. Wenn er einatmet, atmest du ein. Schon nach wenigen Minuten werdet ihr im Einklang sein. Atmet wie ein Organismus — nicht zwei, sondern ein Körper. Und schaut euch mit dem weichem Blick in die Augen. Nach etwa fünfzehn Minuten geht allmählich dazu über, euch aneinander zu erfreuen und mit dem Körper des anderen zu spielen. Fangt nicht mit dem Liebemachen an, bis der Impuls von selbst kommt. Nicht ihr macht Liebe, sondern es passiert einfach.

Wartet darauf, forciert es nicht. Vielleicht werdet ihr sogar einschlafen. Es ist nicht unbedingt erforderlich, dass ihr Liebe macht.
Wartet, bis dieser Moment kommt, selbst wenn ihr ein paar Tage
warten müsst! Er wird kommen, und wenn er kommt, wird die
Liebe sehr tief gehen. Es wird eine stille ozeanische Erfahrung sein.
Liebe sollte wie eine Meditation zelebriert werden. Ihr solltet sie
hegen und pflegen und sie ganz langsam auskosten, dann wird
euer Sein tief davon durchdrungen werden. Diese Erfahrung wird
euch in Besitz nehmen und ihr werdet verschwinden. Dann ist es
nicht so, dass ihr Liebe macht — ihr *seid* Liebe. Liebe ist die größere Energie, und sie hüllt euch ein; sie geht über euch beide hinaus.

Liebe und Emotionalität

Was ist Liebe? Liebe ist dieser Duft, sich selbst zu erkennen, du selbst zu sein … Liebe ist überfließende Freude. Liebe ist, wenn du gesehen hast, wer du bist. Dann bleibt nichts anderes zu tun, als dein Sein mit anderen zu teilen. Liebe ist, wenn du gesehen hast, dass du von der Existenz nicht getrennt bist. Liebe ist, wenn du ein organisches, orgasmisches Einssein mit allem, was existiert, erfahren hast. Liebe ist keine Beziehung, Liebe ist ein Seinszustand. Sie hat nichts mit einer anderen Person zu tun. Man ist nicht in jemanden verliebt – man ist Liebe. Und wenn du selbst Liebe bist, bist du natürlich auch verliebt, aber das ist eine Folge, eine Begleiterscheinung, und nicht die Ursache. Die Ursache liegt in dir, du bist Liebe.

Osho, The Guest

WIE WIR NUN WISSEN, BETRACHTET TANTRA die menschliche Energie als Ausdruck der Polarität von weiblicher Energie als „Sein" und männlicher Energie als „Tun". Im Inneren der Frau befindet sich der innere Mann – aktiv, logisch, am Ergebnis orientiert, und im Inneren des Mannes die innere Frau – rezeptiv, intuitiv und am Prozess orientiert. Tantra geht noch einen Schritt weiter, denn es betrachtet Liebe und Meditation als höchste spirituelle Polarität in dieser Existenz: Liebe, verkörpert durch die Frau, und Meditation, verkörpert durch den Mann.

Das bedeutet aber auch, dass der innere Mann der Frau meditativ ist und die innere Frau des Mannes liebevoll. Erst wenn wir beide Energien meistern, die männliche und die weibliche, Meditation und Liebe, werden wir zu einem ganzen Menschen, der mit Weisheit, Leidenschaft, Authentizität und Spontaneität zu handeln vermag. Die Frau wird meditativer durch Liebe, der Mann wird liebevoller durch Meditation. Im sexuellen Kontext bedeutet Liebe für die Frau, den Penis in sich aufzunehmen und sich seiner Kraft hinzugeben, während Meditation für den Mann bedeutet, mit seinem Penis zu verschmelzen und völlig in ihm präsent zu sein, in der Frau, in Stille.

Zwischen Emotion und Gefühl unterscheiden

Allerdings werden die meisten von uns durch tiefe persönliche und kollektive Wunden, die wir im sexuellen Bereich erlitten haben, daran gehindert, diese gegensätzlichen Energien in unterstützender Weise ins Gleichgewicht zu bringen. Wir verdrängen die Erinnerung an unsere Verletzungen, unterdrücken unsere wahren Gefühle und Energien, gehen unbewusst kontrollierend und manipulierend mit anderen Menschen um oder sehen uns außerstande, unsere Energien auf intelligente und kreative Weise umzusetzen.

Sobald wir unsere Art des Liebemachens verändern, lösen wir einen alchemistischen Prozess aus, der den inneren Gegenpol zum Leben erweckt. Dadurch erlangen wir mit der Zeit die Fähigkeit, die beiden Energiepole machtvoll und produktiv einzusetzen. Dies wiederum hilft uns, die emotionalen Muster aufzulösen, die uns in der Vergangenheit Leid verursachten, und hilft in der Gegenwart ein Leben voller Liebe zu kreieren, wie wir es uns so sehnlich wünschen.

Ein wichtiger Schritt zu einem dauerhaft liebevollen, harmonischen Leben, das sich so viele Frauen ersehnen, besteht darin, die Emotionen aus der Liebe zu verbannen. Wie Osho sagt, ist Liebe ein Seinszustand; man ist nicht in jemanden verliebt, sondern „man ist Liebe". Es hat nichts mit einem anderen Menschen zu tun. Vielleicht kannst du dir jetzt, mit deiner neu erworbenen Sichtweise über die Polarität und das weibliche Orgasmuspotenzial, vorstellen, dass es möglich sein könnte, einen ganzen Tag oder ein paar Stunden, vielleicht sogar mehrere Tage, in einem solchen Seinszustand der Liebe zu verweilen. Das wäre eine beständige Liebe, die nicht den extremen Schwankungen unterliegt, wie wir sie aus unseren Beziehungen kennen. Worum geht es überhaupt bei diesen extremen Höhen und den schmerzhaften, schwierigen Tiefen voll aufgewühlter Emotionen, die unsere Liebe mit unversöhnlichen Gefühlen und Ängsten bedrängen? Verzweiflung und Resignation machen sich breit, wenn ein Paar keinen Ausweg mehr aus dem Teufelskreis der Konflikte sieht. Weibliche Kraft zurückzugewinnen heißt den Unterschied zwischen Gefühlen und Emotionen zu kennen, und zu wissen, dass Liebe von dieser Art der Emotionalität getrennt werden muss (siehe dazu auch die Tantrische Inspiration am Schluss dieses Kapitels). Grundsätzlich muss man hier verstehen, dass Emotionen immer aus der Vergangenheit stammen, während Liebe und echte Gefühle in der Gegenwart stattfinden.

Wenn wir zu viel Vergangenes mit uns herumschleppen, wird die Liebe schnell vergehen. Die Ranken der Liebe entfalten sich in der Zartheit des Jetzt. Deswegen muss man sich aber Emotionen nicht als eine Art Dämon vorstellen. Emotionen sind an sich völlig in Ordnung, solange uns bewusst ist, dass wir emotional sind, denn dann bekommen wir mit, was gerade passiert. Und durch dieses Verständnis ändert sich alles.

Woran man Emotionen erkennt

Uns fehlte bisher der Bezugsrahmen, um zu verstehen, was eigentlich in jenem Bruchteil einer Sekunde passiert, wenn Emotionen auftauchen – in solchen Momenten, in denen unser Liebesboot aus heiterem Himmel gefährlich ins Schwanken gerät. Was wir hier brauchen, ist Selbstgewahrsein. Die unmittelbaren körperlichen Symptome einer Emotion werden verschiedentlich mit Worten beschrieben wie: „Ich fühle mich plötzlich wie gelähmt" oder: „Es ist, als ob eine Wand einstürzt". Oder wenn du deinem Partner plötzlich nicht mehr in die Augen schauen kannst, dich von allem abgeschnitten fühlst, total isoliert und einsam, missverstanden und kraftlos. Nicht selten wollen wir uns dann rächen und dem anderen wehtun. Wir geben unserem Partner die Schuld an der Situation und benutzen anklagende Worte wie: „Du bist nie …" oder: „Du hast immer …".

In unserem Inneren tobt ein Meer von Gefühlen, für die wir keine geeigneten Worte finden. Wenn wir eine solche „emotionale Attacke" in uns wahrnehmen, ist es wichtig, zu erkennen, dass Emotionen im Spiel sind. Es erfordert ein wenig Übung, um Emotionen zu erkennen, aber nach einiger Zeit wird es ziemlich offensichtlich. Sobald wir eine Emotion innerlich registrieren, rücken die Dinge sogleich in eine andere Perspektive. Emotionen sind in Wirklichkeit das Wiederauftauchen alter, angestauter Gefühle. Es sind unterdrückte Gefühle und Empfindungen, die wir hinunterschlucken mussten, weil wir sie in dem Moment, als sie auftraten, nicht zu zeigen oder auszudrücken wagten. Das war irgendwann früher, in einer unglücklichen Situation, vielleicht schon vor etlichen Jahren.

Deshalb stehen unsere starken emotionalen Reaktionen oft in keinem Verhältnis zu der harmlosen Bemerkung oder arglosen Handlung, die in uns eine Emotion ausgelöst hat. Der Auslöser rechtfertigt gewöhnlich nicht die darauf folgende heftige Gemütsbewegung. Dabei passiert im Grunde nichts anderes, als dass alte, unausgedrückte Gefühle angerührt werden, die nun in uns aufsteigen und Verwirrung stiften.

Wenn du diese alten Gefühle als das erkennst, was sie sind, und ihre negativen Auswirkungen aus deinem System entlässt, werden die emotionalen Reaktionen mit der Zeit nachlassen. In ein paar Jahren wird dann vielleicht dein Partner genau die gleichen Worte zu dir sagen, aber du wirst dich nicht mehr darüber aufregen. Die Bemerkung wird von dir abgleiten wie Wasser vom Gefieder einer Ente.

Mit Hilfe der Liebe Ängste überwinden, die aus mangelnder Liebe entstanden

Als Frauen tragen wir viele Emotionen mit uns herum – das heißt, wir sind mit vielen Schichten unausgedrückter Gefühle beladen. Unglücklichsein wird meist durch einen Mangel an Liebe verursacht, etwa bei früheren Erfahrungen von Missbrauch und anderen schmerzlichen sexuellen Erlebnissen, bei denen es an Achtung und Liebe fehlte. Selbst wenn eine Frau nicht willentlich missbraucht wurde, so kann unsensibler und aggressiver Sex vom weiblichen Körper als eine mehr oder weniger subtile Form von Missbrauch erlebt werden. Das bedeutet, dass wir Frauen alle emotional sind, wegen des Liebesdefizits, das wir nicht nur in der Vergangenheit erlitten haben, sondern bis heute erleiden. Durch lieblose

Behandlung werden tiefe Ängste ausgelöst, die sich negativ auf die Fähigkeit der Frau, zu lieben und geliebt zu werden, auswirken. Angst bewirkt, dass wir uns schützen und verteidigen, und wenn Frauen das Gefühl haben, sich vor Männern schützen zu müssen, tun sie dies oft aus nicht unberechtigten Überlebensgründen.

Wenn wir die bestehende Situation heilen und das Gleichgewicht in uns, wie auch zwischen den Geschlechtern, wieder herstellen wollen, gibt es nur eine Möglichkeit: Wenn Angst durch einen Mangel an Liebe verursacht wird, ist Liebe die direkte Methode, um diese Angst aufzulösen – und damit unsere emotionalen Verhaltensmuster zu beenden. Die Frau sollte ihrer eigentlichen Natur vertrauen und sich erlauben, von einem Mann geliebt zu werden und sich ihm zu öffnen (sofern er sich bereit zeigt, im tantrischen Sinne bewusster zu sein). Das bedeutet aber, dass wir die Verteidigungsstrategien, Spielchen und Emotionen aufgeben, die unsere Persönlichkeit geformt haben, die aber mit der verletzlichen Sensibilität unseres wahren Selbst nicht das Geringste zu tun haben.

De facto haben wir seit frühester Kindheit in uns Gefühle von Getrenntsein, Wertlosigkeit, Unterlegenheit und Nie-gut-genug-Sein entwickelt. Obwohl wir ursprünglich als Manifestationen ungebremster Energie auf diese Erde kamen, haben wir uns mit der Zeit immer mehr von uns selbst, von den anderen Menschen und der ganzen Existenz entfernt. In dem Maße, wie wir uns von unserer reinen Energie abschneiden, verlieren wir gleichzeitig den Zugang zu unserer Liebesquelle. Dann wird mit der Zeit unser Sein durch ein falsches Selbst überlagert, und an die Stelle von Geborgenheit und Freude tritt Angst.

Unsere Ängste haben ihren Ursprung in den Prägungen, die wir in der Kindheit durch den herrschenden Liebesmangel in der unmittelbaren Umgebung unserer Familie und vor allem mit den Eltern erfahren haben. Aus Angst übernimmt das Kind bestimmte Verhaltensweisen, um anerkannt zu werden (oder auch abgelehnt, etwa durch Rebellion, worüber man wenigstens ein bisschen Aufmerksamkeit bekommt). Das Kind trachtet danach, die Liebe zu bekommen, die es zum Überleben dringend benötigt. Und so beginnen die Eltern unser Drehbuch zu schreiben: wer wir zu sein und wie wir uns zu verhalten haben, und mit der Zeit verlieren wir unsere Authentizität. Emotionalität ist eine unbewusste, mechanische Reaktion auf eine Situation oder einen Umstand – so als würde ein Schalter ausgemacht, der das Licht in Dunkelheit verwandelt.

Emotionales Verhalten kann auch eine erlernte Angewohnheit sein. So manche Frau hat schon als kleines Mädchen durch Nachahmen der Mutter gelernt, emotional zu reagieren. Im Laufe der Jahre identifizieren sich die meisten Frauen so sehr mit ihren Emotionen und all den kleinen und großen Höhen und Tiefen ihres Gefühlslebens, dass sie diese für ihr wahres Wesen halten. Dann ist es, als würde man in einem Film mitspielen und in Situationen agieren, die nicht real sind. Nur die Vergangenheit macht sie real. (Stell dir vor, wie es wäre, wenn du eines Morgens ohne Gedächtnis, ohne deine ganze Vergangenheit aufwachen würdest!) Doch im Geist und in der Essenz sind wir nichts anderes als Liebe. Um die Liebe lebendig zu halten, müssen wir sie von dem ganzen Wust angesammelter Emotionen, die uns kaum bewusst sind, befreien. Wenn wir diese alten Gefühle in dem Moment, da sie auftauchen, bewusst erleben, werden sie frei und hören auf, unsere Energie zu blockieren.

Emotionen und der Solarplexus

Neben den erwähnten emotionalen Alarmsignalen, wie einem plötzlichen Lähmungsgefühl und Abgeschnittensein, kannst du Emotionalität auch am Zustand deines Solarplexus erkennen lernen. Sieh diesen Körperbereich einfach als Antenne oder Fühler zum Erkennen von Emotionen, denn dort stauen sie sich und erzeugen oft großes Unbehagen. Emotionen versuchen sich auf unterschiedlichste Weise zu entladen: durch Gereiztheit, Klagen und Jammern, Kritisieren und das Abreagieren der eigenen Frustration bei den Kindern.

Wenn du mehr Bewusstheit im Solarplexus entwickelst, wirst du im selben Moment, wo bei dir etwas berührt wird, es dort spüren können. Es ist ein untrügliches Zeichen dafür, dass du emotional reagierst, weil ein noch nicht aufgelöstes Gefühl aktiviert wurde. Besonders für die Frau ist es wichtig, die Spannungen im Sonnengeflecht aufzulösen, damit die sexuelle Energie zwischen den Brüsten und der Vagina ungehindert fließen kann. Viele Frauen verspüren anfangs Übelkeit, wenn sie sich beim Sex entspannen, aber das ist kein Grund zur Beunruhigung. Vielmehr ist es ein sicheres Zeichen, dass alte Gefühle an die Oberfläche drängen und befreit werden wollen. Übelkeit ist eine Begleiterscheinung, wenn die sexuelle Energie sich ausdehnt und Gefühlsblockaden durchbricht.

Eine alte tantrische Methode besteht darin, eine größere Menge Salzwasser zu trinken und einen Finger in den Hals zu stecken, um durch den Würgereflex das Sonnengeflecht zu öffnen und geöffnet zu halten. Das Würgen, ohne tatsächliches Erbrechen, kann wahre Wunder wirken, um Spannungen im Solarplexus freizusetzen. Es stellt sich ein unmittelbares Gefühl von Befreiung ein, als ob etwas Giftiges aus dem Körper raus ist.

Emotionen aussprechen, auseinander gehen und körperlich aktiv werden

Sobald du erkennst, dass du emotional bist (durch das Sonnengeflecht oder durch andere Signale) ist der erste Schritt, dir einzugestehen, dass du emotional bist. Der zweite Schritt ist, es deinem Partner deutlich mitzuteilen: „Ich bin emotional." Dieses Verbalisieren bringt sofort ein Quäntchen Entspannung, denn jetzt weiß zumindest dein Partner, dass du weißt, dass du emotional bist. Das lässt ihn aus dem Spiel, und damit ist er nicht mehr für dein Unglück verantwortlich. Dir einzugestehen, dass du emotional bist, indem du es mitteilst, ist alles andere als einfach. Das Ego wird sich wie verrückt dagegen wehren und versuchen, dem anderen die Schuld in die Schuhe zu schieben.

Aber glaube mir, solange du deine Emotionen nicht auf dich selbst zurückführst und erkennst, dass sie der Vergangenheit angehören, bleibt dein Liebesleben eine Serie aus guten und schlechten Zeiten. Unter den gegebenen Umständen sage deinem Partner so liebevoll, wie es dir nur möglich ist, die Worte: „Ich bin gerade emotional". Und dann gehe aus dem Zimmer, nachdem du hinzugefügt hast: „Ich muss jetzt ein bisschen allein sein, aber ich komme wieder." Schließe behutsam die Tür und begib dich in einen anderen Raum oder ins Freie. Nimm dir einfach eine Auszeit. (Aber fahre nicht mit dem Auto weg, so als wäre es das Ende der Beziehung!) Auszeit bedeutet aber nicht, dass jetzt Zeit ist, um abzuschalten, sondern jetzt der richtige Moment ist, dich in die alten Gefühle hineinzubegeben und sie freizusetzen, oder zumindest mit ihnen in Kontakt zu kommen. Wenn Emotionen aktiviert werden, läuft es tatsächlich so ab, dass sie im Körper durch eine Schicht von Bindegewebe, die so genannten Faszien, hindurchgehen. Das erklärt, warum das Einsetzen einer emotionalen Attacke manchmal deutlich im Körper spürbar ist, als würde irgendeine dichte Substanz im Körper herumschwirren. Die Faszien umhüllen den ganzen Körper vom Kopf bis zu den Zehenspitzen wie ein dreidimensionales Netz und stellen die Verbindung zwischen den Oberflächenschichten und den tiefsten körperlichen Bereichen her.

Um alte, im Körper gespeicherte Emotionen aufzulösen, muss man sie darin unterstützen, den Körper zu verlassen. Es ist elementar, den Körper wirklich zu bewegen, damit die alten Gefühle sozusagen verbrennen. Werde auf irgendeine Weise aktiv: Schlage auf ein Kissen ein, trommle, jogge, hacke Holz. Lautes Schreien und Brüllen ist ebenfalls sehr hilfreich, hängt natürlich von deiner Wohnsituation und den Nachbarn ab. Auch „Gibberish", das Brabbeln sinnloser Worte, ist eine überaus wirksame Methode, um Emotionen freizusetzen. Spiele einfach mal für ein Weilchen verrückt – habe eine kleine Katharsis! Was auch immer du tust, vor allem sei aktiv! Das ist nicht immer einfach, weil wir beim Auftreten von Emotionen eher dazu neigen, zu kollabieren, uns erschöpft zu fühlen und uns am liebsten ins Bett verkriechen, um sie zu hätscheln. Das Erstaunliche ist aber: Wenn du nach einem intensiven körperlich-emotionalen Ausbruch wieder mit deinem Partner zusammentriffst, wirst du höchstwahrscheinlich die Erfahrung machen, dass die Gefühle von Isolation und Getrenntsein nachgelassen haben und du wieder fähig bist, Augenkontakt zu machen. Es lässt die Mauer zwischen euch bröckeln. Wenn nicht, dann ist vielleicht eine weitere Runde körperliche Bewegung angesagt, um die Mauer restlos zum Einsturz zu bringen.

Das klingt beinahe zu einfach, aber es funktioniert! Und zweifellos hat es einen enormen Vorteil gegenüber der Alternative, Emotionen tagelang mit sich herumzuschleppen, mit einem schweren Stein auf dem Herzen und dem bodenlosen Gefühl der Verzweiflung, was denn bloß aus eurer Liebe geworden ist; bis dann schließlich, nach einigen schlaflosen Nächten, eine der beiden Seiten in Tränen ausbricht, zu kämpfen aufhört und endlich die Gefühle zeigt, die hinter den Emotionen verborgen sind. Sicher hast du das selbst schon etliche Male erlebt: In dem Moment, in dem eine Seite aufgibt und die tieferen Gefühle auszudrücken beginnt, ist der Kampf vorbei. Dann nehmen wir die losen Enden unserer Liebe wieder auf und fangen neu an.

Eine Freundin hat die körperliche Katharsis durch chaotisches Bewegen als Meditationsform für sich entdeckt und erzählte mir:

„Ich bin immer wieder erstaunt, wie viel psychisches Festhalten durch die Bewegungskatharsis in mir befreit wird — eine gewisse geistige Starre, die sich durch die alltäglichen Aktivitäten immer wieder aufbaut und ansammelt. Wenn ich mich dann in der Katharsis so richtig körperlich und emotional austobe, habe ich wieder viel mehr Geduld und bin fokussierter im Leben. Außerdem hat sich die Katharsis als gute Ergänzung zu meinen Yogaübungen erwiesen. Ich praktiziere gerne Yoga, aber es hat auch etwas Ernsthaftes und Steifes, und durch wildes Tanzen und Bewegen wird offenbar etwas in mir befreit und ins Gleichgewicht gebracht. Katharsis ist für mich wie ein Schlammbagger. Viele Menschen wollen gar nicht so tief unter die Oberfläche ihres Egos schauen, aber ich habe entdeckt, dass diese kathartische Methode mir mehr Weichheit, Sensibilität und Empfänglichkeit bringt, während sie gleichzeitig dynamische, gesunde Grenzen herstellt. Wenn bestimmte Barrieren und Panzerungen in mir durchbrochen und aufgelöst werden, bin ich wieder in Kontakt mit meinen weicheren Seiten. Gleichzeitig fühlt sich der schwächere Teil von mir mehr akzeptiert und bekommt dadurch mehr Vitalität und Kraft."

Vielleicht ist die Frage aufgetaucht, warum es nötig ist, sich räumlich vom Partner zu entfernen, um mit Emotionen umzugehen. Nun, ein untrügliches Kennzeichen für Emotionen ist der Drang zu diskutieren und zu argumentieren. Dann versucht jeder den anderen zu überzeugen, dass er oder sie im Recht ist. Emotionen sind randvoll mit Ego. Wenn ihr in der Gegenwart des anderen bleibt, während eine Emotion aktiviert wurde, ist es am besten, auf eine bestimmte Art miteinander zu sprechen. Verwendet Sätze nach dem Muster: „Ich fühle …", und dann spricht jeder *nur von sich selbst*. Der direkte Weg, um aus einer Emotion herauszutreten, besteht im Aussprechen dessen, was du auf einer tieferen Ebene fühlst, und damit deine verborgenen Gefühle zu offenbaren. Dadurch bringst du den Knoten angestauter Emotionen aus dem Sonnengeflecht nach oben ins Herz und erlebst, was du wirklich fühlst. Mache deinen Partner nicht dafür verantwortlich, dass du unglücklich bist. Schaue hinter deine Emotionen und finde heraus, was tatsächlich in dir vorgeht. Du wirst auf alte, tief vergrabene Wunden stoßen, die mit dem Menschen, den du vor dir hast, überhaupt nichts zu tun haben. Dein Gegenüber ist bloß der Auslöser, der die Schlupfwinkel unterdrückter Gefühle in deinem Inneren aufdeckt.

Und selbst wenn der andere tatsächlich für die eine oder andere Wunde, die du aus der Vergangenheit mit dir herumträgst, verantwortlich wäre, geht es jetzt darum, dass du zu jenem Zeitpunkt deine tieferen Gefühle unterdrückt hast, statt sie auszudrücken. Hättest du diese Gefühle damals wirklich ausgedrückt, würden sie nicht immer wieder in dir hochkommen. Zumindest hättest du dich damals sehr viel besser gefühlt, weil du deine Gefühle gezeigt hättest, auch wenn eine bestimmte Problematik zwischen euch ungelöst blieb. Wenn du deine Gefühle unmittelbar ausdrückst, wirst du aufhören, Emotionen mit dir herumzutragen, die sich von Jahr zu Jahr immer mehr anstauen. So befreist du dich von deiner Vergangenheit und kannst unbeschwert hier in der Gegenwart leben.

Emotionen sind tatsächlich Giftstoffe (die wir in den Faszien herumwirbeln spüren). Sie vergiften die Atmosphäre und können ausgerechnet jenem Menschen, den wir am meisten lieben und der uns am nächsten steht, geradezu tödliche Hiebe versetzen. Das ist ein großes Problem. Unbewusst projizieren wir sämtliche unterdrückten Gefühle auf den Menschen, den wir am meisten lieben – und damit vergiften wir unsere Liebe. Bei dem Versuch, uns unserer Emotionen zu entledigen, sagen wir die schlimmsten Dinge zu unserem Partner. Emotionale Äußerungen haften wie Zement im Gedächtnis und kreisen endlos in unseren Gedanken, noch lange nachdem der Streit vorüber ist. Hat er das wirklich so gemeint? Bin ich wirklich so? Und schon produziert der Verstand weitere Emotionen, weil er zu viel über die Vergangenheit nachdenkt. Die Wahrheit ist leider, dass die Liebe zu viel Emotion nicht verkraften kann. Sie ist wie eine zarte, verletzliche Blume, und um sie am Blühen zu erhalten, bedarf es großer Bewusstheit. Wenn wir zulassen, dass unsere Emotionen die Oberhand gewinnen, gleitet uns die Liebe allmählich aus den Händen.

Herkömmlicher Sex erzeugt Emotionalität

Im herkömmlichen Sex verbirgt sich eine zusätzliche Quelle von Emotionalität. Durch die Abwärtsbewegung der Energie erzeugt der übliche Sex Spannung und Nervosität als Nebenwirkungen.[1] Deshalb kommt es nachher leicht zu Streit und Unzufriedenheit. Sexuelle Spannungen führen letztlich bei der Frau zu einer Überreizung, die sich in einer subtilen pseudo-positiven Ladung äußert. Ihre zunehmende Gereiztheit sucht nach einem Ventil und findet es oft in Streit und Reibereien; sie kann aber auch als prämenstruelles Syndrom zutage treten. Wenn Emotionen in der Luft liegen, springt der Funke der Erregung schnell über und es kommt zu dem gängigen „Erst-Streiten-dann-Vögeln"-Syndrom – einer Strategie, die häufig dazu dienen soll, den Riss zwischen Liebenden zu kitten. In Wirklichkeit führt aber der Versuch, eine Beziehung auf diese Weise zusammenzuflicken, in einen Teufelskreis. Gerade eine solche sexuelle Begegnung erhöht die Spannung der Frau noch mehr und kann jederzeit in Emotionen aufflackern. Das erklärt, warum nach einer so genannten „guten Nummer", ohne vorherige Meinungsverschiedenheiten, häufig Streit entsteht. Wir Frauen neigen aufgrund unserer emotionalen Muster leicht dazu, auf Emotionen abzufahren, und unterliegen schnell dem Glauben, diese Art von Intensität gehöre einfach zur Liebe. Unter Umständen wird dann sogar das Zertrümmern von Porzellan als Liebesbeweis verstanden.

Ich habe einmal Barry Long bei einer Veranstaltung sagen hören, dass Wut in Wirklichkeit immer die Folge von sexueller Frustration sei. Das sollte uns zu denken geben. Und wenn man sich all die Kriege um uns herum ansieht und bedenkt, wie wenig wirklich befriedigenden Sex es auf dieser Erde gibt, dann scheint Barry Long die Wahrheit zu sprechen.

Viele Frauen haben Probleme mit dem herkömmlichen Orgasmus und sind frustriert; es ist also nahe liegend, dass in ihrem Inneren deswegen die Wut nagt. So viele Frauen empfinden einen tiefen Zorn gegenüber Männern wegen deren demütigendem Verhalten – ein Zorn, der weit über die persönliche Ebene hinausgeht und eine kollektive Dimension hat.

Gefühle im Hier und Jetzt ausdrücken

Einerseits ist es also wichtig, Vergangenes vergangen sein zu lassen und zu erkennen, wann Emotionen ins Spiel kommen. Andererseits können wir damit experimentieren, uns beim Sex zu entspannen, um den bereits gespeicherten Emotionen nicht noch weitere hinzuzufügen. Die wahre Kunst besteht jedoch darin, mit unseren Gefühlen ständig in Verbindung zu sein und wirklich zu fühlen, was wir fühlen.

Um unsere Liebe frisch und frei von Emotionalität zu halten, ist es wichtig, unsere Gefühle in dem Augenblick auszudrücken, in dem sie auftreten. Halte keine Sekunde an irgendeinem Gefühl fest, es sei denn, dass es hoffnungslos unpassend wäre, es auszudrücken. Gib jedem Gefühl, das auftaucht, Ausdruck und lass es dir von deinem Verstand nicht ausreden. Wenn Tränen kommen, lass sie fließen. Wenn Lachen kommt, lass es explodieren. Und wenn dir nach Losbrüllen ist, lasse auch das zu. Springe herum, aber tu etwas, schnell! Vor allem solltest du Gefühle nicht unterdrücken, weil sonst schnell neue Emotionen entstehen können. Aber genauso schnell, wie sie gekommen sind, gehen sie auch wieder, ob Trauer, Schmerz, Wut oder Frustration. Wenn diese Gefühle voll gelebt werden, wenn sie da sind, dann haben sie eine Lebensdauer von etwa acht Sekunden oder eine entsprechende Intensität – und alles ist vorbei.

Wenn du deine Wut bewusst ausdrücken möchtest, solltest du ein paar Grundregeln beachten, die man auf keinen Fall brechen sollte. Wenn Wut hochkommt, darfst du sie niemals gegen deinen Partner richten, selbst wenn deine Emotionen dir suggerieren, dass dein Partner daran schuld ist, dass du wütend geworden bist. Du darfst ihn nicht berühren und ihm niemals körperlich wehtun. Du solltest ihm körperlich nicht einmal zugewandt sein, wenn du deine Wut herauslässt. Drehe dich um und kehre ihm den Rücken zu, bevor du einen tiefen Schrei aus dem Bauch loslässt.

Als ich zum ersten Mal meiner Wut freien Lauf ließ, war das für mich eine unvergessliche Erfahrung. In dem Augenblick, als ich die Wut in mir aufsteigen fühlte, weil man mich ungerechtfertigt wegen etwas beschuldigt hatte, kam ich in Kontakt mit einem tiefen Brüllen aus dem Bauch, und dahinter steckte eine so machtvolle Kraft, dass es mich buchstäblich bis an die Decke katapultierte, die ungewöhnlich hoch war. Als die Schwerkraft mich ein, zwei Sekunden später auf den festen Boden zurückholte, war alles vorbei. Keine Wut, keine Emotion, kein Groll – nichts! Ohne zu zögern konnte ich in den gegenwärtigen Augenblick zurückkommen und sofort weiter kommunizieren.

Wenn Wut hochkommt, heiße sie willkommen, denn dann weißt du, es ist eine alte Spannung, die noch in dir existierte, und sie kann transformiert werden. Wenn du sie um deinetwillen ausdrückst, befreist du dich aus ihrer einengenden Umklammerung. Mit Gefühlen in Kontakt zu kommen ist eine reinigende Erfahrung. Dann wird blockierte Energie mit einem Mal wieder verfügbar.

Jedes Mal, wenn du ein Gefühl ausdrückst oder eine Emotion transformierst, fühlst du dich hinterher ein Stück leichter und weiter, erfrischt und wieder mit deinem Partner verbunden, offen und weich, klar und strahlend, sogar liebevoll. Emotionen hingegen lassen dich genau das Gegenteil spüren: Schwärze und Düsterkeit, Verzweiflung und Ohnmacht. Wenn du spontan deine Gefühle zeigst, hast du Zugang zum ganzen Spektrum positiver Erfahrungen.

Liebemachen hält Frauen gesund

Während also Spannung die Begleiterscheinung einer abwärts gerichteten Energiebewegung ist (wie beim herkömmlichen Sex), ist Stille das Ergebnis aufsteigender Energie (wie beim tantrischen Sex und in der Meditation).[2] Wenn du dich beim Sex entspannst, bringt es dich in einen Seinszustand, der von dem sonst üblichen emotionalen Spektrum weit entfernt ist. Wenn wir durch Entspannung in einen orgasmischen Seinszustand gelangen, erleben wir einen für uns seltenen Frieden und Zufriedenheit. Unsere Energie wird regeneriert und wir fühlen uns von Liebe erfüllt, nicht nur für unseren Liebsten, sondern für alle Menschen um uns herum. Wenn die Energie durch die Energiezentren (Chakren) nach oben steigt, werden sie geklärt und gereinigt und bekommen eine dynamische, lebendige Qualität.

Gegenwärtig leiden viele Frauen unter starken menstruellen Beschwerden mit extremen hormonellen und emotionalen Schwankungen, unter Mangel an Selbstwert, Furcht vor dem Alter, Problemen mit den Wechseljahren, Enttäuschung und nicht selten Desinteresse am Sex. Ab einem gewissen Punkt betrachten viele Frauen Sex als viel zu große Anstrengung mit viel zu geringem Lohn und ziehen sich daraus zurück. Kürzlich hörte ich in einer amerikanischen Fernsehsendung, dass laut Statistik 45 Prozent der glücklich verheirateten Paare in den letzten sechs Monaten keinen Sex mehr gehabt hätten.

Die Situation der Männer ist genauso unerfreulich. Solange ein Mann nicht selbst erlebt hat, was es bedeutet, im Sex aufzublühen, kann er sich keine Vorstellung davon machen. Und da Erregung und Ejakulation die einzigen Tricks sind, die er kennt, macht er sich keine großen Gedanken darüber, wie es auch anders gehen könnte. Mit diesen „Tricks" findet er aber nur oberflächliche Befriedigung, während in der Tiefe ein noch nie angezapftes Reservoir von sprudelnder Sexenergie wartet. Und weil es dem Mann nicht gelingt, seine Lebenskraft wirklich ins Strömen zu bringen, resultieren daraus Frustriertheit, Aggression, Stress, Wut, Rastlosigkeit und zwanghaftes sexuelles Fantasieren – beim Sex und auch sonst – und alle möglichen sexuellen Perversionen. Erst wenn die tantrische Energie frei durch ihn hindurch zirkulieren kann, fühlt er sich endlich richtig als Mann. Kürzlich hörte ich am Ende eines Seminars einen Mann zu meinem Partner Raja sagen: „Hier habe ich zum ersten Mal in meinem vierundfünfzigjährigen Leben Hinweise und Einsichten darüber bekommen, was es eigentlich heißt, ein Mann zu sein." Es war nicht das erste Mal, dass ich einen Mann so reden hörte.

Wenn eine Frau ihre sexuelle Energie so einsetzen kann, dass sie orgasmisch strömend durch den ganzen Körper zirkuliert, verändert sich damit ihr ganzes Selbstgefühl. Jetzt hat sie wirklich den Wunsch nach körperlicher Liebe. Sex ist dann nicht mehr auf den anderen fokussiert oder darauf, etwas zu bekommen, Sex wird für die Frau mehr und mehr zu einer Gelegenheit, ihre Liebe und Wertschätzung für sich selbst zu leben und ihr Dasein zu feiern und zu genießen. Mit dem richtigen Verständnis für ihre körperlichen Mechanismen kann sie ihre sexuelle Energie besser steuern und erlangt dadurch mehr Meisterschaft über ihr Leben. Dann spielt es für sie keine so große Rolle mehr, ob sie körperlich älter und vielleicht weniger attraktiv wird, denn aufgrund ihres Wissens um die tieferen Ebenen der sexuellen Energie weiß sie, wie sie in Gegenwart eines Mannes das männliche Prinzip anziehen kann und wie sie sich, unabhängig von Alter und Aussehen, durch den Mann nähren und aufladen kann. Jetzt kann sie sexuelle Oberflächlichkeiten beiseite lassen und sich direkt auf ihren weiblichen Pol einstimmen – mit einer gelassenen, süßen Weichheit, entspannt und aufnehmend, empfänglich und offen. Die Atmosphäre einer solchen Frau veranlasst den Mann, ihr anders zu begegnen, als er das üblicherweise tut.

Möglicherweise kann der ewige Kreislauf sexueller Unbewusstheit nur von der Frau durchbrochen und nachhaltig verändert werden. Wenn die sexuelle Begegnung balanciert ist und der weiblichen Natur entspricht, erlangt die Frau viel mehr Einfluss und Autorität beim Sex, und damit ein neues Vertrauen in sich selbst. Dann wird sich der Mann wundern und aus dem Staunen nicht mehr herauskommen, dass mit denselben Grundelementen, Penis und Vagina, zwei so völlig verschiedene sexuelle Erfahrungsebenen möglich sind!

Die Emotion der Eifersucht

Von allen Emotionen ist Eifersucht die vielleicht zerstörerischste und entwürdigendste, und sie scheint bei Frauen häufiger vorzukommen als bei Männern. Eifersucht hat etwas damit zu tun, einen anderen Menschen besitzen und kontrollieren zu wollen; sie ist kein Ausdruck von Liebe für den anderen. Eifersucht wurzelt im Vergleichen, und man hat uns auf jede erdenkliche Weise beigebracht, uns mit anderen zu vergleichen, insbesondere im sexuellen Bereich.

Blitzschnell und jederzeit können wir von Gefühlen der Unzulänglichkeit überwältigt werden und uns bedroht fühlen, wenn eine andere Frau dem Mann, den wir lieben, Aufmerksamkeit schenkt oder von ihm Aufmerksamkeit erhält. Nach dem gängigen Bild ist der Anblick eines jungen, hübschen, neckisch kuckenden Gesichts für einen Mann ganz schön erregend, zumal Erregung das sexuelle Hauptstimulans des heutigen Mannes darstellt. Wenn eine Frau jedoch ihr sexuelles Erleben nicht mehr von der Erregung abhängig macht, weiß sie um ihre wirkliche Verwurzelung in ihrem Innern und ist nicht mehr so leicht aus ihrer Mitte zu bringen. Sich mit anderen zu vergleichen ist sinnlos, weil jedes Individuum einmalig und unvergleichlich ist. Wenn sich dieses Verständnis einmal in dir verankert hat, kann die Eifersucht verschwinden. Zweifellos hängt Eifersucht mit dem Sex zusammen, aber die Eifersucht ist dabei von untergeordneter Bedeutung. Es geht also nicht darum, die Eifersucht loszuwerden. Solange wir im herkömmlichen Sex festhängen, ist es nahezu unmöglich. In Wahrheit geht es darum, Sex in Liebe zu transformieren – und in dieser Liebe verschwindet die Eifersucht.

„Unterdrücke sie nicht, sondern drücke sie aus. Setze dich in dein Zimmer, schließe die Türen und richte deine ganze Aufmerksamkeit auf die Eifersucht. Beobachte sie, nimm sie wahr, schüre ihr Feuer. Lasse sie zu einer starken Flamme werden, in der du verbrennst, und schaue genau hin, worin sie besteht. Sage nicht gleich, dass sie hässlich sei, denn wenn du die Vorstellung hast, dass sie hässlich sei, wirst du sie unterdrücken und nicht zulassen, dass sie sich dir vollständig zeigen kann.

Also, keine Urteile! Versuche einfach die existenziellen Auswirkungen der Eifersucht zu sehen, die existenzielle Tatsache. Ohne Interpretationen, ohne Ideologien. Lasse einfach die Eifersucht da sein und schaue sie dir an. Schaue ihr bis auf den Grund. Und dasselbe machst du mit der Wut, mit Traurigkeit, Hass, Besitzergreifen. Dann wirst du mit der Zeit erleben, dass du, wenn du dir die Dinge so gründlich anschaust, ein Gefühl von Transzendenz, von Darüberstehen bekommst – du bist nur Zeuge. Die Identifikation wird durchbrochen. Nur wenn du dich einer Sache in deinem Inneren stellst, wird die Identifizierung gebrochen.

Osho, Tao: The Pathless Path

Das Interesse an Gipfelorgasmus und Ejakulation verlieren

Wie wir wissen, sind zahllose Männer darauf fixiert, ihre Partnerin zu einem Gipfelorgasmus zu bringen, weil es sie selbst als Liebhaber aufwertet. Inzwischen verstehen wir aber auch, was für schwer wiegende Konsequenzen diese Einstellung für Mann und Frau hat, denn der Gipfelorgasmus verursacht eine Restspannung, die zu einer ständigen Quelle von Emotionalität bei der Frau (und beim Mann) wird. Zudem kommt der Mann in dem Bemühen, die Frau durch Erregung zum Orgasmus zu bringen, viel zu schnell zur Ejakulation, was auf längere Sicht nicht im Interesse der Frau liegt.

Manche Frauen sind aber selbst genauso mit der Ejakulation ihres Partners identifiziert. Sie sagen ganz eindeutig, dass der Orgasmus des Mannes für sie einen wesentlichen Bestandteil des Sexaktes darstellt. Eine Frau, die so denkt, hat das Gefühl, dass der Mann im Augenblick des Samenergusses sich ihr vollständig gibt und etwas von seiner Essenz mit ihr teilt, was er sonst mit niemandem teilen kann. Tatsächlich ist aber jede einzelne Ejakulation ein immenser Kräfteverlust für den Mann, denn das lebende Sperma enthält eine enorme Energiemenge – ungefähr zweihundert bis fünfhundert Millionen Samenzellen, d.h. potenzielle Menschenwesen, bei jeder Ejakulation.

Demnach geht der männlichen Spezies durch gewohnheits-mäßiges und unkontrolliertes Ejakulieren eine riesige Menge an kreativer Energie verloren. Ejakulation ist heute die Norm, und Frauen neigen dazu, den Mann darin zu bestärken.

Jede Frau könnte aber ihre sexuelle Realität völlig neu bestim-men und ihr Leben anhaltend mit Liebe erfüllen – einer Liebe, die von Emotionen frei ist –, wenn sie erkennt, dass die Quelle ihres Orgasmus in den Brüsten liegt, und sie den Sexakt entsprechend beeinflusst. Das Fluidum einer in ihrer Essenz ruhenden Frau übt eine solche Anziehungskraft auf den Mann aus, dass es die ganze Qualität ihrer sexuellen Begegnung verändert. Es ist ein Sprung in eine andere Dimension.

Enorm viel steht auf dem Spiel. Solange die Frau nicht ihre urei-genste weibliche Qualität in den Sexakt einbringt, ist es für den Mann schwierig, wenn nicht völlig unmöglich, sein sexuelles Verhalten zu ändern. Solange es einem Mann nicht gelingt, seine Frau voll und ganz zu befriedigen, kann er sich, ungeachtet all seiner anderen Erfolge und Errungenschaften, niemals wirklich als Mann fühlen.

Das Bedürfnis von Mann und Frau, sich selbst als männlich bzw. weiblich zu erleben und gemeinsam zu orgasmischen Erfahrungen zu gelangen, ist für die heutige Menschheit von brennender Aktualität. Ohne die spirituelle Ebene der Sexualität wird die menschliche Rasse langsam verhungern und durch einen tragi-schen Mangel an Liebe aussterben.

Die Trennung zwischen Sex und Liebe

Vermutlich erlebt die Mehrzahl der Frauen gelegentlich, wenn nicht ständig, die drastische und dramatische Spaltung zwischen Sex und Liebe. Sex kann sich im Handumdrehen in etwas Schmuddeliges, Animalisches, Liebloses verwandeln, während Liebe ein Gefühl der Süße, Reinheit und Schönheit vermittelt. Die meisten Frauen haben eine ganze Reihe von Erfahrungen mit lieblosem Sex gemacht und verzichten oft deshalb lieber ganz auf Sex, während sie sich gleichzeitig bemühen, einen Mann von ganzem Herzen zu lieben. Oder sie bleiben lieber allein.

Mit dieser Notlösung, lieber ganz auf Sex zu verzichten, weil er sie nicht tief genug berührt, bezahlt die Frau allerdings einen sehr hohen Preis. Wie bereits erwähnt, führt der Mangel an sexueller Liebe und körperlich-seelischem Genährtwerden bei den Frauen zu allen möglichen Krankheiten, psychischen Störungen und emotionalen Problemen. Für die Frau ist Sex an sich keine unbedingte Notwendigkeit, wohl aber die Liebe – und bleibt es bis an ihr Lebensende. Wie kann man nun diese beiden scheinbar unvereinbaren Welten miteinander in Einklang bringen? Der Weg dahin geht über Sex – und nicht durch seine Vermeidung –, Sex mit Herz, und dadurch mit Liebe. In Verbindung mit Bewusstheit, egal welchen Grades, führt Sex auf natürliche Weise zur Liebe – einfach und süß. Bewusstheit ist Alchemie. Wenn die Frau in ihrem eigenen Körper die beiden Pole von Sex und Liebe, die materielle und die immaterielle Ebene, miteinander verbindet, gibt es für sie ein Höchstmaß an Gesundheit und dauerhaftem Glück.

Viele Frauen berichten, dass sie manchmal das Gefühl haben, als würde das Herz vom Penis innerlich berührt, penetriert und geöffnet, insbesondere bei der im 6. Kapitel beschriebenen tiefen und anhaltenden Penetration. Wenn die körperliche Liebe diese Ebene des Energieaustausches aufgrund der Polarität erreicht, dann wird Liebe als greifbare Realität zwischen Mann und Frau generiert. Wird die Frau in einer solchen Tiefe berührt, so verbindet sie sich mit ihrer Liebe, die überströmt und sich in den Mann ergießt, sodass der Kreislauf von Liebe und Freude zwischen den beiden geschlossen wird. Erinnere dich immer wieder daran: Jeder Grad von Bewusstheit im Sex lässt Liebe entstehen. Es ist die Bewusstheit an sich, die Sex in Liebe transformiert.

Um es noch einmal zu wiederholen: Nicht, was wir tun, sondern wie wir es tun, zählt. Die Frau ist Liebe. Liebe ist die Quintessenz ihrer Seele; darum ist für die Frau Liebe so lebenswichtig wie Nahrung. Sie braucht diese Möglichkeit, sich in ihr weibliches Element hineinzuentspannen und durch orgasmische Erfahrungen die Zufriedenheit und Regeneration zu erfahren, die ihre Vitalität erhält. Zweifellos ist die Ernsthaftigkeit und Bereitwilligkeit des Mannes ein unterstützender Faktor für die orgasmischen Erfahrungen der Frau, doch die Verantwortung dafür trägt sie selbst. Im Sex kann die Frau ihre weibliche Urkraft wiedergewinnen.

Der Weg einer Frau

Ich bin in der glücklichen Lage, hier den Bericht einer Frau aus der Schweiz verwenden zu können, die ich erstmals in einem „Making-Love"-Seminar vor einigen Jahren kennen lernte und die inzwischen zu einer guten Freundin geworden ist. Sie und ihr Partner haben sich seither sehr eingehend mit Tantra beschäftigt. Vor kurzem schickte ich ihr eine E-mail, in der ich sie fragte, ob sie nicht Lust hätte, in ein paar Zeilen ihre tantrischen Erfahrungen kurz zusammenzufassen. Anstelle der zwei bis drei Zeilen, die ich erwartet hatte, schickte sie mir einen ausführlichen und sehr aufrichtigen Bericht über ihre Transformation, und dafür bin ich ihr sehr dankbar. Vielleicht sind ihre Erfahrungen auch für andere Frauen eine Ermutigung und Inspiration.

„Unsere Sexualität und unser Liebemachen hat sich auf erstaunliche Weise entwickelt: Mindestens zweimal täglich stöpseln wir ein (der so genannte „tantrische Quickie"), wenn wir (sie leben eine Hälfte der Woche zusammen) zusammen sind, und das heilt tiefe Wunden in Körper und Seele, ohne dass wir uns dessen bewusst sind oder etwas dafür tun. Völlig ohne den Verstand (was für uns ziemlich ungewöhnlich ist), vollbringen unsere Körper diese Heilung ganz von selbst. Ich genieße den Sex jetzt viel mehr und bin immer zur Liebe bereit, vorausgesetzt, wir haben genug Zeit dafür. Der Leistungsdruck ist nicht mehr da, ebenso die Angst, erneut verletzt zu werden. Mein Partner kann sich jetzt sicher sein, dass er mit seinem Penis jederzeit in meine Vagina kommen kann, und das hat die ganze Dringlichkeit weggenommen. Endlich werden seine drängenden körperlichen „Baby-Bedürfnisse" erfüllt. Durch das Einstöpseln scheint er endlich wirklich das zu bekommen, was er sein ganzes Leben lang suchte.

Wenn wir erschöpft sind, weil wir zu viel gearbeitet haben, stöpseln wir jetzt einfach ein und schlafen dann friedlich ein, statt wie früher das alte Drama abzuspulen, um jeden Preis aufregenden Sex haben zu müssen, weil sonst mit unserer Beziehung etwas nicht stimmen würde, wenn wir nicht jeden Tag Sex hatten. (Auf diese Weise hatten wir oft zwei oder mehr schwierige Stunden verbracht, um unter Leistungsdruck, mit sexy Unterwäsche und anderem Spielzeug ein bestimmtes Ziel zu erreichen, statt einfach zu schlafen – was unsere Körper am meisten brauchten.) Wenn wir während der Nacht aufwachen, stöpseln wir entweder wieder ein oder wir lieben uns. Und derjenige, der am Morgen als Erster wach wird, bittet den anderen, wieder einzustöpseln.

Das hat uns zu friedlicheren Menschen gemacht – kein Streit mehr im Büro, was früher täglich passierte, bevor wir dich kennen gelernt haben. Und wenn wir doch mal Streit haben, wissen wir jetzt, dass wir uns nicht genug Zeit für die Liebe nehmen und unsere wöchentlichen Verabredungen zum Liebemachen vernachlässigt haben. Das passiert leider immer noch ziemlich häufig. Wir sind beide so leistungsorientiert und fühlen uns verantwortlich für unsere Firma mit zwölf Angestellten und für unseren Garten, dass es uns schwer fällt, die Zeit für Liebe zu unserer ersten Priorität zu machen. (Interessanterweise hat sich aber gezeigt, wenn wir genau das tun und uns eine ganze Woche für einen ‚Making-Love'-Workshop frei nehmen, können wir uns nachher vor Aufträgen kaum retten – das ist nun schon zweimal passiert!) Mein Partner bekommt jetzt, was er braucht, in einem solchen Maße, dass ich fühle, er will wirklich mich als Partnerin und hat aufgehört, sich zu fragen, ob da draußen vielleicht noch jemand rumläuft, der besser zu ihm passt. Ich fühle das auch so, vor allem dann, wenn unser Leben ohne Stress verläuft. Dann ist alles da, wovon ich je geträumt habe, und die Liebe zwischen uns wird immer tiefer und tiefer. Wir reden sogar darüber, zu heiraten.

Eine große Hilfe war für uns dein Verständnis über den Unterschied zwischen Emotionen und Gefühlen. Wir arbeiten beide immer noch sehr daran, den Mut aufzubringen, unsere Gefühle auszudrücken. Manchmal traue ich mich einfach nicht, weil ich zu dem schon vorhandenen Stress nicht noch mehr haben will. Aber dann kommt mein Ärger über den Stress anders raus, durch Aggressivität – also letztlich dient es uns nicht, wenn ich meine Gefühle für mich behalte. Mein Kopf weiß das, aber das kleine Mädchen im Innern hat immer noch Angst, die Liebe zu verlieren, die es so nötig braucht.

Aber ich arbeite daran. Es war erstaunlich, wie wenig wir joggen oder schreien oder putzen gehen mussten und wie wir früh genug erkannten, dass wir emotional geworden waren, sodass wir den Streit beenden konnten. Nur ungefähr fünf Mal – wir sind es nun gewöhnt, die Muster zu erkennen, die zwischen uns ablaufen, und das hat uns sehr geholfen. Meine Brüste sind immer noch äußerst empfindlich und akzeptieren Berührung nur, wenn sie total liebevoll ist. Wenn die Brüste sich manipuliert fühlen, wollen sie die Hände meines Partners oder meine eigenen Hände sofort weghaben. Das ist ein schwieriger Punkt. Ich brauche noch ein paar Sitzungen mit liebevoller Berührung, damit ich es annehmen kann — das sollte ich wohl lieber einplanen!

Als wir zum dritten Mal an deinem ‚Making-Love'-Seminar teilnahmen, spürte ich ein wunderbares Loslassen in meinem Inneren. Ich hatte starke Schmerzen in meiner Vagina oder in der Gebärmutter — es war kurz vor meiner Periode. Das habe ich normalerweise nie. Als ich in der Nacht von der Toilette zurückkam, war es so schlimm, dass ich meinen Partner aufweckte und ihn bat, in mich reinzukommen, um es zu lindern. Wir fingen an, über den Schmerz zu reden, und an einem Punkt sagte ich: „Diesen Schmerz trage ich mit Stolz." „Für wen?", fragte mein Partner, und ich antwortete sofort: „Für meinen Vater natürlich!" Mein Mann sagte: „Aber dein Vater nimmt dich überhaupt nicht wahr. Er interessiert sich nicht für dich und hält dich ohnehin für verrückt!" Und das stimmte genau. Ich erkannte, dass dieses kleine Mädchen in mir immer noch alles Mögliche tut, um die Liebe des Vaters zu gewinnen, denn sie konnte ihn mit ihrer großen Liebe nicht erreichen, als sie noch klein war. Ich nahm mein Kissen in die Arme (es stand für das kleine Mädchen) und weinte — endlich! Die Tränen und die Traurigkeit spülten meinen tief verwurzelten Glaubenssatz weg, dass die Liebe ohnehin keine Chance hat —, denn so hatte ich das damals erlebt. Das hatte dazu geführt, dass ich die Liebe jedes Mal, wenn sie auftauchte, auf subtile Weise auseinander nahm — durch eine kritische Äußerung da, durch aggressives Verhalten dort —, nur um offenbar die Enttäuschung nicht wieder erleben zu müssen, dass meine Liebe jemanden nicht erreichte. Das war so überwältigend für mich als Kind und ich hatte mich schrecklich einsam gefühlt. Nachdem ich geweint und die darin enthaltene Botschaft erkannt hatte, löste sich der Schmerz in meinem Bauch langsam auf. Ich achte jetzt sehr darauf, der Liebe wirklich eine Chance zu geben, besonders mit meinem Mann und meinen Kindern..."

Erfahrungsberichte anderer Frauen

„Ein weiteres Aha-Erlebnis, das ich immer wieder habe: Ich darf die Reaktionen meines Partners niemals persönlich nehmen und ich sollte nie etwas ausschließen. Mir ist dieser etwas abgegriffene Satz eingefallen: ‚Tantra schließt nie etwas aus.' Ganz am Anfang dieses Prozesses musste ich die Vorstellung aufgeben, mit der ich sehr identifiziert war, dass ich extrem verkorkst und als Frau sehr verletzt worden sei. Es ist wirklich eine große Erleichterung, mich immer wieder von meiner emotionalen Seite zu distanzieren."

„Ich bin mit meiner Wunde von Zurückweisung in Kontakt gekommen. Seit Tagen hänge ich da drin. Vor lauter Schmerz und Panik kann ich gar nicht mehr sehen, wo es für mich lang geht. Es ist wie ein Zurückdrehen der Zeit. Im Moment bin ich wieder im Alter zwischen sieben und elf und erkenne, wie sehr diese kleine Blume missbraucht wurde. Ich empfinde Mitgefühl für mich selbst, für meinen Partner, für all die Unbewusstheit ...! Nur wegen dieser Wunde habe ich andere zurückgewiesen, vor allem Männer. Dabei war alles nur Projektion. Darüber habe ich stundenlang geweint."

„Die Wunden scheinen alle in meinem Herzen zu sein — und es hat damit zu tun, Liebe zu empfangen und Liebe zu geben ... Wenn der Widerstand groß ist, verschließe ich mich und nehme keine Liebe an. Dann kann ich auch nicht glauben, dass meine Liebe für einen Mann irgendeinen Wert haben soll."

„Heute machte ich diese Erfahrung, dass die Augen ein Schlüssel sind. Dadurch dass wir Augenkontakt gehalten haben, konnten wir beide in der Gegenwart bleiben. Das holte mich aus den Emotionen und Filmen der Vergangenheit heraus. Ich konnte sehen, dass ich meiner Intuition vertrauen kann, um in diesen Zustand zu gelangen. Außerdem war es mir mit offenen Augen und dem Fokus nach innen statt außen möglich, fast genauso mit mir selbst verbunden zu bleiben, wie wenn ich die Augen zumache."

„Beim Liebemachen ist ziemlich viel Energie frei geworden; es war elektrisierend. Das Nicht-Bewegen hat mein ganzes Nein zur Penetration, mein ganzes Nein zum Mann hochgebracht."

„Nach sechs, sieben Tagen spürte ich, wie sich die Energie in mir ansammelte. Wir hatten eine wunderbare Begegnung, bei der ich fühlte, wie die Grenzen meiner Vagina dahinschmolzen. Das hat die Erektion meines Mannes sehr verstärkt. Wir waren sehr ekstatisch und sehr präsent, über eine lange Zeit. Danach ging für drei Tage alles umgekehrt: Meine ganzen christlichen Vorstellungen kamen mit voller Wucht hoch. Ich habe schlecht geschlafen, war ruhelos und prüde, und alles mögliche Zeug tauchte auf. Unsere sexuellen Begegnungen haben, wie es aussieht, eine tiefere Ebene erreicht. Der Verstand dreht durch und geht in Reaktion. Meine Vagina wurde immer verspannter bis zu dem Punkt, dass sich der ganze Beckenboden verkrampft hat. Heute Morgen war es mir unmöglich, Liebe zu machen. Also haben wir unsere Geschlechtsorgane miteinander reden lassen, und sie erzählten uns eine Menge über Missbrauch, was bei uns beiden Thema ist. In meiner Geschichte gab es drei Vergewaltigungen, und dann den Missbrauch, den ich mir selbst angetan habe, wenn ich Sex hatte, ohne mich wirklich danach zu fühlen. Ich spüre noch diese Enge, aber komischerweise fühle ich mich dadurch, dass wir über die Verkrampfungen reden und eng beisammen liegen, sehr stark mit meinem Partner verbunden, ganz liebevoll und freundschaftlich."

„Ich habe den Eindruck, dass ich noch nie so viel über wahre Liebe gelernt habe wie in dieser einen Woche. Nach diesem Gefühl hatte ich immer gesucht und gehofft es würde mir eine Tages begegnen. Ich war ihm schon mehrmals sehr nahe gekommen, aber auf andere Weise, in bestimmten Augenblicken der Meditation während des Bewusstseinstrainings, das ich seit zehn Jahren mache. Aber im täglichen Leben mit meinem Ehemann hatte ich immer wieder Momente von Traurigkeit. Unsere Beziehung war immer sehr schön und tief – wir sind seit dreiundzwanzig Jahren zusammen. Ich hatte immer das Gefühl, dass wir uns sehr liebten, dass wir füreinander da waren und für den anderen sorgten und in schwierigen Zeiten zusammenhielten. Wir genossen unser gemeinsames Leben, hatten guten Sex – wie man das halt so hat. Alles war bestens, und dennoch – und es war ein großes Dennoch: Oft fühlte ich tief drinnen diese immense Traurigkeit. Ich hatte eine solche Idealvorstellung von der Liebe. Es war mir, als wäre die Liebe in einer viel tieferen Schicht verborgen. In all diesen Jahren hatte ich oft tiefe Zweifel – ob ich meinen Mann auch genug liebte, verglichen mit dem Ideal von Liebe, das ich in mir trug. Dann kamen mir Zweifel, ob eine solche Liebe auf unserer irdischen Ebene überhaupt möglich war oder ob ich einfach nur träumte und an der Wirklichkeit vorbei lebte. Alle diese Fragen schleppte ich in mir rum. In dieser Woche bin ich nun der wahren Liebe ein ganzes Stück näher gekommen. Ich hätte mir nie träumen lassen, dass meine Liebe zu meinem Mann so stark und gleichzeitig so fein sein könnte. Wir haben wunderbare Stunden erlebt und uns über vieles ausgetauscht. Manchmal habe ich geweint, nur weil ich so glücklich war, dieser tieferen Dimension von Liebe näher zu kommen. Ich bin so dankbar für dieses große Geschenk!"

TANTRISCHE INSPIRATION

Dies ist meine Beobachtung: Es fällt den Menschen schwer, zu lieben, aber noch viel schwerer fällt es ihnen, Liebe anzunehmen. Zu lieben ist schwierig, aber Liebe anzunehmen ist nahezu unmöglich. Wieso? – Zu lieben ist in gewisser Weise einfacher und man kann es eher, weil es nicht gegen das Ego geht. Wenn du jemanden liebst, gibst du ihm etwas, und das Ego fühlt sich bestätigt. Du hast die Oberhand, denn du bist der Gebende, und die andere Seite nimmt nur. Das fühlt sich sehr gut an. Dein Ego fühlt sich bestärkt und bläht sich auf. Wenn du aber Liebe empfängst, kannst du nicht die Oberhand behalten. Dein Ego fühlt sich verletzt, wenn es etwas annehmen muss. Liebe anzunehmen ist viel schwieriger als Liebe zu geben. Doch muss man beides lernen, Geben und Nehmen. Zu nehmen wird dich mehr transformieren als zu geben, denn wenn du Liebe annimmst, verschwindet dein Ego.

Osho, Ich aber sage euch

Frage über Emotionen

(Dieser Abschnitt beginnt mit einer Frage, die eine weibliche Schülerin an Osho stellte.)

„Geliebter Meister, oft erfüllt ein Gefühl mein Herz und mein ganzes Sein, das ich nicht beschreiben kann. Neulich, während deines Morgenvortrags spürte ich eine so überwältigende Liebe zu dir und zur ganzen Existenz. Aber jetzt kann ich erkennen, dass ich das gleiche oder ein ganz ähnliches Gefühl erlebe, wenn Angst, Verzweiflung, peinigender Schmerz, Ohnmacht oder Frustration hochkommen. Ich zittere und bin verwirrt. Geliebter Meister, kannst du etwas dazu sagen?"

Oshos Antwort:

Tatsächlich haben alle diese verschiedenen Emotionen eines gemeinsam — das Gefühl des Überwältigtseins. Es mag Liebe sein, es mag Hass sein, es mag Wut sein, es kann alles Mögliche sein. Wenn es zu stark wird, bekommst du das Gefühl, dass es dich überwältigt. Auch Schmerz und Leid kann zu dieser Erfahrung führen, doch das Überwältigtsein an sich hat keinen Wert. Es zeigt einfach nur, dass du ein emotionales Wesen bist.

Es ist ein typisches Zeichen für eine emotionale Persönlichkeit. Wenn Wut da ist, ist alles Wut, und wenn Liebe da ist, ist alles Liebe. Man ist geradezu berauscht von der Emotion, blind. Und jede Handlung, die daraus hervorgeht, ist verkehrt. Selbst wenn es überwältigende Liebe wäre, kann die Handlung, die daraus hervorgeht, niemals richtig sein.

Auf das Wesentliche reduziert: Jedes Mal, wenn du dich von einer Emotion überwältigt fühlst, verlierst du alle Vernunft, verlierst du deine Empfindsamkeit, verlierst du deine Mitte, dein Herz. Es ist wie eine dunkle Wolke, die dich verschluckt. Und alles, was du dann tust, wird verkehrt sein. Liebe kann kein Bestandteil deiner Emotionen sein. Aber normalerweise denken und erleben es die Menschen so. Doch alles, was dich überwältigt, erweist sich als sehr instabil. Es braust wie ein Sturmwind über dich hinweg und lässt dich leer und am Boden zerstört zurück, voller Kummer und Traurigkeit.

Alle jene, die den Menschen in seiner Ganzheit erkannt haben – Kopf, Herz und Sein –, haben immer darauf hingewiesen: Liebe sollte ein Ausdruck des Seins und keine Emotion sein. Emotionen sind sehr vergänglich, sehr wechselhaft. In einem Augenblick kommt es dir vor, als wären sie alles. Und im nächsten bist du einfach völlig leer.

Als Erstes muss also die Liebe aus dieser Menge der überwältigenden Emotionen herausgenommen werden. Liebe ist nicht überwältigend. Im Gegenteil, Liebe bedeutet enorme Klarsicht, Intuition, Feinfühligkeit, Gewahrsein. Aber diese Art von Liebe existiert selten, denn nur ganz wenige Menschen gelangen je bis zu ihrem Sein.

Osho, Om Shanti Shanti Shanti

TRAINING FÜR BEWUSSTHEIT UND SENSIBILITÄT

Selbstmassage des Solarplexus

Wenn sich dein Solarplexus unangenehm und blockiert anfühlt, ist es sehr wichtig, die Spannungen aufzulösen, die sich dort angestaut haben, sonst können sie sich auf andere Weise entladen. Eine Massage des Sonnengeflechtes erhöht die Bewusstheit in diesem Bereich. Lege dich auf den Rücken, die Arme seitlich neben dem Körper, mit gerade ausgerichteter Wirbelsäule, wie bereits in früheren Übungen beschrieben.

Du solltest dir etwa zwanzig bis dreißig Minuten Zeit nehmen. Mache ein paar tiefe Atemzüge in den Bauch und in die Gegend des Sonnengeflechts. Lege dann deine Zeige- und Mittelfinger so aneinander, dass die Fingernägel sich berühren und alle vier Fingerspitzen zusammen wie ein kleines, präzises Massagegerät wirken. Bringe beide Hände zum Sonnengeflecht und lege die

Fingerspitzen ganz leicht auf deine Körpermitte, etwa in der Hälfte zwischen dem unteren Rand des Brustkorbs und dem Bauchnabel. Verweile dort ein paar Sekunden mit ganz wenig Druck – wie ein Schmetterling, der sich auf einer Blüte niederlässt. Schon bald wirst du im Sonnengeflecht deinen Herzschlag spüren können. Wenn du nach ein paar Minuten den Puls noch nicht spürst, kannst du den Druck leicht erhöhen. Richte deine ganze Aufmerksamkeit auf die Fingerspitzen und fühle das Pulsieren des Herzschlages.

Nach ein paar Minuten lass deine Finger wieder vom Puls weggehen, ohne den Hautkontakt zu verlieren. Das ist eine winzige Bewegung, nur um Haaresbreite. Atme zwei oder drei Mal tief durch den Solarplexus in den Bauch, und dann vertiefe den Kontakt, indem du die Fingerspitzen wieder auf die Stelle legst, wo der Herzschlag zu spüren ist. Fahre fort, abwechselnd den Puls zu spüren und dann wieder ganz leicht wegzugehen – so lange, wie dir diese Übung angenehm ist. Am Schluss nimmst du die Fingerspitzen ganz langsam vom Sonnengeflecht weg. Lege eine Hand über die andere auf den Solarplexus, halte die Augen geschlossen und ruhe dich ein paar Minuten lang aus.

Katharsisübung für unterdrückte Emotionen

Es ist eine ausgezeichnete Idee, dir bewusst Raum dafür zu geben, mit deiner unausgedrückten Wut in Kontakt zu kommen. Immer wenn du das Gefühl hast, dass du deinen Bauch nicht spürst und nicht tief genug hineinatmen kannst oder wenn du dich nicht wirklich mit deiner Tiefe verbunden fühlst, ist es eine gute Sache, auf allen Vieren zu gehen und wie ein Hund zu hecheln. Dafür brauchst du drei Dinge: eine halbe Stunde ungestörte Privatsphäre, einen Raum, bei dem du die Tür hinter dir zumachen kannst, und im Idealfall die Freiheit, Töne von dir geben zu können, ohne die Neugier der Nachbarn auf dich zu ziehen.

Wir haben Wut im Allgemeinen so tief verdrängt, dass es nicht leicht ist, damit zu arbeiten. Man kann aber indirekt etwas tun, um die angestauten Frustrationen freizusetzen. Tu einfach, als wärest du ein Hund. Strecke die Zunge raus, lass sie weit heraushängen. Krabble auf allen Vieren auf dem Boden und mache dabei schnelle, hechelnde Atemzüge durch den Mund. Dadurch öffnet sich der ganze Kanal von der Kehle bis hinunter in den Bauch. Wenn du etwa dreißig Minuten lang auf diese Weise hechelst, wird deine Wut leicht und kommt schön ins Fließen. Setze deinen ganzen Körper ein, um das zu unterstützen. Du kannst auch dein Spiegelbild anbellen oder knurren.

Falls dein Ärger dir immer wieder Probleme macht, schlage ich vor, diese Hechelübung etwa drei Wochen lang täglich zu machen. Wenn die Wut befreit wird, wirst du spüren können, dass deine Körperenergien auf einer tieferen Ebene erwachen und dir ein Gefühl innerer Befreiung bringen. Du bist nicht mehr Sklave deiner unterdrückten Gefühle, die du im Körper festgehalten hast.

Die Frau als Liebespartnerin in Zeiten der Menstruation, Empfängnis, Schwangerschaft, Mutterschaft und Menopause

DIE FRAU IST AUFGRUND ihres biologischen Frauseins und ihrer Fähigkeit Kinder zu gebären dem Einfluss der Hormone unterworfen, deren machtvolle Auswirkungen auf ihr ganzes Leben und ihre Sexualität nicht unterschätzt werden dürfen. Eine ganze Reihe von Auswirkungen hat damit zu tun, dass über einen langen Zeitraum ihr Sexleben unweigerlich mit der Möglichkeit einer Schwangerschaft verknüpft ist. Es beginnt mit der Menstruation in der Pubertät: Von da an steht in vielen Fällen die Angst vor ungewollter Schwangerschaft zwischen der Frau und ihrem vollständigen Eintauchen in die Sexualität. Diese tief sitzende Angst kann für die Frau ein großes Hindernis darstellen, Sex als eine natürliche und beglückende Erfahrung zu erleben.

Das Thema Empfängnisverhütung

Viele Frauen müssen, speziell in ihren Teenagerjahren, die Erfahrung gemacht haben, ein quälendes Verlangen nach Sex zu haben und gleichzeitig ein tiefes Nein. Meistens war unter diesen Umständen Empfängnisverhütung kein Thema, über das gesprochen wurde und auf das entsprechend eingegangen worden wäre. Dieser innere Ja/Nein-Konflikt erzeugt enorme Spannung in der Frau und beeinträchtigt ihre Fähigkeit, sich wirklich zu öffnen – für sich selbst ebenso wie für einen Mann. Und sogar wenn sie sich öffnet, geschieht es wahrscheinlich mit einer unterschwelligen Abwehr und einem subtilen Nein, weil für sie so viel auf dem Spiel steht. Mit einer solch mangelnden Bereitschaft, sich grundsätzlich zu öffnen und zu entspannen, hat die Frau keinen leichten Start, die Ausdehnung ihrer weiblichen Energie zu erleben. Ihre Anspannung wegen einer möglichen Schwangerschaft beeinflusst und beeinträchtigt sehr stark die Präsenz, die Genussfähigkeit und die ganze sexuelle Wahrnehmung der Frau. Erst wenn die Frau ein Bewusstsein über ihre Fruchtbarkeitsrhythmen entwickelt, ist sie in der Lage, beim Liebemachen wirklich loszulassen. Sonst kann es geschehen, dass gerade durch die riskante Situation, einerseits der Widerstand, andererseits das Verlangen, ihre Erregung so angeheizt wird, dass sie sich mir nicht dir nichts in die Erfahrung stürzt und alle Vorsicht sausen lässt. Es beginnt mit einem Nein, doch gleichzeitig wird die Frau zunehmend erregt, und obwohl sie immer noch nein sagt, fängt sie an, ihre sexuellen Gefühle zu genießen. An einem bestimmten Punkt erreicht die Erregung einen Höhepunkt, an dem die Frau von dem Wunsch nach Penetration überwältigt wird und ihr Nein urplötzlich in ein Ja umschlägt. Das ist nun mit Sicherheit nicht der Augenblick, in dem sie den ganzen Vorgang unterbrechen könnte, um ein Diaphragma einzusetzen oder dem Mann ein Kondom überzustülpen. Wenn man sich auf diese Art in den Sex stürzt, geht man von vornherein mit einer hohen Erregung, wenig Bewusstheit und einem starken Verlangen nach Orgasmus in den Akt – was natürlich eine Ejakulation geradezu garantiert und dazu das Risiko einer Schwangerschaft erhöht.

Aus all diesen Gründen ist es wirklich wichtig, dass die Frau, speziell wenn sie noch sehr jung ist, die ganze Verantwortung für die Empfängnisverhütung selbst in die Hand nimmt und es nicht dem Mann überlässt. Sie erweist sich selbst damit den größten Dienst, wenn sie Vorkehrungen gegen eine ungewollte Schwangerschaft trifft: Dann kann viel Energie für ihre sexuelle Erfahrungen freigesetzt werden. Jede Frau, die das Glück hatte, einem sterilisierten Mann zu begegnen, weiß, welch unglaubliche Erleichterung darin liegt, keinen einzigen Gedanken mehr an Empfängnisverhütung verschwenden zu müssen. Nie mehr! Das Liebemachen wird zu einer freudigen, leichten Sache, die mit einem bedingungslosen Ja beginnt.

Oft werde ich von Frauen in den Seminaren gefragt: „Wie ist das mit dem Liebemachen während der Periode? Ist das gut oder schlecht?" Grundsätzlich ist es völlig in Ordnung, in dieser Zeit Liebe zu machen. Was den Fruchtbarkeitszyklus angeht, ist diese Zeit absolut sicher, und es können dadurch sogar Menstruationsbeschwerden, wie Schmerzen und psychische Reizbarkeit, gelindert werden. Es hängt sehr von der persönlichen Entscheidung und den Vorlieben der beiden Beteiligten ab. Man kann hier keine allgemein gültigen Regeln aufstellen, und jede Frau muss ihren eigenen Weg mit dem Partner finden.

Die Liaison von Sex und Fruchtbarkeit

Um eine Schwangerschaft zu vermeiden bzw. herbeizuführen, ist es zweifellos hilfreich, die Fruchtbarkeitszyklen der Frau im Auge zu behalten. Das wahrscheinlich am besten dafür geeignete Hilfsmittel ist die so genannte „symptothermale Methode". Frauen, die diese Methode anzuwenden verstehen, können mehr auf ihre weibliche Kraft vertrauen, weil sie mit den Zyklen ihres Körpers vertraut und so in der Lage sind, die Empfängnis bzw. deren Verhütung zu steuern. Die Natur gibt uns subtile Hinweise, die uns zeigen, wann die Frau empfängnisbereit ist: Der Eisprung (Ovulation) ist von einem Temperaturanstieg begleitet (daher die Bezeichnung „symptothermal"), was darauf hinweist, dass einer der Eierstöcke ein Ei freigesetzt hat, das nun durch die Eileiter hinunter in die Gebärmutter wandert. Gleichzeitig finden Veränderungen in der Scheidenflüssigkeit statt.

Bei der symptothermalen Methode wird der Temperaturanstieg immer in Verbindung mit der Beschaffenheit des Scheidensekrets (Gebärmutterhalssekrets) interpretiert, und beides zusammen gibt Aufschluss auf das jeweilige Stadium der Ovulation. Diese Methode wird u.a. von zwei großen, weltweit vertretenen Organisationen vermittelt: einer katholischen Organisation mit Namen NFP-Institut (Institut für natürliche Familienplanung), und den nicht religiös gebundenen Schulen für FAM (Fertility Awareness Method, Methode der Fruchtbarkeitsbewusstheit). Informationen über die symptothermale Methode sind von diesen und anderen Organisationen auf der ganzen Welt erhältlich.

Manche Frauen eignen sich die Methode durch Lesen eines Buches an, doch empfiehlt es sich, wenigstens einmal mit einer Beraterin der symptothermalen Methode die eigenen Aufzeichnungen der Messwerte durchzusprechen und vor allem auch den eigenen Partner einzubeziehen. Wie allgemein bekannt ist, stellt die Vermeidung der Ejakulation beim Sex keine ausreichend sichere Form der Empfängnisverhütung dar.

Dementsprechend behaupten die Gegner der symptothermalen Methode, das diese so genannte „natürliche Empfängnisverhütung" ebenfalls nicht ausreichend sicher sei, weshalb die Multimilliarden-Dollar-Hormonindustrie – und damit die meisten Gynäkologen und andere Ärzte – den Frauen sehr davon abraten, sich auf den eigenen Fruchtbarkeitszyklus zu verlassen. Die Befürworter der natürlichen Methode sind jedoch der Meinung, dass die symptothermale Methode ganz bewusst zum bestgehüteten Geheimnis weit und breit gemacht wurde und dass dahinter rein finanzielle Interessen stünden: Der Konsum teurer Pillen, mit denen man das Problem vergessen kann wird propagiert, und für die eigene Achtsamkeit und Eigenverantwortung der Frau wird herzlich wenig Reklame gemacht.

Frauen die mehr über diese Methode erfahren wollen, finden eine ausführliche Einführung im Anhang am Ende des Buches. Diese Darlegung sollte nicht als umfassend angesehen werden, doch ich habe mich bemüht, alle nötigen Kontaktinformationen beizufügen, die man benötigt, um mehr darüber zu erfahren.

Die Entscheidung für ein Kind

Wenn eine Frau die Bereitschaft für ein Kind fühlt und es sich aufrichtig wünscht, ist es für alle Beteiligten von Vorteil, dieses Kind bewusst zu zeugen. Das bedeutet, eine Schwangerschaft durch geplante Ejakulation zum Zeitpunkt des Eisprungs in die Wege zu leiten und es nicht dem bloßen Zufall zu überlassen. Als geeigneten Rahmen für eine solche Empfängnis könnte das Paar ein besonderes Ritual kreieren, zum Beispiel indem es einen Liebestempel schafft als eine Art heiliger Ort, an dem sie ein neues Wesen ins Leben einladen. Ein neugeborenes Kind ist sehr wohl in der Lage, zu spüren, ob es willkommen ist oder nicht. Es kann fühlen, ob die Eltern es herbeigesehnt oder sich nur irgendwie damit abgefunden haben, und ob sie sich erwartungsvoll oder widerstrebend darauf eingestellt haben, das Kind in ihr Leben, das ohnehin schon sehr geschäftig ist, noch mit einzuplanen. Jegliches Gefühl von Nichtwillkommensein wird sich auswirken, selbst wenn dem Kind im Nachhinein viel liebevolle Aufmerksamkeit zuteil wird. Ein Kind, das wirklich eingeladen und willkommen geheißen wird, wird eine ganz andere psychische Verfassung und Lebenskraft zeigen.

Ein untrügliches Zeichen, wodurch ein Baby mitbekommt, dass es auf dem Planeten Erde nicht sehr willkommen ist, besteht darin, dass es nicht oder nicht ausreichend gestillt wird. Viele Mütter bringen heute nicht mehr die Zeit oder Geduld auf, um ihr Kind zu stillen. Manche Frauen fürchten, dass ihre Brüste durch das Stillen weniger attraktiv aussehen und dadurch ihre sexuelle Anziehungskraft beeinträchtigt wird. Die Muttermilch enthält jedoch alle lebenswichtigen Bestandteile, die zur Entwicklung eines gesunden Immunsystems beim Kind notwendig sind; darum bildet das Stillen die Grundlage für das ganze Leben. Dennoch sind heute nicht mehr viele Frauen bereit, ihre Kinder länger als ein paar Wochen zu stillen, und es findet sich kaum noch eine Mutter, die zwölf bis achtzehn Monate lang stillt.

Sex während der Schwangerschaft

Jede Schwangerschaft, ob geplant oder nicht, wirft die Frage auf, wie das Sexualleben in den kommenden neun Monaten weitergehen soll. Mit fortschreitender Schwangerschaft haben viele Frauen immer weniger Lust, sich auf Sex einzulassen, und sind zunehmend besorgt, dass das Baby durch Sex irgendwie Schaden nehmen könnte. Möglicherweise ist es nun überhaupt das erste Mal, dass sich die Frau bewusst wird, wie aggressiv und lieblos der konventionelle Sexakt vollzogen wird. Um ihr ungeborenes Kind zu schützen, zieht sich so manche Frau von den sexuellen Avancen ihres Mannes zurück. Ein solcher Rückzug führt oft zu Spannungen in der Beziehung, und wenn das Baby endlich kommt, haben die Partner in den vorangegangenen Monaten nicht viel Sex gehabt.

Das bewusste und liebevolle tantrische Vorgehen und die Möglichkeit der weichen Penetration, bei der sich der Penis erst innerhalb der Vagina erigiert (wie im 8. Kapitel beschrieben), machen Sex auch während dieser Zeit gut möglich. Es ist ein so völlig organisches Vorgehen, dass die Frau innerlich fühlt, dass für den Fötus absolut keine Gefahr besteht. Im Gegenteil, jene Frauen, die während meiner Seminare im siebten bis neunten Monat schwanger waren, berichteten alle von äußerst positiven Reaktionen des Fötus. Tantrischer Sex schafft mehr Raum für das Baby, weil der Bauch sich mehr entspannt. Die Bewegung des Fötus nimmt zu und in vielen Fällen dreht er sich ganz allein in die für die Geburt erforderliche Kopflage. Die gesteigerte Vitalität, die durch tantrischen Sex generiert wird, strahlt in den ganzen Körper aus und wirkt sich sehr positiv auf Mutter und Kind aus. Es ist eine gute Geburtsvorbereitung. Außerdem wird durch das Liebemachen die liebevolle Verbindung zwischen Mann und Frau gestärkt, was eine gute Voraussetzung für Elternschaft ist.

Sex nach der Geburt und in der Stillzeit

Nach der Geburt eines Kindes besteht bei vielen Frauen eine verstärkte Abneigung gegen Sex. Diese lässt sich zum Teil auf die Geburtserfahrung selbst und den intensiven körperlichen Prozess, den die Frau dabei durchmacht, zurückzuführen. War es eine schwere, tränenreiche Geburt, zum Beispiel wenn der Scheideneingang genäht werden musste, dann wird sich die Frau natürlich nicht so schnell wieder für den Sex öffnen wollen.

Eine meiner tantrischen Freundinnen erzählte mir von zwei völlig entgegengesetzten Geburtserfahrungen: Die erste Geburt war äußerst schwierig und langwierig, während die zweite nur sechs Stunden dauerte. Und obwohl die zweite Geburt sehr intensiv war, verlief alles ganz natürlich und gab ihr viel Kraft. Nach der Geburt des ersten Kindes konnte sie noch nicht einmal daran denken, sich für „das da unten" zu interessieren – sexuelle Gefühle schienen ihr Lichtjahre entfernt. Sie benötigte fünf Monate Heilung, ehe sie sich körperlich wieder in der Lage fühlte, mit ihrem Ehemann Liebe zu machen. Als sie endlich dazu bereit war, erlebte sie die weiche Penetration und die Präsenz des Penis in ihrem Inneren als ungeheuer heilsam. Dabei flossen viele Tränen und Spannungen aus ihrem System hinaus. Im Gegensatz dazu nahm sie kurz nach der Geburt ihres zweiten Kindes die tantrische Art des Liebemachens wieder auf, die sie bis zur Niederkunft praktiziert hatte und macht seitdem regelmäßig (ein bis vier Mal pro Woche) Liebe, auch während des Stillens und ihrer Fürsorge für zwei Kinder.

Nach einem Kaiserschnitt treten oft Schmerzen und Verdrossenheit im Zusammenhang mit dem chirurgischen Eingriff und der Wundheilung auf, es kann aber auch ein allgemeines Gefühl sein, als wäre man vom Becken – den Geschlechtsorganen und dem Beckenboden – abgeschnitten. Beim vaginalen Gebären wird bei vielen Frauen routinemäßig ein Schnitt vom Scheideneingang zum Damm vorgenommen, um die Möglichkeit eines Dammrisses während der Geburt zu verhindern. In diesen Fällen ist die Penetration später mit Schmerzen in der Vagina verbunden. Das bedeutet, dass in Fällen, wo kein chirurgischer Eingriff nötig war und keine Komplikationen auftraten, die Mutter sich wahrscheinlich viel schneller wieder für den Sex öffnen kann. Ihr Körper ist dann relativ unversehrt und hat keine Traumata zurückbehalten, die zur körperlichen und seelischen Heilung Zeit brauchen.

Angeblicher Libidoverlust nach der Geburt

Die Geburt ist ein tief gehender Transformationsprozess für die Frau, ein schöpferischer Ausdruck ihrer weiblichen Energie. Für manche Frauen gestaltet sich der Geburtsvorgang zu einem orgasmischen Erlebnis. Während der Geburt erweitert sich das Energiesystem der Frau und sie erlangt eine allgemein gesteigerte Empfindlichkeit und Rezeptivität. Durch das Gebären wird die Frau oft femininer und mit ihrer angeborenen weiblichen Natur stärker verbunden. Unter diesen veränderten Umständen ist es daher verständlich, wenn eine junge Mutter nicht mehr so wie vorher am Sex interessiert ist – zumindest nicht am herkömmlichen Sexstil, der für ihre feinfühligen weiblichen Sinne viel zu aggressiv ist. Die bewusstere, tantrische Herangehensweise an Sex ist für eine Frau unproblematisch, weil die üblichen Manöver und Anstrengungen wegfallen. Vielleicht ist der häufig berichtete

Libidoverlust nach der Kindsgeburt nichts anderes als Widerstand gegen die konventionelle Art von Sex, und kein Widerstand gegen den Sex an sich. Für eine Frau als Mutter ist es nun wichtig, in die spirituelle Dimension des Sex einzutauchen, das bedeutet, die gleiche Energie, die das Kind hervorgebracht hat, auf eine höhere Ebene zu heben. Das verschafft ihr als Frau mehr Liebe, Vitalität und Weisheit. Sex ist eine machtvolle Kraft, um ein Kind indirekt zu nähren. Nach der gängigen medizinischen Auffassung ist der Libidoverlust auf das Hormon Prolaktin zurückzuführen, das vom Körper nach der Geburt des Kindes produziert wird. Prolaktin ist physiologisch notwendig, um den Milchfluss anzuregen. Es wirkt entspannend auf die Brüste und insgesamt beruhigend und entspannend auf die Mutter bei der Vorbereitung auf das Stillen. (Übrigens wird Prolaktin wegen seiner beruhigenden Wirkung auch in der Psychiatrie eingesetzt).

Wenn die Frau über die Rolle des Prolaktins für die Milcherzeugung Bescheid weiß, braucht sie sich über ihre nachlassende Libido keine Gedanken zu machen. Es ist ein innerer Körpervorgang und daher völlig normal, wenn die Frau sich während der Stillperiode oft müde und energielos fühlt. Überdies bedeutet das Stillen an sich eine enorme Verpflichtung, weil es erfordert, dass sie einen Stillplan von etwa sechs bis sieben Mal täglich über mindestens vier bis sechs Monate einhält. Ist es dann nicht etwas unrealistisch, gleich von „Libidoverlust" zu reden, wenn eine Frau unter diesen Umständen nicht viel Lust auf die Plackerei des üblichen Sex hat?

Stillen unterstützt das Liebemachen

Vom tantrischen Gesichtspunkt ist es ein großer Vorteil, wenn man entspannt ist, und die Frau ist nun nach der Geburt von Natur aus offener und rezeptiver – was für ein Geschenk! (Weiches Penetrieren ist während des Stillens gut machbar). Die Frau kann den Milchfluss außerdem stärken, wenn sie sich während des Stillens mit dem inneren Energiekreis verbindet – von den Brüsten zur Vagina und zurück. Eine meiner tantrischen Freundinnen richtet beim Stillen ihre Aufmerksamkeit auf die Brüste als positiven Pol, der nach unten ausstrahlt, und fühlt sich dadurch sehr genährt.

Sie empfindet dadurch, dass der innere Energiekreis geschlossen wird, sogar eine gewisse sexuelle Befriedigung. Sie sagt, durch den Energiekreis und das Hineinspüren in ihren Körper entstehe eine ruhige, friedliche Atmosphäre, die dem Kind Geborgenheit vermittelt, sodass es sich beim Trinken entspannen kann. Wenn die Frau diese Erfahrung als Kraftquelle für sich selbst nutzt, kann sie Erschöpfung, Gereiztheit und Überempfindlichkeit der Brustwarzen vermeiden und wird sich nach dem Stillen nicht leer und aller Reserven beraubt fühlen. Man sollte auch wissen, dass das Stillen die Ovulation verhindert, und somit steht der Frau während der Stillzeit ein natürliches Empfängnisverhütungsmittel zur Verfügung.*

Alles in allem kann also Sex nach der Geburt eine sehr heilende Kraft sein, und deshalb ist den Frauen sehr zu empfehlen nicht aufzuhören auch weiter die Geliebte des Mannes zu sein, nachdem sie Mutter geworden sind. Vor dem tantrischen Hintergrund bekommt man eine ziemlich andere Sicht vom Leben und erkennt, dass der bewusstere Umgang mit Sex eine einigende Kraft sein kann, die manches, was normalerweise getrennt wird (wie Sex und Elternschaft), harmonisch miteinander verbindet. Der tantrische, nicht aggressive Liebesakt kann durchaus im Beisein von Babies vollzogen werden, weil er ein so liebevolles und natürliches Geschehen ist – ganz im Unterschied zum herkömmlichen Sex, der ziemlich animalisch wirkt und die Eltern in eine peinliche Situation bringt, wenn sie von ihren Kindern dabei überrascht werden.

Sex und Elternschaft

Abgesehen von der Geburtserfahrung an sich und ihren Auswirkungen auf die sexuelle Bereitschaft der Frau ist die Geburt ein bedeutsamer Übergang vom Frausein zum Muttersein. Die

---

*Der Empfängnisschutz beträgt etwa 95 Prozent, solange die Mutter ihr Baby mindestens sechs Mal täglich, in Abständen von nicht mehr als sechs Stunden stillt und das Kind außer der Muttermilch keine andere flüssige Nahrung erhält. Wenn diese Regeln nicht eingehalten werden, kann es zu einem Eisprung kommen.

Frau erlebt eine enorme Energieexpansion und dadurch wird ihre Energie transformiert – sie wird femininer, rezeptiver und liebevoller. Der Geburtsvorgang ist wie eine Einweihung in die weiblichen Qualitäten der Mutterschaft. Es kommt zu einem vollständigen Bewusstseinswandel: Aus einer inneren Quelle tritt nun Liebe hervor und entfaltet sich zu vollkommener Hingabe an das Wohlergehen des zerbrechlichen neuen Lebens. Die Frau wird hundertprozentig präsent für die Bedürfnisse ihres Kindes. Ihre natürliche totale Hinwendung zum Kind macht sie weniger verfügbar für den Mann, und es kann für sie fast unmöglich werden, sich von der Betreuung ihres Kindes loszureißen und die Bedürfnisse ihres Ehemannes wahrzunehmen. Aus der Perspektive der Frau mag es in dieser Zeit als unüberwindliche Anstrengung erscheinen, sich für die körperliche Liebe und ihren Mann wieder zu öffnen.

Wie auch immer, die Liebe eines Paares sollte unbedingt genährt werden. Wenn das Kind mit Aufmerksamkeit überschüttet wird und der Mann davon ausgeschlossen ist, kann es dazu führen, dass sich der Mann zurückgestoßen fühlt, ruhelos wird und sich seine „Unterhaltung" woanders sucht. Es gibt genügend Belege, dass Männer, die in den ersten Jahren der Elternschaft von ihrer nun zur Mutter gewordenen Ehefrau sexuell ständig abgewiesen werden, dazu neigen, sich anderswo umzukucken. Wenn zu Hause kein Sex zu haben ist, wird der Mann unweigerlich woanders suchen. So geschieht es leider allzu häufig, dass der Mann sich auf neue Weidegründe begibt und und die Frau mit dem Baby allein zu Hause sitzen lässt.

In Anbetracht der angeborenen männlich-weiblichen Polarität ist Sex für den Mann viel wesentlicher und nicht so leicht entbehrlich wie für die Frau. Als passiver Pol erkennt die Frau oft nicht diesen wichtigen Unterschied zwischen Mann und Frau an. Ich erinnere mich, wie kürzlich eine zwanzigjährige junge Mutter mit einem unschuldigen, mädchenhaften Gesichtausdruck sagte, sie hätte keine Ahnung gehabt, dass Sex für den Mann so wichtig sei. Diese Äußerung kam nach einer Reihe erschreckend emotionaler Diskussionen, in denen es um ihre Bereitschaft zum Sex ging. Also, die einfache Wahrheit ist, dass Sex für den Mann tatsächlich äußerst wichtig ist! Als Mutter muss die Frau zwischen beidem eine Balance finden und verstehen, dass die Liebe zwischen Mann und Frau die tragende Basis für die Liebe zum Kind und die Harmonie innerhalb der Familie darstellt.

Eine junge Mutter kann auch allzu besorgt über die körperlichen Bedürfnisse und das Wohlbefinden des Kindes sein und es mit ihrer Aufmerksamkeit ersticken, statt sich einfach um das Drumherum zu kümmern. Als Mutter trägt sie Verantwortung für ihr Kind und als Frau trägt sie Verantwortung für ihren Mann, den Vater ihres Kindes – und diese Verantwortung wiegt gleich schwer, wenn ihr daran liegt, dass ihr Kind in einer möglichst liebevollen, konfliktfreien Umgebung aufwächst. Ganz abgesehen davon trägt die Frau vor allem die Verantwortung für sich selbst und sie sollte dafür sorgen, dass sie selbst die nährende Liebe und Zärtlichkeit bekommt, die sie braucht, um das Ansammeln von Emotionen zu verhindern.

Das Energiefeld der Liebe, das die Eltern verbindet und umgibt, ist für ein kleines Kind ebenso lebenswichtige Nahrung wie die Muttermilch. Kinder sind dafür äußerst empfindsam; sie zehren von dieser Liebesnahrung, und wenn es an Harmonie und Liebe mangelt, zieht sich das Energiesystem des Kindes im Kern aus Angst zusammen. Dann wird das Kind trotz bester Ernährung und aller Fürsorge verkrampft und übervorsichtig, vielleicht auch überaktiv und fordernd. Wenn das Liebesdefizit über Jahre andauert, wachsen die Kinder voller Angst und Emotionalität auf, und nicht in einem möglichen Überfluss von Liebe.

Eltern sind sich dessen oft gar nicht bewusst, wenn sie im Beisein ihrer Kinder Differenzen austragen. Wenn so ein junges, sensibles Wesen ständig Spannungen und Streit ausgesetzt ist, wächst es in einem defensiven, kontrahierten Zustand von Angst auf und eignet sich die Verhaltensweisen einer emotionalen Persönlichkeit an. Damit sind seine Probleme im Leben und in seinen Beziehungen vorprogrammiert. Eltern sollten ihre Streitigkeiten völlig von den Kindern fernhalten und Verantwortung für ihre Emotionen übernehmen, (wie im 10. Kapitel empfohlen), damit die giftigen Schwingungen der Emotionalität keinen Einfluss auf das Kind nehmen. Kinder reagieren außerordentlich sensibel auf die Atmosphäre, die zwischen den Eltern herrscht, und das gilt für die ganze Zeit, in der sie bei ihnen leben, etwa siebzehn Jahre und länger. Eine ganze Reihe von Eltern haben berichtet, dass es sich sehr positiv auf ihre Kinder ausgewirkt habe, als die Eltern nach der Teilnahme an meinem Seminar anfingen, sich öfter zu lieben. Die Kinder wurden weniger fordernd und selbstzufriedener, und das sonst übliche Zanken zwischen den Geschwistern nahm dramatisch ab. Eltern machen sich viele Gedanken, wie sie ihren Kindern eine bessere Erziehung und mehr Wissen angedeihen lassen können, übersehen dabei aber oft die Grundvoraussetzung – die Liebe, die das Kind in der Familie erlebt und die das Bindeglied ist, das alles zusammenhält. Ein Elternpaar, das sich körperlich liebt und infolgedessen liebevoll im Alltag miteinander umgeht, gibt seinen Kindern die bestmögliche Vorbereitung und Erziehung fürs Leben.

Sex während und nach der Menopause

Die Menopause, das allmähliche Aufhören der monatlichen Menstruationsblutung, ist für jede Frau die letzte Phase ihres geschlechtlichen Lebens, egal ob sie Kinder hatte oder nicht. Viele Frauen sind stolz auf ihre Menstruation, weil sie darin einen Ausdruck ihres Frauseins sehen. Darum haben viele Frauen Angst vor den Wechseljahren, weil diese ihnen wie das drohende Ende ihrer Weiblichkeit und Attraktivität erscheinen.

Das ist aber nur zutreffend, solange man es aus der herkömmlichen Sichtweise betrachtet. Sobald die Frau sich bemüht, den konditionierten Sex hinter sich zu lassen (und wenn sie Glück hat, geschieht das noch in jungen Jahren, obwohl es dazu tatsächlich nie zu spät sein kann), entwickelt sie ein tiefes Verständnis für ihre Weiblichkeit und das wahre Wesen ihrer sexuellen Anziehung. Dann weiß sie, dass es nichts mit ihrer äußeren Erscheinung zu tun hat, sondern mit einer zeitlosen, machtvollen Kraft, die ihr innewohnt. Das gibt ihr Selbstvertrauen und eine Klarheit, die das einschränkende Denken über den körperlichen Alterungsprozess bei weitem übertrifft. In der Tat, je mehr die Frau den tantrischen Sex in ihr Leben integriert, umso besser fühlt sie sich, und das Älterwerden verliert völlig seinen Schrecken. Natürlich zeigt der Körper einige Veränderungen, aber die Seele bleibt ewig jung.

Eine Frau, die die tantrische Liebeskunst erlernt hat, erlangt damit die Fähigkeit, bis ans Ende ihrer Tage Liebe machen zu können, wenn sie das möchte, und braucht es in den Wechseljahren und im höheren Alter nicht aufzugeben.

Viele Frauen berichten, dass die Penetration in den Wechseljahren äußerst schmerzhaft wird, und in meinen Seminaren gab es Frauen, die dadurch in eine Beziehungskrise gerieten. Manche sind wegen dieses unangenehmen Symptoms seit Jahren nicht mehr in der Lage, Sex zu haben. Das Problem wird durch die mangelnde Feuchtigkeit der Vagina in dieser Phase der hormonellen Umstellung erschwert. Dadurch wird herkömmlicher Sex für viele Frauen in der Menopause ein Ding der Unmöglichkeit. Tantra bietet uns allerdings die Möglichkeit der weichen Penetration, die zu einer Erektion führen kann, und Frauen, die damit experimentiert haben, erzählen, dass das völlig schmerzfrei geht. Plötzlich öffnen sich neue Türen, und das Liebemachen kann in seiner ganzen Herrlichkeit zurückkommen.

Aus meiner Arbeit mit Frauen in der Menopause kann ich berichten, dass bewusster Sex sehr vorteilhafte Auswirkungen hat. Frauen, die während der Wechseljahre mit der tantrischen Liebe angefangen haben, beobachten eine eindeutige Linderung zahlreicher Wechseljahresbeschwerden. Zum Beispiel fließt bei Hitzewallungen die Energie nach unten in den Boden ab, als wäre ein Kanal geöffnet worden. Auch bei emotionalen Problemen gibt es eine Entspannung. Leider wird auf diesem Gebiet noch nicht genug geforscht; aber eine Menge Material ist zu erwarten, wenn eine zunehmende Zahl von Frauen nach tantrischen Prinzipien liebt und lebt.

Die Wechseljahre bedeuten einen enormen Kreativitätszuwachs für die Frau, die nun frei wird von ihrer hormonellen Versklavung (dem biologischen Aspekt des Sex) und dadurch auf natürliche Weise zu mehr Balance und Gelassenheit findet. Sie hat die schwierigen Zeiten der menstruellen Auf und Abs hinter sich gelassen. Keine Monatsblutungen mehr zu haben ist tatsächlich eine große Befreiung und kein Grund, sich über den Verlust von etwas Wesentlichem zu sorgen. Im Gegenteil, nun kann die Kontinuität der Liebe und des Liebemachens ungestört vom monatlichen Einsetzen des Eisprungs und der Menstruation weiterhin genossen werden. Und die größte Befreiung besteht natürlich darin, dass die Frau sich keine Gedanken mehr über Empfängnisverhütung zu machen braucht.

TANTRISCHE INSPIRATION

Ich habe die Beobachtung gemacht, wenn die Erwachsenen etwas meditativer werden, nehmen die Kinder diese Qualität sehr leicht auf. Kinder sind so sensibel. Sie schnappen alles auf, was um sie herum vorgeht; sie übernehmen die Schwingungen. Sie kümmern sich weniger um das, was du sagst, aber was du bist, das respektieren sie immer. Kinder haben ein sehr gutes Wahrnehmungsvermögen, eine Klarheit, eine Intuition. Auch wenn du lächelst, merken sie es sofort, wenn es nicht echt ist, weil deine Augen etwas anderes sagen. Und mehr noch, dein ganzer Körper zeigt, dass du wütend bist und nur etwas vortäuschst – es ist reine Politik. Die Kinder können es vielleicht nicht in so viele Worte fassen, aber sie spüren es sofort.

Darum seid nie unaufrichtig zu Kindern, denn sie merken es sofort. Und wenn ein Kind erst einmal mitbekommen hat, dass die Eltern unaufrichtig sind, verliert es sein ganzes Vertrauen. Ihr seid seine Grundlage, sein Grundvertrauen ins Leben, und wenn es das verliert, wird es zu einem Skeptiker. Dann kann es niemandem mehr vertrauen. Es kann dem Leben nicht vertrauen, es kann Gott nicht vertrauen, weil diese Dinge viel zu weit weg sind. Wenn aber der Vater gelogen hat, wenn sogar die Mutter gelogen hat, wenn nicht einmal auf die Eltern Verlass ist – wem soll das Kind dann überhaupt noch vertrauen ...?

Sobald ein Kind es mitbekommt ... und alle Kinder bekommen es mit, einem Kind kann man unmöglich etwas vormachen. Es ist noch keine Methode gefunden worden, wie man einem Kind etwas vormachen kann. Es weiß einfach, wo du stehst und wer du bist. Das Kind ist intuitiv, es funktioniert noch nicht vom Intellekt her. Und tatsächlich, je intellektueller es wird, desto mehr verliert es die Intuition und kann nicht mehr sehen, wie die Dinge tatsächlich sind. Zuerst ist das Kind noch unverdorben. Es durchschaut einfach die Dinge. Es schaut dich an und durchschaut dich. Darum versuche nie, ein Kind zu täuschen. Liebe das Kind und erlaube ihm, ein wenig meditativ zu sein. Dadurch wird vieles möglich.

Osho, The Passion for the Impossible

TANTRISCHE MEDITATION

Strahle Liebe aus

Es ist gut, dir etwas Zeit zu nehmen, um für dich allein Liebe zu üben. Setze dich allein in deinem Zimmer in bequemer, aufrechter Haltung für etwa dreißig Minuten hin. Schließe die Augen, bringe die Aufmerksamkeit in dein Herz und deine Brust und fühle, dass du liebst. Lass von deinem Herzen Liebe ausstrahlen und stelle dir vor, dass du den ganzen Raum mit deiner Liebesenergie, die sich immer mehr ausdehnt, füllst. Bald kannst du spüren, wie sich die Frequenz deiner Schwingung verändert. Wenn du zu schwanken anfängst wie eine Welle im großen Ozean der Liebe, lasse es zu. Fülle den ganzen Raum mit Liebe. Erzeuge bewusst Liebesschwingungen um dich herum, dann wirst du vielleicht spüren, wie sich um deinen Körper herum etwas verändert. Es kann sich anfühlen wie Wärme, die im ganzen Körper aufsteigt, wie bei einem tiefen Orgasmus. Du wirst dich lebendiger fühlen. Wenn du den Impuls verspürst, zu tanzen oder zu singen, um deine Liebe auszudrücken, dann erlaube es. Durch diese Liebesmeditation kannst du erleben, dass du selbst die Quelle von Liebe bist — und nicht, wie du immer dachtest, dass die Liebe von jemand anderem zu dir kommt. Wenn du dich mit der Liebe in deinem Innern verbinden kannst, dann ist das eine Vorbereitung darauf, deinen Geliebten in eine Person zu transformieren, die dir mit der richtigen Einfühlsamkeit begegnet.

Tantrischer Orgasmus und gleichgeschlechtliche Partner

Dieser Brief erreichte mich per E-Mail in den letzten Tagen vor der Fertigstellung dieses Manuskriptes:

Durch Zufall bin ich auf deine Webseite gestoßen, als ich etwas über tantrischen Sex wissen wollte. Ich finde deine Webseite hervorragend, und besonders interessant und informativ fand ich die Ausschnitte aus deinem Buch. Nun habe ich eine Frage in Bezug auf tantrischen Sex und das, was ich bisher alles darüber gelesen habe.

Erst ein wenig zu meinem Hintergrund: Ich bin seit mehr als vierzehn Jahren in einer Beziehung mit einem Mann. Vor ein paar Jahren haben wir aufgehört, Sex miteinander zu haben, was nicht meine, sondern seine Entscheidung war. Sex interessiert ihn nicht und nichts von allem, was ich probiert habe, um diese Situation zu verändern, hat etwas gebracht. Er lehnt es ab, sich beraten zu lassen oder Seminare zu besuchen, und nimmt es einfach als gegebene ‚Tatsache' hin, dass er einen schwachen Sexualtrieb hat. Auch als wir noch Sex hatten, geschah dies selten und war nicht sehr befriedigend, obwohl ich versuchte, verschiedene Techniken mit ihm auszuprobieren, um sein Interesse zu wecken. Er versichert mir, sein mangelndes sexuelles Interesse habe nichts mit seiner Liebe zu mir zu tun, und ich weiß, dass er nicht nach anderen Partnerinnen Ausschau hält.

Vor ein paar Jahren landete ich schließlich aus schierer Verzweiflung in einer Affäre mit einer anderen Frau. Es war nicht unbedingt etwas, das ich angestrebt hätte, obwohl ich offen war und mich im Laufe meines Lebens hin und wieder auch von Frauen angezogen fühlte. Diese Affäre hat mir gezeigt, dass der Sex mit dieser Frau für mich viel lustvoller war, als ich es je mit einem Mann erlebt hatte. Das lag daran, dass unser Sex nicht ‚zielorientiert' war und es dabei mehr um das Genießen der Sinnlichkeit ging. Meine weibliche Partnerin und ich hatten häufig gar keinen

Orgasmus, aber wir liebten uns stundenlang. Natürlich kann ich sehen, dass ich genauso gut auch an eine weibliche Partnerin hätte geraten können, für die Sex in erster Linie Orgasmus bedeutete. Ich denke, so sind wir in unserer westlichen Gesellschaft konditioniert, und deshalb haben auch viele Lesben diese Einstellung übernommen.

Als ich anfing, über tantrischen Sex nachzulesen, erinnerte ich mich an meine Affäre und meine Gefühle über lesbischen Sex. Es schien mir, dass zwei Frauen auf ganz natürliche Weise einen eher tantrischen Sexstil praktizieren, weil wir sinnlicher sind (und auch hier könnte man natürlich argumentieren, dass dies mit unserer weiblichen Konditionierung zusammenhängt). Was mir aber auffällt ist, dass sehr wenig über homosexuellen Sex im Zusammenhang mit tantrischen Praktiken geschrieben worden ist.

Mir kommt vor, dass die meisten renommierten Tantra-Seiten im Internet extrem heterosexuell ausgerichtet sind. Meine Versuche, im Internet etwas über tantrischen Sex für Lesben zu finden, führten mich meistens entweder zu Pornoseiten oder zu Workshops für Lesben, die aber nichts zu diesem Thema schrieben. Obwohl ich in meiner keuschen heterosexuellen Beziehung geblieben bin, verstehe ich mich als bisexuell und würde mir daher in diesem Punkt mehr Ausgewogenheit wünschen. Gibt es einen Grund, warum die meisten tantrischen Bücher für Heteros geschrieben sind?

Hat das etwas mit den spirituellen Wurzeln tantrischer Praktiken zu tun, die der homosexuellen Liebe vielleicht gar keinen Raum gegeben haben? Ich bin nur neugierig. Und ich bin mir nicht sicher, dass du das beantworten kannst. Aber ich bin sicher, dass es da draußen viele Schwule und Lesben gibt, für die es auch ein Thema ist.

Das war nur eine von mehreren Zuschriften, die ich in den letzten Jahren erhalten habe, in denen die Frage aufgeworfen wird: Wie steht es mit Tantra für Homosexuelle? Manchmal wird diese Frage auch in meinen heterosexuellen Paarseminaren gestellt, weil viele Leute homosexuellen Verwandte oder Homosexuelle in ihrem Freundes- und Bekanntenkreis haben. Ich kann zwar nicht behaupten, dass ich gesicherte Antworten darauf hätte, aber ich habe einige Einsichten, wie die tantrischen Prinzipien angewandt werden können, wenn zwei Körpern desselben Geschlechts miteinander sind. Meine eigenen tantrischen Forschungen beschränken sich auf den heterosexuellen Bereich – obwohl natürlich jede Umarmung, die ich mit jemandem teile, ein tantrischer Moment ist - egal ob es Mann oder Frau ist.

Für viele von uns ist die Erforschung der gleichgeschlechtlichen Sexualität ein Teil unserer fortschreitenden natürlichen sexuellen Entwicklung. Die menschliche Sexualität äußert sich als Erstes auf auto-erotische Weise, wenn wir in der frühen Kindheit die Lustempfindungen in unseren eigenen Geschlechtsorganen erforschen. Daraus entwickelt sich normalerweise innerhalb weniger Jahre die Neugier auf die Geschlechtsorgane anderer vom gleichen Geschlecht (Homosexualität). Außerdem zeigt sich oft parallel dazu auch schon das Interesse an den Genitalien des anderen Geschlechts, etwa in den „Doktorspielen", die Kinder spielen, um gegenseitig ihre Geschlechtsorgane zu erkunden. Die eigentliche Anziehung zum anderen Geschlecht (Heterosexualität) zum Zweck des Geschlechtsverkehrs kommt aber erst in einer späteren, dritten Phase.

Das unschuldige sexuelle Wechselspiel zwischen Kindern, die versuchen, sich auf diese Weise kennen zu lernen, wird von der Gesellschaft äußerst misstrauisch beäugt und unterbunden. Das geschieht zum Teil deshalb, weil es oft zwischen Geschwistern, die sich natürlich sehr nahe sind, geschieht, was bei den Erwachsenen Angst vor inzestuösen Beziehungen auslöst. Wenn wir als Kinder dabei ertappt wurden, wie wir unsere sexuelle Neugier zu befriedigen suchten, wurden wir dafür bestraft. Man gab uns das Gefühl, etwas Unrechtes getan zu haben, und machte uns Schuldgefühle, dass wir unseren Geschlechtsorganen Lustgefühle entlockt hatten. Wenn es uns gelang, unentdeckt zu bleiben, fühlten wir uns dennoch schuldig, weil wir etwas Geheimes und somit Verbotenes getan hatten. So wurden aus Angst vor Sex und dem mangelndem Verständnis über natürliche Sexualität die sexuelle Energie – und damit die Lebensenergie – in uns allen unterdrückt.

Für manche Leute kann sich die gleichgeschlechtliche Erforschung bis in die Teenagerjahre hinein fortsetzen, was durch die erzwungene Geschlechtertrennung in Schulen gefördert wird.

Klöster und andere Institutionen, in denen Männer und Frauen getrennt leben, begünstigen automatisch, dass gleichgeschlechtliche sexuelle Erfahrungen gemacht werden. Als grundlegende Lebenskraft drängt unser Sexualtrieb einfach nach Ausdruck. Nun kommt es darauf an, welcher Partner gewählt wird – bzw. zur Verfügung steht –, um diesem Ausdruck Gewicht zu verleihen.

Die Fortpflanzung wurde zu unserem Überleben geschaffen, und damit kommt die Heterosexualität als nächste Stufe des menschlichen sexuellen Ausdrucks ins Bild. (In der Tat gibt es noch eine vierte Stufe, auf der Sex von vereinzelten außergewöhnlichen Menschen vollkommen transzendiert wird, nachdem sämtliche Elemente der Sexualität zutiefst akzeptiert worden sind, und dann wird die Ekstase zur vierundzwanzigstündigen Lebenswirklichkeit.)

Viele Menschen, insbesondere Frauen, ziehen sich in späteren Jahren völlig vom Sex zurück, weil er ihnen keine Erfüllung gebracht hat. (Diese Entscheidung ist für Männer nicht so einfach, wodurch es zu manchen perversen Spielarten kommt, wie Männer ihre sexuelle Frustration ausleben). Frauen fällt es leichter, wieder auto-sexuell oder sogar asexuell zu werden; sie können ihre Geschlechtlichkeit einfach ignorieren. Manche Frauen wählen allerdings bewusst eine gleichgeschlechtliche Sexpartnerin oder entdecken ihre Anziehung zum gleichen Geschlecht. Einige lesbische Frauen erzählten mir, sie hätten das Gefühl, schon lesbisch auf die Welt gekommen zu sein und niemals wirkliches Interesse für das männliche Geschlecht gehabt zu haben. So fühlten sie sich schon zu anderen Mädchen hingezogen, ehe sie überhaupt eine Ahnung von sexueller Anziehung hatten. Es gibt vielerlei Gründe, warum sich eine Frau für die sexuelle Enthaltsamkeit oder für die homosexuelle Alternative entscheidet.

Wie ich die gegenwärtige Situation sehe, fehlen uns schon seit unzähligen Generationen positive Vorbilder für das sexuelle Potenzial von Mann und Frau, und die Liebe, die daraus entsteht. Dieser Mangel an Beispielen beruht auf grundlegenden Missverständnissen über Sex, wie bereits in den vorangegangenen Kapiteln aufgezeigt wurde. So wie die Dinge nun liegen, scheint es mangels sexueller Erkenntnisse und Orientierungshilfen für viele Menschen einfacher zu sein, die ganze Herausforderung zu meiden, die das andere Geschlecht – das „unbekannte Wesen" – für uns darstellt. Eine wirklich komplexe Herausforderung, wenn man das Ausmaß der sexuellen Missverständnisse betrachtet!

Demnach bietet es sich an, entweder auf jeglichen sexuellen Kontakt zu verzichten oder aber sich dem gleichen Geschlecht zuzuwenden, das uns schließlich als Teil unserer selbst vertrauter und besser verständlich ist.

Bewusstheit im Jetzt, Entspannung, Empfindsamkeit

Wenn man den tantrischen Ansatz auf die beiden grundlegendsten Kriterien reduziert, sind dies einmal die Präsenz im gegenwärtigen Augenblick und zum anderen die komplementären Polaritätskräfte im Körper. Was den ersten Aspekt betrifft, können zwei Menschen, ob homo- oder heterosexuell, einfach mehr und mehr präsent miteinander sein, mehr nach innen gerichtet und mehr mit dem eigenen Körper verbunden, und ihrer selbst mehr bewusst. Dadurch entwickeln sie mehr Sensibilität für ihren Partner, ihre Kinder, ihre Eltern. Je mehr wir uns körperlich nahe sind wie Geliebte, umso mehr Gelegenheit haben wir, Bewusstheit zu üben und gemeinsam im Jetzt gegenwärtig zu sein. Das gilt für gleichgeschlechtliche Partner natürlich in gleichen Maße wie für Heterosexuelle.

Tantra lehrt uns, bei allem, was wir tun und wie wir es tun, bewusster zu werden. Es lehrt uns ferner, dass wir uns allmählich von der Erregung lösen und in die Entspannung gehen sollen – im Hier und Jetzt und nicht fixiert auf ein Ziel. Das bedeutet für alle Liebespartner (gleich welchen Geschlechts), ihre Geschlechtsorgane nicht ausschließlich dazu zu nutzen, zum Höhepunkt zu kommen. Sie sollten sich darum bemühen, die Energie innen zu behalten, sodass sie sich über den ganzen Körper ausdehnen und ihn beleben kann, und vermeiden, dass die Lebensenergie ständig entladen wird. Und natürlich gilt weiterhin: Liebe sollte keine Aktivität, sondern eine Meditation sein.

Für zwei Menschen jeglichen Geschlechts kann der Augenkontakt mit dem weichen, empfänglichen Blick, wie er im 2. Kapitel beschrieben wurde, in jedem Fall eine Vertiefung und

Intensivierung des Zusammenseins bewirken, ebenso wie das Hineinentspannen in den Orgasmus, wie es im 9. Kapitel ausführlich erörtert wurde. Durch die Verlangsamung sämtlicher Bewegungen wird dieses Erleben enorm unterstützt. Durch bewusstes Atmen kann sich die Körperenergie wunderbar ausbreiten, und tiefe Lippenküsse unterstützen die Intimität und Intensität. Jegliche Bewusstheit und die damit einher gehende Herausforderung schafft Verbundenheit und das Gefühl einer einigenden Kraft, die einen Zuwachs an Intimität und Liebe mit sich bringt. Das geschieht, weil Sex durch Bewusstheit in Liebe verwandelt wird. Liebe zu empfangen und zu geben – das ist es, wonach wir uns alle sehnen.

Präsenz, Stille, Ruhe – die Essenz von Meditation und Entspannung – lassen sich als herzöffnende Brücke zwischen zwei beliebigen Menschen entwickeln. Auch als Alleinstehende/r profitiert man von gesteigerter innerer Bewusstheit, Ruhe und Entspanntheit, von meditativer Gelassenheit und weniger Zielorientiertheit bei alltäglichen Aktivitäten, von weniger Tun und mehr im Hier-und-Jetzt sein und dem Genießen des Augenblicks.

Die entgegengesetzten Pole und ihre genitalen Entsprechungen

Viele der oben erwähnten Empfehlungen haben denselben Effekt bei heterosexuellen ebenso wie bei homosexuellen Liebespaaren. Allerdings gelten die meisten Richtlinien über den Geschlechtsverkehr für Heterosexuelle, und sind deshalb für homosexuelle Paare nicht passend. Trotzdem können diese Informationen wertvoll sein, um nachzuvollziehen, wie und warum beim Geschlechtsverkehr in einer bestimmten Weise vorgegangen wird. Die Anleitungen für Heterosexuelle treffen wegen der gleichen Geschlechtsorgane bei homosexuellen Paaren nicht zu: Diese korrespondieren nicht miteinander bzw. passen nicht ineinander. Die Geschlechter sind gleich und nicht gegensätzlich. Statt Hand und Handschuh, haben wir Hand mit Hand oder Handschuh mit Handschuh.

Tantra basiert auf der Vereinigung des männlichen und des weiblichen Aspekts als zwei gleichwertigen, aber entgegengesetzten Kräften. Ohne die komplementäre Entsprechung der Sexualorgane gibt es meiner Ansicht nach kaum die Möglichkeit des subtilen Austausches sexueller Energien, wie es der Fall ist, wenn der Penis als Antwort auf die Vagina das innere Strömen in beiden Körpern auslöst, und allein der Kontakt wirkt schon als Sprung in eine andere innere Dimension. Die Anziehungskraft der Gegenpole, deren elektromagnetischer Austausch, der naturgegeben zwischen Penis und Vagina existiert, kann bei einem homosexuellen Paar nicht genauso funktionieren. Das ist insofern ein Nachteil, als ein schwules oder lesbisches Paar nicht einfach entspannt zusammen sein und diesen Kreislauf entstehen lassen kann wie ein heterosexuelles Paar.

Beispielsweise treffen bei gleichgeschlechtlichen weiblichen Paaren, deren Gesamtpolarität weiblich ist, zwei rezeptive Geschlechtsteile aufeinander: negativ auf negativ (Vagina mit Vagina) bzw. positiv auf positiv (Herz/Brust mit Herz/Brust), statt gegenpolig positiv auf negativ, wodurch der Kreislauf geschlossen wird. Das Fehlen des tantrischen Prinzips der genitalen Entsprechung verlangt, dass beim homosexuellen Sex die Geschlechtsorgane völlig neu betrachtet und eingesetzt werden, um auf tantrische Weise zu höheren Energiezuständen zu gelangen. Der erste Unterschied wurde bereits im vorangegangenen Abschnitt erwähnt: Der Verzicht auf Stimulation und Erregung, um herauszufinden, wie die sexuellen Energie im Körper bewahrt bleiben kann, und sie damit einzuladen aufzusteigen, statt sich zu entladen.

Der Abschied von der eigenen sexuellen Konditionierung stellt für Homosexuelle die gleiche Herausforderung dar wie für Heterosexuelle. Möglicherweise ist es schwieriger, besonders für schwule Männer, eine weibliche, eher passive Art im Umgang mit den Genitalien des Partners zu finden, statt ständig eine intensive Erregung zu suchen. Das Problem bei der übermäßigen Stimulation ist, dass sie die Geschlechtsorgane abstumpfen lässt. Sie verlieren die Fähigkeit zu fühlen und mit der Zeit kann einen nichts mehr antörnen; die alten Tricks scheinen nicht mehr zu funktionieren. Dann braucht man immer stärkere Stimulation, was in manchen Fällen dazu führt, dass man ziemlich empfindungslos wird. Die innere Feinfühligkeit wird durch ein Übermaß an Sinnesreizung abgetötet. Feinfühligkeit entsteht durch Bewusstheit, wenn wir aber unsere Körper ganz unsensibel dafür einsetzen, unsere sexuellen Fantasien zu befriedigen, verschließen wir uns gegenüber unseren inneren Schätzen. Die Richtlinie für jedes Paar, ob homo- oder heterosexuell, das an Tantra interessiert ist, besteht immer darin, der Sensibilität gegenüber der Sensation den Vorzug zu geben. Ständige Reizung lässt uns abstumpfen, während Sensibilität innere Quellen von Wonne und Lust weckt.

Das auto-ekstatische Individuum

Nachdem ich eindeutig dargelegt habe, dass das genitale Bedürfnis nach gleichwertigen, aber entgegengesetzten Kräften ein wesentliches tantrisches Prinzip ist, möchte ich an unsere grundlegend bisexuelle innere Natur erinnern. Sie ist die eigentliche Basis von Tantra. Jeder von uns trägt einen männlichen ebenso wie einen weiblichen Pol in sich und deshalb ist jedes Individuum im Grunde auto-ekstatisch. Es ist daher nahe liegend, dass schon immer eine Vielzahl von sexuellen Ausdrucksmöglichkeiten zwischen Menschen möglich war und immer möglich sein wird.

Eine homosexuelle Verbindung ist in ihrem sexuellen Ausgangspotenzial eingeschränkt, einerseits weil keine Fortpflanzung möglich ist und andererseits weil die komplementäre Entsprechung der Polaritäten nicht gegeben ist. Ich bin mir aber sicher, dass das höchste Potenzial des Individuums dadurch nicht beeinträchtigt ist, weil die Quelle orgasmischer Zustände letztlich im Einzelnen selbst liegt. Es ist ein inneres Feiern des männlichen mit dem weiblichen Element. Die Frage ist also eher, wie wir dort hinkommen, wie unser inneres ekstatisches Potenzial erweckt werden kann. Für Homo- und Heterosexuelle sind die Wege ähnlich und gleichzeitig sehr verschieden.

Als ich auf dem Weg war, das fertige Manuskript dieses Buches beim Verleger abzuliefern, hatte ich ein glückliches und unerwartetes Zusammentreffen mit einer Freundin, die mir daraufhin den folgenden Bericht über ihre sexuellen Erfahrungen schickte.

Erfahrungsbericht einer Frau

Ich bin schon mein ganzes Leben lang bisexuell. Sex war mit beiden Geschlechtern immer eine frustrierende Sache für mich gewesen. Diese zeitweiligen Anfälle von Ekstase ließen mich fast immer mit einem Gefühl völliger Leere zurück. Deshalb war ich unersättlich, eine richtige Nymphomanin. Etliche Jahre später nahm ich an einer Gruppe mit Diana teil, die wir ,Das Tantra-Experiment' nannten. Es hat meine Sichtweise und meine Erfahrungen mit Sex vollkommen verändert: Hier lernte ich, nicht meinen Hormonen und meiner Lust zu folgen, sondern mich beim Sex zu entspannen. Es passierte noch nichts wirklich Tantrisches, aber mysteriöser Weise war es der erfüllendste Sex, den ich je erlebt hatte. Danach interessierte mich nur noch, auf tantrische Weise Liebe zu machen, was zum damaligen Zeitpunkt nur mit Männern passierte. Wenn eine Frau meine Wege kreuzte, hatte ich vielleicht eine kurze Affäre, aber ich wollte nicht mehr zurück zu dem, was ich ,Macher-Sex' nannte.

Alles änderte sich, als ich vor vier Jahren meine weibliche Partnerin traf. Zu meinem größten Erstaunen stellte sich der berühmte ,Energiekreis' ein, ganz ohne genitale Penetration. Schon ein Kuss oder eine Umarmung genügte, um diese stille Implosion in Gang zu setzen. Mein Kopf drehte völlig ab, ich konnte es nicht begreifen. Es zertrümmerte eine Menge Glaubenssätze und Ansichten, die ich über männlich/weiblich gehabt hatte. Schließlich enthält jeder Mensch männliche ebenso wie weibliche Anteile, und es scheint, dass wir beide diese Polaritäten in uns vereinigt haben und nun einfach in der Stille des Seins und des Herzens ruhen können. Energetisch ist es eine totale Penetration!

Manchmal ist eine von uns beiden in ihrer eher ,männlichen', nach außen gerichteten Energie; dann fließt der Kreis in der einen Richtung. Manchmal fließt er aber auch gleichzeitig in beide Richtungen. Manchmal ist er voll in Aktion, manchmal nicht. Eines ist sicher: Wir können das nicht ,machen'. Vielleicht gibt es Möglichkeiten, wie man Energie leiten kann, die uns noch nicht bewusst sind. Meiner Erfahrung nach besteht der Unterschied zwischen Tantra mit dem anderen Geschlecht und Tantra mit dem gleichen Geschlecht darin, dass beim gegengeschlechtlichen Tantra durch die genitale Penetration der Energiekreis fast immer eintritt, zumindest leichter. Ich bin jetzt aber auch in den Wechseljahren und nicht immer ist die sexuelle Energie stark genug, um einen tantrischen Orgasmus auszulösen. Das ekstatische Verschmelzen geschieht dann einfach nur im Herzen."

Der Fokus des sexuellen Austauschs bei Frauen

Für Frauen bedeutet die tantrische Herangehensweise eine Abkehr von der Überbetonung der Klitoris, die die Erregung ankurbelt, hin zu einer stärkeren liebevollen Einbeziehung der Brüste, die als Fokus des weiblichen Energiesystems verstanden werden. Wie im 5. Kapitel beschrieben wurde, sind die Brüste die Quelle der Energie für den tiefsten Orgasmus der Frau; einfach durch intensives Liebkosen der Brüste kann ein orgasmischer Zustand erfahren werden. (Eine Frau kann ihre Brüste auch selber mit Liebe verwöhnen und sich dadurch in einen erweiterten Energiezustand bringen.) Die Energie der Brüste sammelt sich und breitet sich nach unten aus, wo sie in der Vagina Resonanz erzeugt. Dazu ist eine Penetration durch den Penis nicht erforderlich.

Die Partnerin sollte es beim Berühren der Klitoris nicht auf Erregung und Orgasmus anlegen, sondern passiver und sanfter vorgehen, damit ein Energiestrom zurück in die Vagina entsteht. Auch die Vagina selbst sollte behutsam behandelt werden. Alle phallischen Ersatzmittel entbehren naturgemäß die elektromagnetische Intelligenz, die der Penis in seiner Beziehung zur Vagina hat. Insbesondere im hinteren Vaginalbereich macht sich die fehlende Wahrnehmung und Empfindungsfähigkeit des Penis bemerkbar, die bei der tiefen Penetration so wichtig ist, um die ekstatischen Energien der Frau freizusetzen. Ein lebloser, phallisch geformter Gegenstand kann mit dem rezeptiven weiblichen Pol unmöglich in bedeutsamer Weise kommunizieren. Allerdings können die mechanisch erzeugten Vibrationen die feineren Energien wecken. Nichtsdestotrotz besitzen die Finger weitaus mehr Sensibilität als ein Vibrator – aber nur, wenn sie mit einer sanften, liebevollen, bewussten Berührung eingesetzt werden.

Es gibt heilsame therapeutische Massagetechniken, die dazu beitragen können, die in der Vagina vorhandenen Spannungen, die deren Polarität überdecken, zu lösen. (Allerdings braucht es dazu eine persönlichen Unterweisung, was die Möglichkeiten dieses Buches übersteigt.) Was den Fingern aber natürlich abgeht, ist die Feinfühligkeit, Finesse und der katalytische „Magnet"-Effekt der Penisspitze (siehe 6. Kapitel).

Wenn die vaginale Penetration simuliert wird, ist es nach tantrischen Richtlinien ratsam, dies auf eine Art und Weise zu tun, die Reibung und übermäßiges Aufbauen von Erregung vermeidet (was mehr Spannungen erzeugen würde). Ihr solltet in erster Linie auf die Entspannung achten und das bewusste Präsentsein des oder der Finger (mit kurzen Nägeln!), während die rezeptive Partnerin passiv aufnimmt und ihre Aufmerksamkeit primär auf Herz und Brüste richtet. Sie kann möglicherweise fühlen, wie die Energie nach unten zur Vagina strömt, sich dann wendet und wieder zum Herzen zurückkehrt – über den inneren „Magnetstab". Oder sie kann die Vorstellungskraft aktiv auf den inneren Energiekreislauf lenken: Brüste-Vagina-Brüste. Auf diese Weise kann die Frau einen ekstatischen Zustand erleben, ohne dabei unbedingt einen klitoralen Orgasmus zu haben und damit unnötig Energie zu verlieren – genau wie bei der heterosexuellen Frau, bei der sich mit der zusätzlicher Unterstützung des Penis in der Vagina die inneren Kanäle öffnen.

Lesbische Liebe und die feministische Bewegung

Für viele Feministinnen ist die Klitoris zu einem Symbol für die sexuelle Freiheit der Frau geworden, denn die Klitoris macht es der Frau möglich, sich ihren lange verwehrten Orgasmus zurückzuholen. Dahinter steckt bei dieser Bewegung zweifellos die beste Absicht, ist aber etwas fehlgeleitet, weil der Klitoris viel zu viel Bedeutung beigemessen und die Vagina als rezeptiver Pol der weiblichen Energie völlig außer Acht gelassen wird. Die Klitoris wird durch das Aufbauen von Erregung als „positiver Pol" benutzt, um Spannung zu entladen, aber nicht als Brücke zur Vagina, um Zugang zu den rezeptiven Energien zu erhalten. Mit dem Fokus auf die Klitoris ist die Diskussion über multiple Orgasmen verbunden (die zweifellos möglich und immer eine Versuchung sind), die jedoch hauptsächlich auf Erregung beruhen und dementsprechend in Spannung und Emotionalität resultieren.

Da diese starke Identifikation mit der Klitoris als Mittelpunkt der weiblichen Sexualität gegenwärtig vorherrscht, ist es möglich, dass manche Feministinnen die weniger starke Betonung der Klitoris im tantrischen Kontext als einen Rückschritt für die feministische Bewegung und für die Frauen allgemein betrachten. Auch kann es sein, dass Frauen, die nicht so vertraut bzw. unerfahren sind mit dieser naturgegebenen weiblichen Macht der Hingabe und des Nachgebens, durch eine aufnehmende, rezeptivere Herangehensweise an Sex, mit heftigen feministischen Argumenten gegen meinen tantrischen Ansatz reagieren. Es könnte sein, dass sie Widerstände haben, ihre männliche Herangehensweise aufzugeben, die sie sich im Zuge ihrer sexuellen Befreiung erkämpft haben. Nichtsdestotrotz: Das Verständnis über den Zusammenhang zwischen Gipfelorgasmus und extremer Emotionalität (siehe 10. Kapitel) könnte Frauen dazu anregen, Neues miteinander auszuprobieren, wenn sie ein Liebespaar sind.

Beim Erforschen von Tantra sollten die Frauen der Versuchung widerstehen, den so genannten männlichen Ansatz zu übernehmen, weil er im Grunde nur eine Nachahmung des Mannes ist, der zum jetzigen Zeitpunkt in seinem sexuellen Ausdruck völlig unbewusst ist und überhaupt nicht die Qualität wirklicher Männlichkeit widerspiegelt. Wenn Frauen versuchen, sich wie Männer zu verhalten, werden sie hart und starr und unzugänglich. Am Anfang sollte eine Frau erst mal versuchen, in ihre Weiblichkeit zu gehen, dann wird als Folge davon ihr *wahrer* innerer Mann erwachen. Natürlich kann sich bei jedem Paar, ob hetero- oder homosexuell, eine bestimmte Polaritätsverteilung entwickeln – der eine Partner übernimmt mehr die verantwortungsvolle, weltlich-aktive, im Tun aufgehende (positiv gepolte) Seite, während der andere Partner mehr zu der umfassenden, liebevollen, im Sein verankerten (negativ gepolten) Seite tendiert –, aber beim gemeinsamen Liebemachen sollten Frauen nicht versuchen, Männer zu imitieren. Stattdessen könnten zwei Frauen einen weiblichen Weg des Liebemachens finden, indem sie die wesentlichen Elemente auf andere Weise miteinander verbinden.

Kürzlich unterhielt ich mich mit einer guten Freundin, die mit zahlreichen schwulen und lesbischen Paaren eng befreundet ist. Sie erzählte mir von ihrer Beobachtung, dass die schwulen Paare dahin tendierten, eher wie Frauen zu sein, während die lesbischen Paare sich eher wie Männer verhielten. Offenbar tendieren gleichgeschlechtliche Paare zu dem in ihrer Verbindung fehlenden komplementär entgegengesetzten Pol. Man könnte das als Ausgleich der Polaritäten verstehen, was es in gewisser Weise sicherlich ist, aber leider – und ich muss das nochmals unterstreichen – gereicht es einer Frau nicht unbedingt zum Vorteil, wenn sie wie ein Mann wird.

In einem Punkt sind Homosexuelle automatisch benachteiligt: Sie können nicht einfach passiv zusammen sein und den Sex von allein passieren lassen, nachdem ihre Geschlechtsorgane vereint sind, wie heterosexuelle Paare es können. Die tantrische Vereinigung des männlichen mit dem weiblichen Element ruft das Strömen sexueller (Lebens-)Energie hervor, der als ständiger Fokus für die Bewusstheit und als Quelle großer Ekstase dienen kann. Heterosexuelle können stundenlang im Zustand der Penetration verweilen, ohne dass sie dazu viel tun müssen. Die polare Entsprechung der Genitalien fördert den Ansatz von „sein", und damit wird Sex zu einer idealen Grundlage für Meditation.

Im Gegensatz dazu führt das Fehlen dieser polaren Entsprechung der Genitalien zu einem Vorgehen, das mehr „Tun" erfordert, was schnell zur Erregung und zum Gipfelorgasmus führt. Auch wenn ein gewisser Grad an „Tun" erforderlich ist, man sollte sich stets mehr in Richtung „Sein" orientieren. Aber dennoch: Durch Bewusstheit lässt sich jede Art von Tun grundlegend verändern, wie bereits weiter oben erwähnt. Wahrscheinlich tendieren weibliche Homosexuelle, wenn sie den orgasmusfixierten Sex aufgeben, eher zu einem meditativen sexuellen Austausch als männliche Homosexuelle, einfach wegen ihrer insgesamt überwiegend negativen Energiepolung.

Ich habe dieses Kapitel einer Freundin geschickt, die sexuelle Erfahrungen mit Männern und Frauen gemacht hat, und sie um ihren Kommentar gebeten. Für ihre nachfolgende Antwort bin ich ihr äußerst dankbar.

Erfahrungsbericht einer Frau

Ich habe also dein Kapitel gelesen und werde dir ein bisschen von meiner Erfahrung erzählen. Nachdem ich den tantrischen Weg mit Männern kennen gelernt hatte, war das Zusammensein mit Frauen immer ein Konflikt für mich, weil ich wusste, dass die Dynamik der entgegengesetzten Polarität dabei nicht zum Tragen kommt. Trotzdem finde ich mich aus verschiedenen anderen Gründen immer wieder zu Beziehungen mit Frauen hingezogen.

Nach wie vor versuche ich herauszufinden, was mit einer Frau möglich ist und was nicht. Ich möchte auch etwas besser verstehen, was auf der Energieebene abläuft, wenn ich mit einer Frau zusammen bin. Ich glaube, man müsste noch viel mehr Erfahrungen sammeln, um wirklich schlüssige Antworten darauf zu finden. Ich hatte aber einige Erlebnisse (eines davon sehr stark), die vielleicht die Richtung weisen können, wie man das angehen sollte.

Egal, ob ich mit einem Mann oder einer Frau zusammen war: Ich mochte nie mit etwas anderem penetriert werden als mit dem Penis (z.B. nicht mit dem Finger oder einem Vibrator). Wenn ich Sex mit einer Frau hatte, beschränkte sich das auf Zärtlichkeiten, Berührungen und oralen Sex, der unweigerlich zum Orgasmus führte, weil die Klitoris immer einbezogen war.

Eines Tages beschloss ich, mit einer weiblichen Partnerin die Penetration mit dem Finger zu versuchen, mit der dezidierten Absicht, weder nach Erregung noch nach einem Orgasmus zu streben. Ich bat meine Freundin, sanft mit ihrem Finger in mich einzudringen und damit bewegungslos in der Vagina zu verharren, genau wie bei der sanften Penetration durch den Penis. Ich konnte die beiden Pulse fühlen — den Puls meiner Vagina und den Puls ihres Fingers. Es war köstlich, einfach das Pulsieren innen zu spüren, ohne dass irgendeine Bewegung oder Stimulation stattfand. Nach kurzer Zeit synchronisierten sich die beiden Pulse, und das war eine ziemlich lustvolle Erfahrung, ohne dass ein Bedürfnis nach Erregung oder Orgasmus da gewesen wäre. Wir haben das mehrmals ausprobiert und ich fing an, eine winzig kleine Ähnlichkeit mit den Empfindungen wahrzunehmen, die ich sonst mit Männern erlebt hatte — eine subtile Energie, die sich im ganzen Körper ausbreitete.

Irgendwann tauchte das Thema einer Vergewaltigung als Kind auf, dass mein Körper gespeichert hatte. Ich habe dir schon einmal gesagt, als du damals über sexuellen Missbrauch und dessen Auswirkungen geschrieben hast, dass für die meisten Frauen in dieser Situation ein Problem besteht: Selbst wenn sie durch den Polaritätseffekt bei der sanften Penetration die wunderbare Möglichkeit haben, gespeicherte Erinnerungen in der Vagina zu löschen, gelangen die meisten Frauen, die ein schweres Trauma erlitten haben, gar nicht an diesen Punkt. Oft haben sie Angst vor Intimität oder es gelingt ihnen nicht, entsprechende Männer anzuziehen oder sie haben Beziehungen zu Frauen angefangen, oder aber sie wiederholen ihr Muster und ziehen die falschen Männer an, die beim Sex garantiert nicht meditativ genug sein können. Was mich betrifft, war es mir aus einigen der erwähnten Gründe einfach nicht möglich, mit einem Mann eine heilende Situation für die Auflösung dieser Erinnerungen herzustellen.

Zurück zur Übung der stillen Penetration mit meiner weiblichen Partnerin: Ich bat sie wieder, mit dem Finger sanft in mich einzudringen und ihn nicht zu bewegen. Als sich die Pulse zu synchronisieren begannen, bat ich sie, sehr sanft Druck in verschiedene Richtungen auszuüben, zuerst nach oben, um dann da ein bisschen zu bleiben, während wir beide still da lagen. Das brachte eine Menge Energie in Bewegung. Dann übte sie Druck in diagonaler Richtung aus, dann nach rechts, und so weiter — ein leichter Druck mit dem ganzen Finger. Die meiste Zeit erlebte ich ein stilles, reinigendes Schmelzen, während ich einfach hineinspürte und atmete, aber manchmal war es auch intensiver, es kamen Tränen und starke Emotionen hoch. Es war eine erstaunliche Erfahrung für mich, auf diese Weise mit meinem alten Trauma umzugehen.

Nachdem wir das mehrmals praktiziert hatten, fühlte sich die Energie in meiner Vagina viel offener an und die Penetration ohne Bewegung wurde immer lustvoller. Einmal machte ich eine ähnliche Erfahrung wie bei einem tantrischen Erlebnis, das ich mal mit einem Mann hatte. Wie das ohne die komplementäre Polarität von Penis und Vagina geschehen konnte, weiß Gott allein, aber es passierte, wenn auch nicht so intensiv und eindeutig wie bei meinen heterosexuellen Erfahrungen.

Ich habe mich dann aber nicht weiter damit beschäftigt. Bestimmt ist das erste tantrische Kriterium, das du in diesem Kapitel erwähnst, der erste Schritt für homosexuelle Paare sich zu öffnen. Zum zweiten Kriterium und zum Thema Polarität kann ich im Moment nicht mehr sagen, als ich oben beschrieben habe. Vielleicht kann diese Herangehensweise lesbischen Frauen eine Tür öffnen. Ich kann das aber nicht mit Sicherheit sagen.

Ich habe gehört, dass bei homosexuellen Paaren sich angeblich die Polarität eines der Partner energetisch zum Gegenpol verlagern kann, sodass gleichgeschlechtliche Paare anfangen, innerlich auf der Polaritätsebene zu einer Balance zu gelangen. Das würde bedeuten, dass bei einer der beiden lesbischen Partnerinnen die negativ gepolte Vagina sich in ein positiv gepoltes Phänomen umwandeln würde und ihre Brüste zum passiven Pol werden. Ich möchte dies eher bezweifeln, zumal ich weiß, dass bei Frauen, deren Brust oder Gebärmutter entfernt wurden, das magnetische Phänomen, das im physischen Gewebe vorhanden war, auf der Energieebene auch nach der Operation weiter vorhanden ist.

Wenn ich das sage, ist mir bewusst, dass nur wenige Untersuchungen über homosexuelle Erfahrungen vorliegen, und möglicherweise könnte sich über Forschungen herausstellen, dass ich Unrecht habe. Eine Freundin erzählte mir kürzlich von einer Lesbe, die sie kennt, die von Anfang an nur an Frauen interessiert war und das Gefühl hat, einen „ätherischen Penis" (Penis im Energiekörper) zu haben. Vielleicht ist so etwas möglich, ohne dass sich tatsächlich die Körperenergie verändert. Falls sie damit den „inneren Penis" meint, als Beschreibung des ständig aktiven Magnetstabes, dann kann ich damit etwas anfangen. Angesichts der Tatsache, dass heute beim Sex an erster Stelle die Erregung steht und nicht die Meditation, ist wohl erst ein größerer Bewusstseinswandel notwendig, bis wir zuverlässige Ergebnisse über das homosexuelle tantrische Erleben zur Verfügung haben, um diese Erfahrung zu bestätigen.

Da dies ein Buch für Frauen ist, will ich hier nicht so sehr auf homosexuelle Männer eingehen. Dennoch lassen sich zahlreiche tantrische Prinzipien auch auf sie anwenden, in dem Sinne, dass die

Energie unterstützt wird, nach innen und oben zum Herzen zu strömen (vom positiven zum negativen Pol), statt dass sie vom positiven Pol ausgestoßen wird. Und ähnlich wie beim Ersetzen des Penis durch einen Dildo kommt es mir sehr unwahrscheinlich vor, dass die (zwar äußerst erogene) Zone des Anus die elektromagnetische Höhle der Vagina wirklich ersetzen kann. (Das gilt übrigens auch für Heterosexuelle, die analen Sex praktizieren, obwohl die innere Verbindung über den Anus bei der Frau möglicherweise anders verläuft als beim Mann.) Es ist wohl so, dass der Analverkehr nur selten langsam und entspannt von statten geht – was tantrisch wäre –, stattdessen entspricht er eher dem herkömmlichen Stil, der auf Stimulation, Erregung und Ejakulation aus ist. Bis zu dem Zeitpunkt, wo der Anus nicht zur Stimulation und Erotisierung benutzt wird, können wir nicht wissen, ob eine innere, magische, elektromagnetische Verbindung besteht.

Der spirituelle Hintergrund von Tantra ist heterosexuell

Von seinem Ursprung her war Tantra immer heterosexuell ausgerichtet. Der Gegenstand unserer vorliegenden Untersuchung, der so genannte „linkshändige Pfad" des Tantra, nutzt den sexuellen Energiestrom auf der physischen Ebene für die äußere Vereinigung (von Mann und Frau), wodurch eine innere Vereinigung entsteht, die zu Bewusstseinszuständen meditativer Ekstase führt.*

In Indien finden wir eine Vielzahl von Jahrtausende alten Tempeln (die berühmtesten in Khajuraho), in denen Skulpturen von Männern und Frauen bei der sexuellen Vereinigung zu sehen sind. In der Regel befinden sich diese steinernen Liebespaare in irgendwelchen akrobatisch anmutenden Positionen, die mit herkömmlichem Blick nicht als real stattfindender Sex betrachtet werden können. Wenn man aber den Vorteil hat, sie mit tantrischen Augen zu sehen, und mit dem Wissen, dass die vaginale Penetration stundenlang aufrechterhalten werden kann und eine

---

* Als „rechtshändigen Pfad" bezeichnet man die Schule der buddhistischen tantrischen Meditationspraktiken, in denen die sexuelle Energie auf symbolischer Ebene eingesetzt wird; der Praktizierende führt die innere Vereinigung mit Hilfe von Visualisationen herbei.

Ekstase unendlicher Wonnen hervorruft, dann erkennt man, dass diese Statuen tatsächlich die Wirklichkeit repräsentieren, und zwar bis ins Detail! Das Erstaunlichste an vielen dieser Statuen ist, dass die Ekstase total lebendig an ihren Gesichtern abzulesen ist und man als Betrachter sogar deren Ausstrahlung fühlen kann.

Die Menschen, die diese Tempel vor langer Zeit gebaut haben, insbesondere die Bildhauer dieser Statuen, waren nicht bloß Kunsthandwerker, sondern wahre Künstler, die diese in Stein gemeißelte Erfahrung tatsächlich lebten. Ihre eigene innere Erfahrung ist im Stein verkörpert und die Ekstase nach Jahrtausenden immer noch spürbar.

Die Betonung der Heterosexualität in diesen spirituellen Praktiken beruht nicht auf sexuellen Vorurteilen, sondern kommt daher, dass sich tantrische Erfahrungen zwischen den entgegengesetzten Kräften von Mann und Frau leichter einstellen. Der tantrische Sexakt ist der direkteste und natürlichste Weg, um die innere polar entgegengesetzte Kraft in uns selbst zu wecken, doch der äußere Gegenpol wird gebraucht, um zum inneren Gegenpol zu gelangen. Mit Hilfe des Mannes kann die Frau ihren eigenen inneren Mann wecken.

Ohne die genitale Entsprechung, die an sich schon intensive ekstatische Momente hervorruft, ist es schwieriger, einen anhaltenden meditativen Zustand des Einsseins über Stunden aufrechtzuerhalten, aber sicher nicht unmöglich. Als Homosexuelle/r den tantrischen Kontext wirklich zu erforschen, verlangt die Entkonditionierung der sexuellen Einstellung, die Stimulation mit Sexualität gleichsetzt, ebenso wie die Neuentdeckung der Empfindsamkeit als Tor zur Ekstase – und das sind die gleichen Aufgaben, die auch von den Heterosexuellen zu bewältigen sind.

Masturbation und Selbstliebe

Auch in der Frage der Masturbation oder Selbstliebe gilt wieder das tantrische Prinzip: Alles, was mit Bewusstheit getan wird, kann nicht falsch oder unnatürlich sein. Nicht, was du tust, sondern wie du es tust – darauf kommt es an. Versuche auch hier damit zu experimentieren, dich selbst auf eine Art und Weise zu lieben, die nicht ausschließlich auf Erregung, sondern auf Ausbreitung der Energie durch Entspannung abzielt. Behalte die Energie im Körper und lasse sie nicht automatisch zur Entladung kommen. Während du masturbierst, solltest du vermeiden, den Körper bzw. die Vagina unnötig zu kontrahieren, und sei nicht zu fordernd mit der Klitoris. Wenn du einen Orgasmus hast, dann ohne ihn zu forcieren; entspanne dich in ihn hinein und behalte bei allem ein langsames Tempo bei. Ein Masturbationsstil, der mit einer immer intensiveren Stimulierung der Klitoris oder Vagina einhergeht, kann mit der Zeit genau die Sensibilität abtöten, die eigentlich angestrebt wird, und letztlich leidet dein eigentliches sexuelles Vergnügen darunter.

Beziehe die Brüste mit ein; mache sie zum Mittelpunkt und verlagere den Schwerpunkt weg von der Klitoris, während du einen neuen Zugang zu deinem sexuellen Ausdruck entdeckst. Durch Streicheln und Liebkosen kannst du die Energie in deinem Körper oder im Körper deiner Partnerin ausdehnen. Eine Frau kann allein, auch ohne Partnerin, ihren weiblichen Pol stärken, wenn sie auf die Brüste meditiert, wie am Ende des 5. Kapitels vorgeschlagen wurde. Lesbische Frauen können diese Methode praktizieren, um das Erwachen der orgasmischen Energie im Körper zu unterstützen; sie können dies als eigene Übung, aber auch als Teil des Vorspiels praktizieren. Während des Liebemachens kannst du deine Brüste massieren und auch deiner Partnerin zeigen, wie sie deine Brüste berühren soll. Selbst wenn zwei Frauen mehr darüber wissen, wie es sich anfühlt, wenn ihre Brüste berührt werden, ist es dennoch hilfreich, wenn die Frau, die du liebst, dir Hinweise gibt. In der gleichen Art kannst du auch die Klitoris und ihre Umgebung erforschen und deine Entdeckungen darüber mitteilen, welche Art der Berührung die Empfindungen und die Wahrnehmungsfähigkeit deines Körpers steigert bzw. was dich von deinen subtilen inneren Gefühlen und feineren Empfindungen ablenkt.

Die Handhabung tantrischer Prinzipien bei gleichgeschlechtlichen Beziehungen

Vor einigen Jahren hatte ich in Mexico-City Gelegenheit, mit einer Gruppe von neun schwulen Paaren zu arbeiten, die unglücklicherweise alle HIV-positiv waren. Man hatte mich für den Abschlusstag eingeladen, sozusagen als großes Finale eines sechsmonatigen intensiven Heilungsprogramms, das Meditation und natürliche Therapieformen umfasste, und das ihre körperliche und psychologische Kondition enorm gestärkt hatte. Ich war also für den Schlussakt eingeladen, weil die Therapeutin die Männer mit einem positiven Eindruck über Sex verabschieden wollte. Die meisten von ihnen hatten ein wirklich katastrophales sexuelles Vorleben und extrem negative Prägungen über Sex, und obendrein noch diese auf sexuellem Weg übertragene tödliche Krankheit! Unter diesen schmerzlichen und schwierigen Umständen war es für sie alles andere als leicht, Sex als etwas Befriedigendes oder Freudvolles zu sehen.

Da es mir bis dahin noch nie in den Sinn gekommen war, Tantra für homosexuelle Paare anzubieten, zögerte ich erst, als meine Therapeutenfreundin mich einlud. Nach einigem Nachdenken sagte ich ihr, dass ich denjenigen Aspekt von Tantra präsentieren würde, der sich auf innere Bewusstheit und das Gewahrsein des gegenwärtigen Augenblicks bezieht. Ich wollte allerdings nicht das Modell der inneren Polaritäten erläutern und auch nicht darauf eingehen, wie die männlich-weibliche Interaktion von Natur aus vorgesehen ist. Doch meine Freundin bestand darauf, dass ich das vollständige Bild geben sollte – und ich stimmte widerstrebend zu, ohne einen Sinn darin sehen zu können.

Dieser Morgen war eine wunderbare Erfahrung: Während ich die männlichen Paare durch eine Struktur führte, die sie miteinander in den gegenwärtigen Augenblick brachte, wurde ich Zeuge einer tief gehenden Transformation, die sich für mich als großartige Lernerfahrung erwies: ein bewusstes, sensibles Miteinanderverschmelzen, ein Entspannen in das Jetzt des Körpers, ein Hineinschmelzen in sanfte, machtvolle Umarmungen. Stille und Aufrichtigkeit und Liebe erfüllten den Raum. Es war so berührend, dass mir immer wieder Tränen in die Augen traten, ebenso wie vielen dieser Männer. Am Ende des Vormittages äußerte ein Mann, er hätte sich gewünscht, diesen inneren Raum und das Wissen, wie er dort hingelangen könne, schon in früheren Jahren mit seinem Geliebten kennen gelernt zu haben. Dann wäre alles anders gekommen, und nun sei es sehr spät dafür, angesichts dessen, dass er bald sterben würde.

Nach der Mittagspause erörterten wir am Nachmittag die männlich-weibliche Polarität, das Zusammenspiel von Penis und Vagina, Brüsten und Erektion. Diese Informationen wurden mit großem Interesse aufgenommen, und ich konnte bei den Männern überhaupt keinen Widerstand fühlen oder sehen. Wir beendeten das Ganze mit einer Meditation, in der wir uns die Energiekreisläufe im eigenen Körper vorstellten, und schließlich gab es einen tränenreichen, liebevollen Abschied, bevor unsere Wege sich trennten.

Diese beeindruckende Erfahrung verleiht mir die Autorität, zu behaupten, dass alle Paare, unabhängig vom Geschlecht, eindeutig sehr positive und inspirierende Erfahrungen machen, wenn sie die tantrischen Prinzipien bei ihren intimen Begegnungen anwenden. Jedes Paar kann davon profitieren, beim Liebemachen bewusster und entspannter zu sein, und jeder menschliche Körper hat beide, die positive wie die negative Polarität in sich. Wenn mehr und mehr homosexuelle Paare mit Tantra experimentieren, freue ich mich jetzt schon auf ihre Berichte, wie es ihnen gelungen ist, diese Vorschläge in die Praxis umzusetzen, um zu erfolgreichen und liebevollen Beziehungen zu gelangen.

TANTRISCHE INSPIRATION

Der Mensch sollte den Sex transzendieren — egal, welche Art von Sex es ist. Denn solange du nicht über deine Biologie hinausgehst, kannst du niemals zur Erkenntnis deiner Seele gelangen. In der Zwischenzeit, bis du so weit bist, dass du darüber hinausgehen kannst, hast du die Freiheit, so zu sein, wie auch immer du sein willst. Mache daraus kein Problem; nichts muss verändert werden. Ich löse keine Einzelprobleme. Darin besteht mein ganzer

Ansatz: Es gibt Millionen von Krankheiten, aber nur eine Medizin – und diese Medizin ist Meditation.

Meditiere einfach – ob homosexuell, heterosexuell, bisexuell ... meditiere einfach. Werde ruhiger und stiller. Schaffe in dir einen leeren Raum. Werde durchlässiger. Dann werden die Dinge sich zu ändern beginnen. Dann kannst du sehen, was du mit dir machst. Und wenn es gut ist, wirst du es weiter machen, aber mit mehr Freude, mehr Totalität, mehr Intensität, mehr Leidenschaft. Und wenn es nicht gut ist, wird es einfach von dir abfallen wie ein totes Blatt, das vom Baum fällt.

Ich empfehle also keine speziellen Methoden, denn in meinen Augen entstehen all diese Probleme nur, weil wir zu sehr mit unserem Verstand identifiziert sind und vergessen haben, dass es tief drinnen einen Raum in uns gibt, den man Nicht-Denken nennen kann. Wenn du in diesen Raum des Nicht-Denkens eintrittst, bekommst du eine neue Sichtweise, Perspektive, Klarheit.

Meditiere. Setze dich still hin und beobachte deine Gedanken – ob homosexuell oder heterosexuell, das ist egal. Du beobachtest nur, du bist der Zeuge. Dann wird mit der Zeit eine Distanz zwischen dir und deinen Gedanken entstehen. Und dann wirst du eines Tages plötzlich die Erkenntnis haben, dass du nicht dein Verstand bist. An diesem Tag passiert eine Revolution in dir. Nach diesem Tag bist du nie wieder derselbe. Transzendenz hat sich ereignet.

Osho, The Book of the Books

TANTRISCHE MEDITATION

Das Geheimnis der Goldenen Blüte

Mache diese Meditation frühmorgens oder abends vor dem Schlafengehen. Lege dich bequem im Bett auf den Rücken und nimm dir etwa eine halbe Stunde Zeit für dich. Entspanne dich ein paar Minuten lang mit geschlossenen Augen. Und dann, während du einatmest, beginne zu visualisieren, dass ein helles Licht durch den Kopf in deinen Körper eintritt, als würde eine Sonne direkt über deinem Kopf aufgehen – strahlend goldenes Licht, das sich in deinen Kopf ergießt, als wärest du hohl. Und dieses goldene Licht strömt am Scheitel ein und bewegt sich tiefer und tiefer, durch den ganzen Körper, und tritt durch die Zehen hinaus. Und während du ausatmest, stelle dir vor, dass Dunkelheit durch die Zehen in dich eintritt wie ein großer dunkler Strom, der durch die Zehenspitzen hereinkommt und durch den ganzen Körper nach oben steigt, bis er durch den Kopf wieder hinausgeht.

Mache ganz langsame, tiefe Atemzüge, damit du es dir gut vorstellen kannst. Mache es wirklich sehr langsam. Beim Einatmen lasse das goldene Licht durch den Scheitel in dich hineinkommen: Dort ist die Stelle, wo die Goldene Blüte sich öffnet.

Dieses goldene Licht wird deinen ganzen Körper reinigen und ihn mit Schöpferkraft erfüllen. Das ist die männliche Energie. Und dann, während du ausatmest, lass die Dunkelheit, das schwärzeste Dunkel, das du dir vorstellen kannst, wie eine dunkle Nacht von den Zehen wie ein einziger Strom nach oben sickern und durch den Kopf hinausgehen. Das ist die weibliche Energie. Sie beruhigt dich und macht dich empfänglich. Sie lässt dich still werden und bringt dir Frieden. Anschließend atmest du wieder ein und lässt das goldene Licht dich durchdringen. Atme in dieser Weise etwa zwanzig Minuten lang, und dann entspanne dich noch für zehn Minuten.

Du kannst es am frühen Morgen machen, während du gerade aufwachst und noch zwischen Schlaf und Wachen hin und her gleitest. Genau dort beginnst du das Licht einzuatmen und die Dunkelheit auszuatmen, zwanzig Minuten lang. Wenn du diese Meditation spätabends machst und dabei einschläfst, bleibt ihre Wirkung in deinem Unterbewusstsein und wirkt dort weiter. Nach einer dreimonatigen Periode wird dir auffallen, dass die Energie, die sich fortwährend angesammelt -und im Sexzentrum konzentriert hatte, sich dort nicht mehr anstaut. Die Energie bewegt sich nach oben; diese Energie beginnt von selbst aufzusteigen.

Die weibliche Kraft umarmen

NACHDEM NUN DIE WAHRE ROLLE DER FRAU beim Sex und das profunde Wissen über das Wesen echter Weiblichkeit offen vor dir liegt, kann es gut möglich sein, dass du widersprüchliche Gefühle in dir wahrnimmst. Vielleicht hast du ein erhebendes Gefühl, bist inspiriert und kraftvoll, gleichzeitig aber auch etwas beklommen und überwältigt von der Fülle der Erkenntnisse, sodass du erst einmal gar nicht weißt, wie es nun weitergehen soll, wie das Ganze in die Tat umgesetzt werden kann, wie Liebemachen jetzt in der Realität aussieht.

Lass dich von all dem Für und Wider in deinem Kopf nicht verwirren, sondern mache dich am besten gleich daran, deine Aufmerksamkeit in den Körper zu lenken. Jetzt, in diesem Augenblick, während du hier sitzt und dies liest, kannst du deinen Unterkiefer, die Schultern und den Bauch entspannen und ein paar schöne, tiefe Atemzüge genießen, während sich das körperliche Wohlgefühl des Loslassens in dir ausbreitet. Oder du kannst ein paar Minuten lang mit deiner Aufmerksamkeit in deinen Brüsten und Brustwarzen ruhen und von innen her spüren, wie sie Wärme ausstrahlen. Schließe einfach die Augen und freue dich über das Gefühl, in deinem Körper verwurzelt zu sein. Dies ist deine Verbindung zum Sein, die natürliche Brücke zur unerschöpflichen Quelle der Liebe, die in dir wohnt.

Diese Verlagerung des Gewahrseins vom Verstand in den Körper, die du soeben vollzogen hast und zu der dich die tantrischen Meditationen am Ende eines jedes Kapitels einladen, wird mit der Zeit Auswirkungen in deinem Körper zeigen. Mit zunehmender Sensibilität werden subtile, aber machtvolle Veränderungen in deinem Energiesystem spürbar werden. Du kannst dieses Zurückholen der Aufmerksamkeit zu dir und nach unten in den Körper hinein jederzeit willentlich durchführen. Statt dich in den endlos kreisenden Gedankenstrom zu verwickeln, fange einfach damit an, immer wieder deine Achtsamkeit nach innen zu lenken und mit den angenehmen Empfindungen in deinem

Körper innerlich zu verschmelzen. Und wenn du das nächste Mal deinen Liebsten umarmst oder mit ihm Liebe machst, verlagere deine Aufmerksamkeit mehr nach innen statt nach außen.

Gehe es ganz unschuldig an, wie ein Kind, lege dein übliches sexuelles Ich einmal beiseite und lasse dich in deinen Körper hineinsinken. Dadurch entsteht unmittelbar ein mehr entspannter, tantrischer Seinszustand ohne Hast und Eile, aber auch ohne den Druck großartiger Ziele und Erwartungen, die sonst die simple Realität zweier menschlicher Körper in ihrem Zusammensein überlagern.

Mache jedes Mal kleine Schritte und experimentiere dabei, wenn du mit jemandem Liebe machst, jemanden umarmst (durchlässig!) oder küsst (innig-ausdauernd). Beim Umarmen, Streicheln, Liebkosen und Küssen verschmelze mit deiner Erfahrung, wie du es machst, sodass alles in einem anmutigen Zeitlupentempo, choreographiert durch dein inneres Gewahrsein abläuft. Du kannst mit einigen der Vorschläge experimentieren, die in den vorausgegangenen Kapiteln beschrieben wurden, dann andere ausprobieren und allmählich anfangen, diese Elemente auf verschiedenste Weise miteinander zu kombinieren, je nachdem was deine Erfahrung dir zeigt.

Vielleicht findest du es hilfreich, spielerisch auszuprobieren, wie es ist, wenn du der Erregung einen geringeren Stellenwert gibst und damit dem Drang nach einem Orgasmus, und so die reine Fortpflanzungsebene des Liebemachens hinter dir lässt. Durch Bewusstheit kannst du dich mit einer sinnlichen, katzenähnlichen Qualität in die sexuelle Begegnung hineinbegeben und wirst mit allem, was gerade geschieht, besser in Kontakt sein. Lass es zu einem Tanz all deiner Sinne werden.

Intensiviere deine Bewusstheit in der Vagina und verwandle sie in deiner Vorstellung bewusst in einen empfangenden Kanal mit einer aufnehmenden, „trinkenden" Qualität, die für die männliche Kraft verlockend, anziehend, einladend, bereit ist und sie willkommen heißt. Beziehe auch deine Brüste in die Aufmerksamkeit mit ein und beobachte die Auswirkungen in dir. Wodurch wird dein Ja vertieft, wodurch wird es verringert? Was erweitert deine Körperenergie, was lässt sie schrumpfen? Was erhöht deine Sensibilität, was vermindert sie? Folge jedem Pfad, der dich interessiert. Wenn für dich zum Beispiel die Klitoris eine wichtige Rolle spielt, experimentiere damit, entspannter und weniger fordernd damit umzugehen oder sie vielleicht einmal ganz außen vor zu lassen oder später auf sie einzugehen.

Deine innere Einstellung sollte forschend sein, weniger voll ungeduldiger Erwartung und dem Wunsch nach sofortigen Resultaten. Stattdessen kannst du die Einstellung eines Beobachters einnehmen, der zurücktritt, alle routinemäßigen Verhaltensweisen in Frage stellt und einfach wahrnimmt, was geschieht. Dabei wird herauskommen, dass du allmählich der Wahrheit in dir Raum gibst. Es ist eine Herausforderung, sich selbst auf diese Weise zu konfrontieren. Ich will dir keineswegs vorgaukeln, dass es mühelos ist. Natürlich ist eine gewisse Anstrengung nötig, um sich von der Vergangenheit loszusagen, doch es ist eine Anstrengung des Gewahrseins, keine Anstrengung des Tuns. Mit der Zeit wird es dir immer weniger Mühe machen, im Körper verankert zu bleiben. Dann bist du einfach voller Freude präsent.

Im Verlauf dieses Prozesses, Bewusstheit in unsere routinemäßigen, unbewussten sexuellen Gewohnheiten zu bringen, vollzieht sich eine allmähliche innere Transformation. Du wirst mit neuen Augen, neuen Werten und neuen Einsichten daraus hervorgehen, ja du wirst dein ganzes Leben aus einer völlig neuen Perspektive betrachten und erleben. Dieser Vorgang, dich selbst als Frau neu zu erschaffen bzw. deine Weiblichkeit neu zu entdecken, ist das Ergebnis einer langsamen, beständigen Hinwendung. Indem du dich auf eine innere Forschungsreise begibst, aktivierst du deine Bereitschaft, dir selbst die tieferen Schichten deiner selbst zu offenbaren. Osho ermutigt uns dazu auf die folgende Weise:

> Und die (sexuelle) Vereinigung sollte nicht unbewusst passieren, sonst entgeht euch das, worauf es eigentlich ankommt. Dann ist es ein schöner Sexakt, aber es wird euch nicht transformieren. Es ist schön, nichts ist verkehrt daran, aber es bringt euch keine Transformation. Und wenn es unbewusst bleibt, werdet ihr euch immer im selben Geleise bewegen. Dann werdet ihr diese Erfahrung immer wieder haben wollen. Die Erfahrung an sich ist wunderbar, aber sie wird zur Routine. Und jedes Mal, wenn ihr diese Erfahrung macht, werdet ihr stärker danach verlangen. Je

öfter ihr es erlebt, umso mehr verlangt euch danach. Ihr bewegt euch in einem Teufelskreis. Ihr entwickelt euch nicht weiter, ihr dreht euch bloß im Kreis.

Es ist nicht gut, sich bloß im Kreis zu drehen, denn dann gibt es kein Wachstum. Dann ist es einfach nur Energieverschwendung. Selbst wenn es eine gute Erfahrung ist, verschwendet ihr nur die Energie, denn es wäre viel mehr möglich gewesen. Gleich um die Ecke, nur einen Schritt entfernt, wäre noch viel mehr möglich gewesen. Mit der gleichen Energie könntet ihr zum Göttlichen gelangen. Mit der gleichen Energie lässt sich die absolute Ekstase erreichen, doch ihr verschwendet diese Energie mit flüchtigen Erfahrungen. Und mit der Zeit werden diese Erfahrungen langweilig, denn alles, was sich ständig wiederholt, wird langweilig. Wenn die Neuheit verloren geht, entsteht Langeweile.

Wenn ihr achtsam bleibt, werdet ihr erleben, dass sich erstens die Energie im Körper verändert, zweitens die Gedanken im Verstand zur Ruhe kommen und drittens das Ego vom Herzen abfällt. Und mit dem Eintritt dieses dritten Phänomens wird eure Energie, eure sexuelle Energie meditativ."[1]

Natürlich können Zweifel auftauchen und unsere kreativen und mutigen Reaktionen auf die Wahrheit hemmen. Der Verstand mit seinen vielfältigen Stimmen wird mit Ausflüchten kommen, um uns von der sofortigen Umsetzung abzubringen und uns zum Aufschieben drängen. Die Zweifel werden durch unsere Angst vor dem Unbekannten aktiviert, durch die Angst, nackt und all unserer existierenden Fähigkeiten und Strategien beraubt dazustehen, und durch die tiefe Angst Kontrolle zu verlieren.

Das Gewahrsein wird jedoch eine Kontrolle anderer Art installieren – die Kontrolle des beobachtenden Selbst, eine Kontrolle, die aus der Achtsamkeit kommt. Diese Art von Kontrolle ist etwas so Natürliches, dass es sich überhaupt nicht wie Kontrolle anfühlt. Durch das Verstehen und Erfahren des weiblichen Körpers aus dieser neuen Perspektive wird eine Frau keinerlei Abwertung oder Herabwürdigung erfahren. Im Gegenteil, das neue Bewusstsein bedeutet eine enorme Ermächtigung für sie.

Wenn wir – Mann und Frau – lernen, die Psychologie und

Physiologie des anderen zu verstehen, können wir unsere Biologie und unsere Spiritualität als ein Ganzes begreifen. Sex hat durch seine multidimensionale Eigenschaft eine viel tiefere Bedeutung als nur für Nachkommenschaft zu sorgen: Sex ist auch Spaß, ist Spiel, ist Andacht, ist Meditation, ist ein Verschmelzen ins Einssein und in die Liebe – ist wahre Spiritualität.

Für den Mann (so wie er sich bisher wahrnimmt), ist Sex kein spirituelles Phänomen, sondern bloß ein physiologisches Ventil zur Entladung aufgestauter Spannungen und Emotionen. Für Frauen ist Sex meistens ein spirituelles Phänomen, und das ist auch der Grund, warum sich Frauen beim Sex so schnell verletzt fühlen. Solange der Sex nicht in eine umfassendere spirituelle Erfahrung von Liebe eingebettet ist, hat die Frau Schwierigkeiten sich ihm zu öffnen. Durch ihr Mitmachen beim lieblosen Sex haben Millionen von Frauen völlig vergessen, was der Orgasmus bedeutet. Die sexuelle Unterdrückung der Frauen beruht auf dem männlichen Unverständnis über die Verschiedenheit der Geschlechter. Daran ist aber nicht der Mann als Individuum schuld, denn auch er ist nur ein Produkt des gesellschaftlichen Missverständnisses über Sex , das heute vorherrscht.

Das Tragische an dieser Unterdrückung der Frau und ihrer sexuellen Kraft besteht darin, dass unsere wahre Natur (ebenso wie die des Mannes) immer dann, wenn sie sich nicht nach ihren inneren Bedürfnissen entfalten kann, entartet: Sie wird sauer, vergiftet, verkrüppelt, gelähmt, sogar pervertiert. Wenn die Frau durch den Mann von ihrer wahren Natur entfremdet wird, muss zwangsläufig auch der Mann unnatürlich werden, denn er wird von der Frau geboren. Und wenn die Frau als Mutter ihre Sexualität nicht auf natürliche Weise leben kann, wie sollen dann die Kinder einen natürlichen sexuellen Ausdruck lernen? Die Frau braucht zweifellos eine große Befreiung, aber nicht durch Imitieren des Mannes, indem sie versucht, es ihm gleich zu tun und so zu sein wie er. Vielmehr wird die wahre Befreiung der Frau darin liegen, dass sie dem Mann ihre authentische Weiblichkeit als gleichwertige, polar entgegengesetzte Kraft gegenüberstellt.

Es ist eine nicht zu leugnende, schmerzhafte Realität, dass auf dieser Erde heute Millionen von Frauen nach wie vor von der männlichen sexuellen Unbewusstheit dominiert werden und allen möglichen Unmenschlichkeiten, Demütigungen und Aggressionen ausgesetzt sind, die ihnen in ihrem täglichen Leben unsägliche emotionale und körperliche Schmerzen bereiten. Für diese vielen unglücklichen Frauen ist das Einlassen auf „die weibliche Energie" das unwichtigste aller Anliegen, denn leider herrscht in ihrer Realität der schiere Kampf ums Überleben.

Wir Frauen aus den privilegierten Schichten der Gesellschaft (denn das sind wir, wenn wir dieses Buch in Händen halten) können unsere Herzen in Stille und Andacht vereinen, damit sich eine Zeit des Friedens, der Liebe und der Harmonie auf dieser Erde manifestieren kann.

Jede Veränderung der globalen Situation in Bezug auf Sex ist nicht durch eine Massenlösung herbeizuführen. Sie muss aus dem individuellen Bewusstsein heraus entstehen und sich von dort auf „homöopathische" Weise ins kollektive Bewusstsein ausbreiten. Nur die einzelne Frau, die ein tieferes Verständnis und eine intimere Kenntnis ihrer selbst erreicht, hat das Vermögen und die Kraft, ihre persönliche Lebenssituation so zu transformieren, dass sie zufrieden und seelisch genährt ist; dann wird sie dies als Standard an die nächste Generation weitergeben.

Hiermit kehren wir zum Ausgangspunkt dieses Buches zurück: Als privilegierte Frauen liegt es in unserer Hand, die volle Verantwortung für uns selbst zu übernehmen, um Liebe zu manifestieren und die Dinge nicht so lieblos weitergehen zu lassen, wie es seit Hunderten von Jahren geschieht. Wir sollten niemals unsere naturgegebene Kraft als weibliche Vertreterinnen unserer menschlichen Spezies unterschätzen. Wir Frauen sind machtvolle Wesen – nicht im Sinne von Muskelkraft, aber im Hinblick auf unsere Widerstandskraft, unsere Lebensenergie und unsere sexuelle Energie, unsere Duldsamkeit und Akzeptanz. Die Frau funktioniert ihrem Wesen nach anmutig, intuitiv, liebevoll und mitfühlend. Sie sollte sich künftig nicht mehr auf die Erlaubnis bzw. Kooperation des Mannes verlassen, bevor sie experimentelle Schritte unternimmt, um ihr wahres Selbst im Sex zu finden.

Versuche deshalb, neue Wege zu gehen, im Bett und auch außerhalb davon, unabhängig von deinem Partner und unabhängig von dem, was er denkt und erwartet und sich wünscht. Beobachte, was in dir selbst und zwischen dir und deinem Partner auf der

Energieebene passiert. Und wenn dein Mann ein echter Kerl ist, wird er sich dir anschließen, weil er dir vertraut und die natürliche Autorität spürt, die alle Frauen in sexuellen Dingen besitzen, wenn man ihnen die Möglichkeit dazu gibt.

Seit undenklichen Zeiten sind wir Frauen eine kollektive Kraft im Heilen, in der Weisheit und spirituellen Entwicklung, aber im heutigen technologischen Zeitalter leiden wir an emotionaler Verwirrung und haben die Verbindung zu unserer weiblichen Wahrheit verloren. Unsere weibliche Evolution erfordert die Bereitschaft, in alles hineinzufühlen, einschließlich der alten, schmerzhaften Emotionen, die häufig weniger mit der Gegenwart als mit der Vergangenheit zu tun haben. Einer der hilfreichsten Schlüssel für ein freudiges, liebevolles Leben ist die Unterscheidungsfähigkeit zwischen Gefühl und Emotion. Vergiss nicht, dass Emotionen an sich nichts Verkehrtes sind, aber wenn wir anderen dafür die Schuld geben, ist es verkehrt und richtet Schaden an.

Wenn wir emotionale Zustände überwinden lernen, indem wir die Emotionen bis an ihre Wurzel zurückverfolgen und die dahinter verborgenen Gefühle wahrnehmen und ausdrücken, können wir mit unseren Emotionen bewusster umgehen und entwickeln damit eine machtvolle Gabe, um die innere Balance herzustellen. Es ist ein Schritt der Reife. Wenn wir aber ständig unseren emotionalen Aufwallungen unterliegen, beschränken wir uns auf eine kindische Ebene, zu der die unerledigte Vergangenheit immer wieder zyklisch zurückkehren muss, um sich durch emotionalen Aufruhr im Jetzt zu entladen.

Die Frau kann endlich anfangen, sich von dem Mythos loszusagen, dass sie grundsätzlich emotional, labil und launisch sei. Auf der Persönlichkeitsebene haben wir Frauen es „gelernt", emotional zu sein, doch die Emotionalität gehört eigentlich nicht zu unserem essenziellen Wesen. Das Herz als Zentrum unseres wahren Seins kennt nur eine Sprache – die Sprache der Liebe. Wenn wir nach Liebe suchen und uns nach Liebe sehnen, verlieren wir uns leicht im anderen und geben damit unbewusst und beliebig unsere Macht und Gnade des weiblichen Geburtsrechtes ab. Ruhen wir hingegen in unserem weiblichen Bewusstsein, während wir uns bewusst für den Mann öffnen und ihn in unser Inneres einladen, transformieren wir den Sex zwischen Mann und Frau zu Liebe und machen ihn damit zu einer erhebenden spirituellen Erfahrung.

Damit überlasse ich dich den folgenden abschließenden Worten von Osho:

> Denke daran: Tantra ist ein Liebesbemühen um die Wirklichkeit. Darum hat Tantra sich so viel mit Sex beschäftigt — er ist eine Liebestechnik. Es geht dabei nicht nur um die Liebe zwischen Mann und Frau, es geht um die Liebe zwischen dir und der Existenz. Zum ersten Mal erlangt die Existenz für dich Bedeutung durch eine Frau. Und wenn du eine Frau bist, so erlangt die Existenz zum ersten Mal Bedeutung für dich durch einen Mann. [2]

Die symptothermale Methode der Fruchtbarkeitsbestimmung

Wenn sich eine Frau mit ihrem Fruchtbarkeitszyklus vertraut machen will, um eine Empfängnis zu verhüten oder herbeizuführen, fährt sie wahrscheinlich am besten damit, wenn sie die symptothermale Methode erlernt.* Die folgende kurze Einführung möchte dir diese Methode vorstellen, ist aber nicht umfassend genug, um die sichere Anwendung zu gewährleisten. Hier sollen die Grundlagen, nach denen diese Methode funktioniert dargelegt werden, aber es ist nicht genug Raum für eine gründliche Erläuterung aller Ausnahmen, die man kennen sollte, wenn man diese Methode als wirklich zuverlässiges Empfängnisverhütungsmittel anwenden möchte. Wenn du die symptothermale Methode ernsthaft ausprobieren willst, informiere dich bitte auf der unten genannten Internet-Webseite.

Informationen über dieser Methode sind weltweit erhältlich. Die SymptoTherm-Stiftung in der Schweiz publiziert auf ihrer Webseite www.symptotherm.com Adressen und Kontaktinformationen über die wichtigsten Organisationen, die diese Methode vermitteln. Jede dieser Organisationen verfügt über ihr eigenes kompetentes Beratungsnetz. Für den Einstieg empfiehlt die SymptoTherm-Stiftung das Bioself-Gerät (Fruchtbarkeitscomputer) zur Bestimmung des Fruchtbarkeitsstatus als Lernmittel zusammen mit einem sehr guten Begleitbuch zu dieser Methode (www.bioself.com).

Die symptothermale Methode wurde von katholischen Wissenschaftlern Anfang der 50er Jahre entwickelt. Der Begriff selbst stammt von dem österreichischen Arzt Professor Rötzer, einem der Pioniere dieser Methode. An vielen Universitäten werden immer noch klinische und wissenschaftliche Studien darüber durchgeführt, aber in ihrer gegenwärtigen Form kann diese Praxis

---

* Die hier gegebenen Informationen über die symptothermale Methode stammen von R. Harri Wettstein, PhD, MBA, MA, Direktor von Bioself SA, Genf, Schweiz, und Sekretär der SymptoTherm-Stiftung in Morges, Schweiz

bereits auf rund zwanzig Jahre solide Erfahrung und statistische Daten verweisen, die ihre Zuverlässigkeit dokumentieren.

Das ursprüngliche Motiv für die Erforschung war die, eine „natürliche" Alternative zur so genannten künstlichen Empfängnisverhütung (die der Vatikan verbietet) zu finden, sodass katholischen Paare während der unfruchtbaren Tage ihren Spaß am Sex haben konnten, wenn eine Schwangerschaft nicht passend oder unerwünscht war. Paradoxerweise sind die Schulen der FAM (Fertility Awareness Method) und andere weltliche Organisationen dem katholischen Institut für Natürliche Familienplanung (NFP) zu Dank verpflichtet, obwohl sie deren Ablehnung des Kondoms nicht teilen. So bedeutet die Anwendung dieser Methode im Sinne der natürlichen Familienplanung, dass es Zeiten der Enthaltsamkeit gibt, während die weltlichen Beratungsstellen für natürliche Empfängnisregelung nichts gegen geschützten Sex während der fruchtbaren Phase haben. Aber FAM weist auch darauf hin, dass die alleinige Benutzung eines Verhütungsmittels (Kondom, Pessar, Diaphragma) während der fruchtbaren Phase keine absolute Sicherheit bedeutet und es deshalb in Verbindung mit der symptothermalen Methode benutzt werden sollte, um ein Versagen auszuschließen.

Das Wort symptothermal bedeutet in diesem Zusammenhang, dass es (a) einen Temperaturanstieg gibt, der den Eisprung (Ovulation) anzeigt. Dieser Temperaturanstieg wird immer in Verbindung mit (b) der Beobachtung des Muttermundsekrets (Zervixschleim) interpretiert, woraus sich ebenfalls Rückschlüsse auf Aktivität der Eierstöcke ziehen lassen. Weitere beobachtete Faktoren, wie Empfindlichkeit der Brüste (Brustsymptom) und zwischen den Regelblutungen auftretende Schmerzen (mehrere scharfe, stechende Schmerzen, die während des Eisprungs wahrgenommen werden) können der Frau ebenfalls helfen, ihren Zyklus besser kennen zu lernen und Bewusstheit über ihre fruchtbaren und unfruchtbaren Tage zu erlangen. Die symptothermale Methode berücksichtigt immer zwei Faktoren, Körpertemperatur und Zervixschleim, die in Kombination miteinander gedeutet werden.

Wie funktioniert die symptothermale Doppelkontrolle?

Der Monatszyklus der Frau beginnt mit dem ersten Tag der Menstruation (Tag 1) und setzt sich mit ungefähr sechs unfruchtbaren Tagen fort, gefolgt von einer fruchtbaren Phase, die bis nach dem Eisprung dauert. Der Eisprung findet etwa in der Hälfte des Zyklus statt, doch gibt es von Frau zu Frau erhebliche Schwankungungen über den genauen Zeitpunkt der Ovulation. Durch sorgfältiges Beobachten über längere Zeit kann die Frau mit ihrem Zyklus vertraut werden und wissen, wann der Eisprung in jedem Monat zu erwarten ist. Um ganz sicher zu sein, muss sie einige Tage vor und nach dem Eisprung damit rechnen, empfängnisfähig zu sein. Wenn sie jedoch sowohl ihre Aufwachtemperatur (Basaltemperatur) als auch die Schleimabsonderungen am Gebärmutterhals (Muttermund) beobachtet, ist sie in der Lage, den Eisprung mit Sicherheit zu bestimmen und genau zu wissen, wann sie in die zweite, absolut unfruchtbare Phase ihres Zyklus eingetreten ist.

Bestimmung des Höhepunktes

Um den Anfang der unfruchtbaren Phase nach dem Eisprung feststellen zu können, muss die Frau zuerst lernen, den Höhepunkt zu bestimmen – den Tag, an dem der Zervixschleim die höchste Empfängnisbereitschaft aufweist. Das Zervixsekret ist dann am meisten empfängnisbereit, wenn es aussieht und sich so anfühlt wie klares, glibberiges, rohes Eiweiß. Es ist sehr elastisch und lässt sich zwischen Daumen und Zeigefinger zu einem langen Faden ziehen, ohne abzureißen. Im Unterschied dazu ist der unfruchtbare Schleim klebrig, milchig-weiß und reißt sofort ab, wenn man Daumen und Zeigefinger voneinander trennt. Sobald die Frau den Wechsel vom fruchtbaren zum unfruchtbaren Schleim wahrnimmt, kann sie den Tag des Höhepunktes bestimmen, also den Tag ihrer größten Fruchtbarkeit. Dazu notiert sie sich den ersten Tag, an dem der Schleim seine Beschaffenheit drastisch verändert und anfängt auszutrocknen. Das heißt, der Tag der höchsten Fruchtbarkeit kann nur aufgrund der Schleimveränderungen, die einen Tag später beobachtet werden, mit Sicherheit festgestellt werden. Demnach wird der letzte Tag, an dem der Schleim glibbrig und klar ist, als Höhepunkt angesehen.

Um eine präzise Deutung zu ermöglichen, muss die Frau die Beschaffenheit ihres Zervixschleims genau beobachten. Es kann ein paar Zyklen dauern, bis sie mit den Symptomen ihres Höhepunktes wirklich vertraut ist. Sie trägt ihren Höhepunkt jeden Monat in ihrem privaten Kalender oder in die Zyklustabelle ein, die mit dem Begleitbuch mitgeliefert wird. Der Tag des Schleimhöhepunktes kann mit dem Tag des Eisprungs identisch sein. Das ist sehr wahrscheinlich, wenn die Frau am selben Tag mehrere Kontraktionen mit stechendem Schmerz im Unterbauch wahrnimmt – was bei ungefähr 10 Prozent aller Frauen zutrifft. Dieser Schmerz ist im Unterbauch auf der Seite des gerade aktiven Eierstocks zu spüren.

In wissenschaftlichen Untersuchungen mit Ultraschalltests an Frauen, die diesen Schmerz nicht spüren, zeigte sich eine 10- bis 20-prozentige Wahrscheinlichkeit, dass der Eisprung bis zu drei Tage vor oder nach dem ermittelten Höhepunkttag stattfindet. Um den minimalen Zeitraum der Fruchtbarkeit zu ermitteln, muss man demnach mit sechs empfängnisbereiten Tagen rechnen. Da das Ei bis zu etwa achtzehn Stunden nach dem Eisprung lebensfähig ist und die Spermazellen in den Vertiefungen des Muttermundes bis zu fünf oder sechs Tage überleben können, erstreckt sich das Fruchtbarkeitsfenster im Allgemeinen auf mindestens acht Tage. Bei unregelmäßigen Zyklen ist eine besonders aufmerksame Beobachtung erforderlich.

Wenn die Frau ihren Höhepunkttag herausgefunden hat und in ihrem Kalender oder ihrer Zyklustabelle vermerkt hat, kann sie das voraussichtliche Ende ihrer fruchtbaren Phase rechnerisch auf den Abend des dritten Tages festlegen. Ein Beispiel: Angenommen, der Höhepunkt ist Mittwoch. Dann zählt sie Donnerstag als ersten Tag (denn am Donnerstagmorgen erhält sie die Bestätigung, dass der vorherige Tag der Höhepunkt war) und Freitag als zweiten Tag. Sie kann dann damit rechnen, dass sie vom Abend des dritten Tages an – in diesem Fall also Samstagabend – unfruchtbar ist. Wie kann sie jedoch absolut sicher sein, dass ihre Prognose stimmt? Indem sie das zweite Symptom, ihre Aufwachtemperatur am Samstag, als Bestätigung dafür hernimmt.

Bestätigung des Eisprungs durch die Basaltemperatur

Durch das Praktizieren der symptothermalen Methode lernt die Frau, ihre Aufwachtemperatur (Basaltemperatur) zu beobachten, um zusätzlich zur Beobachtung des Zervixschleims eine doppelte Kontrolle zur Bestimmung ihrer fruchtbaren Tage zu haben. Um präzise Werte für die Basaltemperatur zu erhalten, muss sie die Messung direkt nach dem morgendlichen Aufwachen durchführen. (Es ist in Ordnung, vor der Temperaturmessung zur Toilette zu gehen oder sogar während des Messens tantrische Liebe zu machen, doch sollte man übermäßige Aktivität vermeiden, bis man die Messwerte hat.) Während des ersten (Östrogengesteuerten) Zyklusabschnittes ist die Basaltemperatur der Frau etwas niedriger als nach dem Eisprung. Sobald der Eisprung eintritt, steigt die Aufwachtemperatur geringfügig an, was auf den höheren Anteil an Progesteron-Hormon im weiblichen Körper zurückzuführen ist. Die Frau kann demnach den Eintritt des Eisprungs mit Sicherheit bestimmen, sobald sie den Anstieg der Basaltemperatur sieht. Wenn sie drei, um mindestens 0,2° erhöhte Temperaturwerte nach mindestens sechs niedrigeren Werten beobachtet, dann weiß sie, dass die unfruchtbaren Tage ihres Zyklus begonnen haben und sie bis zum Einsetzen der nächsten Regelblutung, mit der ein neuer Zyklus beginnt, unfruchtbar ist. Nur ein entsprechender Temperaturanstieg liefert die Gewissheit, dass der Ovulationsvorgang vollständig abgeschlossen ist und der Zyklus in die absolut unfruchtbare (Progesteron-)Phase eingetreten ist. (Diese minimalen Temperaturschwankungen können nur mit einem Spezialthermometer für die Basaltemperatur gemessen werden. Das Bioself-Gerät, siehe Seite 255, ist ein äußerst bedienungsfreundliches und zuverlässiges Hilfsmittel, um die Temperaturveränderungen im Zusammenhang mit dem Ovulationszyklus zu messen.)

Ausnahmen

Manchmal kann der dritte hohe Temperaturwert ein bis zwei Tage vor dem prognostizierten Höhepunkttag eintreten (am Donnerstag oder Freitag, statt am Samstag, in unserem obigen Beispiel); mit anderen Worten, die Temperatur steigt schon vor dem Schleimhöhepunkt an. (Der Bioself-Indikator zeigt zu früh auf Grün.) In diesem Fall wird die Beschaffenheit des Zervixschleims eindeutig darauf hinweisen, ob die unfruchtbare Phase am Samstagabend beginnt oder nicht. Durch die doppelte Kontrolle kann das Ende der Fruchtbarkeitsphase auf den Höhepunkt plus drei Tage festgelegt werden. Diese Ausnahme ist aber eher selten.

Die folgende Ausnahme kommt häufiger vor. Sie ist nicht riskant, verlängert aber die fruchtbare Phase: Nehmen wir wieder das gleiche Beispiel. Diesmal steigt die Temperatur nicht unmittelbar nach dem Höhepunkttag an, sodass am Samstagmorgen der dritte hohe Temperaturwert noch nicht eingetreten ist. (Der Bioself-Indikator zeigt Rot.) Am Sonntagmorgen, dem vierten Tag nach dem Höhepunkt, hat sich der dritte hohe Temperaturwert eingestellt (der Bioself-Indikator zeigt Grün); demnach beginnen die absolut unfruchtbaren Tage am Sonntagabend, dem vierten Tag nach dem Höhepunkt.

Das Prinzip der doppelten Kontrolle, wie es in diesen beiden Ausnahmebeispielen wie auch sonst angewandt wird, besagt: *Man muss immer das Fruchtbarkeits-Anzeichen beachten, das zuletzt kommt.*

Was würde es bedeuten, wenn der Bioself-Indikator auch am Sonntag oder Montagmorgen nicht Grün anzeigt? Es bedeutet, dass der Eisprung nicht stattgefunden hat und die Frau daher einen weiteren Eisprung und einen zweiten Höhepunkt im Schleimsekret erwarten kann. Die Frau kann zwei oder mehrere Höhepunkte haben, besonders wenn sie unter Stress steht. Man nimmt immer den letzten Höhepunkttag, um mit dem Zählen für die zweite Phase, nach dem Eisprung, zu beginnen. Wenn jedoch auf den letzten Höhepunkttag kein Temperaturanstieg vor der nächsten Regelblutung folgt, dann hatte die Frau einen Zyklus ohne Eisprung.

In diesem Fall gilt für die Frau glücklicherweise eine allgemeine Regel: Ab dem vierten Abend nach dem Höhepunkt, unabhängig von der Temperaturkurve (das Bioself-Gerät wird ständig auf Rot zeigen), kann die Frau davon ausgehen, dass sie *relativ* unfruchtbar ist, da sie sich in der Anfangsphase ihres Zyklus befindet. Dann kann das Paar am Abend eines jeden trockenen Tages ungeschützt verkehren, vorausgesetzt dass die Frau durch tägliche Schleimbeobachtung das mögliche Einsetzen erneuter Zervixaktivität überwacht. Bleibt der Zyklus bis zur nächsten

Regelblutung ohne Eisprung, so kann es vorkommen, dass der Eisprung von den Blutungen überdeckt wird. Nur der Temperaturanstieg kann diese Annahme bestätigen (bzw. widerlegen).

Ist die Doppelkontrolle immer notwendig?

Die doppelte Kontrolle ist nur notwendig, um in den oben beschriebenen Ausnahmefällen eine zusätzliche Absicherung zu haben. Sobald die Frau mit allen Fruchtbarkeitsanzeichen wirklich vertraut ist, kann sie sich – einen konstanten Zyklusverlauf vorausgesetzt – je nach Erfahrung und Bedürfnissen auf eine der beiden Herangehensweisen, Zervixschleimbeobachtung oder Basaltemperaturmessung, konzentrieren. Dies kann allerdings die durch die doppelte Kontrolle gegebene Verhütungssicherheit mindern.

Diese gekürzte Darstellung vermittelt alles, was eine Frau wissen muss, wenn sie Sexualität und Fruchtbarkeit in ein freundschaftliches Verhältnis bringen möchte. Die symptothermale Methode funktioniert auch während der Stillzeit und in den Vorwechseljahren; sie erfüllt ihre Aufgabe bei sämtlichen Zyklenverläufen und allen gynäkologischen Situationen. Die Verwendung des Bioself-Geräts stellt den einfachsten Weg dar, um diese Methode zu erlernen und zu beherrschen.

ANMERKUNGEN

Wegen der Vielzahl der frühen Veröffentlichungen der Osho Titel, hat die Autorin statt der Seitenzahl die jeweiligen Kapitel angegeben. Es wurden soweit möglich, die aktuellen Veröffentlichungen berücksichtigt.
Kursiv gesetzte Titel sind deutsche Übersetzungen der angegebenen englischen Originalausgaben.

Vorwort
1. Osho, The Tantra Experience (Pune, India: Rebel Publishing House, 1998) und Rufus C. Camphausen, The Yoni: Sacred Symbol of Female Creative Power (Rochester. Vt.: Inner Traditions, 1996) *Rufus C. Camphausen, Yoni, Die Vulva, Diederichs, 2002*

2. Kapitel
1. Osho, Fly without Wings, Walk without Feet and Think without Mind, (Full Circle Publishing, Ltd., 2000), chapter 5, question 3.
2. Mantak Chia, Awakening Healing Energy through the Tao (Santa Fe, N.M.: Aurora Press, 1983). *Mantak Chia, Tao Yoga des Heilens, Ansata, 2001*

4. Kapitel
1. Osho, The Book of Secrets, chapter 34. *Osho, Das Mysterium der Liebe, VBT Band 3, Kapitel 34, Osho Verlag, 2000*
2. Julian Whitaker, M.D., und Brenda Adderly, The Pain Relief Breakthrough (New York: Plume, 1999). *Julian Whitaker, Brenda Adderly, Schmerzfrei durch Magnetfeld-Therapie, Trias, 2003*
3. Tantric sutra (or highly condensed telegraphic instruction) of the ancient tantric master Lord Shiva, elaborated upon in Osho's The Book of Secrets, chapter 71, sutra 98. *Tantrisches Sutra (komprimierter, telegrafischer Lehrsatz) des alten tantrischen Meisters, Shiva, kommentiert von Osho in: Das Potenzial der Leere, VBT Band 5, Sutra 98.*

5. Kapitel

1. Osho, The Book of Secrets, chap. 68, quest. 4. *Osho, Das Potenzial der Leere, VBT Band 5, Kapitel 68, Frage 4, Osho Verlag, 2001*
2. Ibid. chapter 67, Sutra 95. *67. Kapitel, 95. Sutra.*

7. Kapitel

1. Natalie Angier, Woman: An Intimate Geography (New York: Virago, 1999), 57-81. *Natalie Angier, Frau. Eine intime Geographie des weiblichen Körpers, Goldmann, 2002. Enthält ein interessantes Kapitel über die Klitoris.*
2. Rufus C. Camphausen, The Yoni: Sacred Symbol of Female Creative Power, 96-103. *Eine bemerkenswerte Beschreibung der zweiundzwanzig unterschiedlichen Bestandteile der kompliziert geformten weiblichen Genitalien ist enthalten in: Rufus C. Camphausen, Yoni, Die Vulva, Diederichs, 2002.*
3. Nik Douglas und Penny Slinger, Sexual Secrets: The Alchemy of Ecstasy, 20th Anniversary Edition (Rochester, Vt.: Destiny Books, 2000), 148. *Douglas, Nik and Slinger, Penny, Das große Buch des Tantra. Sexuelle Geheimnisse und die Alchimie der Ekstase. Hugendubel, 1999*
4. Another Shiva sutra included in Osho's The Book of Secrets, chapter 75, sutra 103. *Ein weiteres Shiva-Sutra aus Osho, Das Potenzial der Leere, VBT Band 5, Kapitel 75, 103. Sutra, Osho Verlag, 2001*

8. Kapitel

1. Another Shiva sutra included in Osho's The Book of Secrets, chapter 47, sutra 70. *Ein weiteres Shiva-Sutra aus Osho, Das Mysterium der Liebe, VBT Band 3, Kapitel 47, 70. Sutra, Osho Verlag, 2000*

9. Kapitel

1. Osho, My Way – The Way of the White Clouds, chapter 6, question 1.
2. Mantak Chia, Awakening Healing Energy Through the Tao, 32. *Mantak Chia, Tao Yoga des Heilens, Ansata, 2001*

10. Kapitel

1. Osho, The Supreme Doctrine (Pune, India: Rebel Publishing House, 1997), chapter 5, question 3.
2. Ibid.

Nachwort

1. Osho, My Way – The Way of the White Clouds, chapter 6, question 1.
2. Osho, The Book of Secrets, chapter 43. *Osho, Das Mysterium der Liebe, VBT Band 3, Kapitel 43, Osho Verlag, 2000*

Empfohlene Literatur

OSHO TITEL

The Book of Secrets. New York: St. Martin's Press, 1998.
Das Buch der Geheimnisse, Band 1,
Die Welt des Tantra, Band 2,
Das Mysterium der Liebe, Band 3,
Das Licht der Bewusstheit, Band 4,
Das Potential der Leere, Band 5 alle Innenwelt Verlag, Köln

My Way: the Way of the White Clouds. Pune, India: Rebel Publishing House, 1995. *Mein Weg, der Weg der weißen Wolke, Tao Publishing*

Sex Matters: From Sex to Superconsciousness. New York: St. Martin's Press, 2003. *Vom Sex zum kosmischen Bewusstsein,* jetzt: *Sex - das missverstandene Geschenk, Goldmann, München*

The Tantra Experience. Pune, India: Rebel Publishing House, 1998. *Tantrische Vision, Osho Verlag, Köln*
Tantric Transformation. Pune, India: Rebel Publishing House, 1998. *Tantrische Transformation, Osho Verlag, Köln*

Tantra: The Supreme Understanding. Pune, India: Rebel Publishing House, 1998. *Tantra - Höchste Einsicht, Innenwelt Verlag, Köln*

(For more information about Osho, visit www.osho.com, a comprehensive Web site in different languages featuring Osho's meditations, books, tapes, and selections from his talks)

AUDIOTAPES AND BOOKS BY BARRY LONG

Love Brings All to Life Audio Tapes
Making Love 1 & 2 Audio Tapes
Raising Children in Love Justice and Truth. London: Barry Long Books, 1998.
Stillness is the Way. London: Barry Long Books, 1989.
(Barry Long resource materials are available from: BCM. Box 876, London WC1N 3XX U.K: info@barrylong.org; www.barrylong.org; Valeo Resources, 2820 Sunlight Drive, Clinton, WA 98236, U.S.A. blf@whidbey.net)
Es gibt mehrere deutschsprachige Bücher von Barry Long

BÜCHER ÜBER SEXUALITÄT

Natalie Angier, Woman: An Intimate Geography, New York: Virago, 1999. *Natalie Angier, Frau: Eine intime Geographie des weiblichen Körpers, Goldmann, 2002.*

Rufus C. Camphausen, The Yoni: Sacred Symbol of Female Creative Power, Inner Traditions, Rochester 1996. *Rufus C. Camphausen, Yoni, Die Vulva, Diederichs, 2002.*

Nik Douglas und Penny Slinger, Sexual Secrets: The Alchemy of Ecstasy, 20th Anniversary Edition (Rochester, Vt.: Destiny Books, 2000). *Douglas, Nik and Slinger, Penny, Das große Buch des Tantra. Sexuelle Geheimnisse und die Alchimie der Ekstase. Hugendubel, 1999*

Chan, Jolan, The Tao of Love and Sex, The ancient Way to Extasy, Hounslow, UK 1977. *Jolan Chang, Das Tao der Liebe, Rowohlt, Hamburg*

Mantak Chia, Awakening Healing Energy Through the Tao, 32. *Mantak Chia, Tao Yoga des Heilens, Ansata, 2001*

Chia, Mantak, and Maneewan Chia. Healing Love through the Tao: Cultivating Female Sexual Energy, New York, Healing Tao Books, 1986. *Mantak Chia, Maneewan Chia, Tao Yoga der heilenden Liebe, Ludwig, München, 2000*

Diana Richardson, Zeit für Liebe, Innenwelt Verlag, Köln

BOOKS AND RESOURCES ON THE
SYMPTO-THERMAL FERTILITY AWARENESS METHOD

Fuller, Rose and Rev. J. Huneger. A Couple's Guide to Fertility: The Complete Sympto-Thermal Method. Portland, Oregon: Northwest Family Services, 1996. www.nwfs.org

Weschler, Toni. Taking Charge of Your Fertility: The Definitive Guide to Natural Birth Control, Pregnancy Achievement and Reproductive Health. New York: Quill-HarperCollins, 1995. www.TCOYF.org

Kippley, John F. and Sheila K. Kippley. The Art of Natural Family Planning. Cincinnati, Ohio: The Couple to Couple League International, 1997. See www.ccli.org

A new book is due out soon by the British Fertility Awareness Organisation. See www.fertilityuk.org for more information about its release. *In Kürze erscheint ein neues Buch von der englischen Fertility Awareness Organisation, mehr dazu: www.fertilityuk.org*

If you would like to contact the sympto-thermal experts who contributed their expertise to the appendix, feel free to e-mail, phone, or fax them using the contact information provided below. *Wenn du mit Experten der symptothermalen Methode, die mir für den Anhang mit Rat und Tat zur Seite standen, in Kontakt treten willst, faxe, rufe dort an oder schreibe eine Email an:*

R. Harri Wettstein, PhD, MBA, MA, Director of Bioself SA, Geneva, Switzerland, www.bioself.com., and Secretary of SymptoTherm Foundation, Grand-Rue 41-CH-1110, Morges, Switzerland, e-mail info@symptotherm.ch, phone/fax +41 21 802 44 18, www.symptotherm.ch

Tantra Seminare mit
Diana & Michael Richardson

Die Autorin und ihr Partner,
auch unter den Namen Satya Puja und Raja bekannt,
bieten in Europa siebentägige Kurse an,
in denen sie Paare anleiten,
die Kunst des Tantra zu erforschen.

Mehr Informationen unter

email: info@livinglove.com

website: www.love4couples.com

Weitere Titel von Diana und Michael Richardson

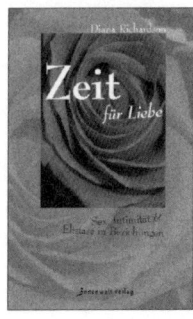

DIANA RICHARDSON
ZEIT FÜR LIEBE
SEX, INTIMITÄT & EKSTASE IN BEZIEHUNGEN
288 S., Br., ISBN 978-3-936360-11-1

Egal ob One-Night-Stands oder langjährige Beziehungen: Beide leiden an einem Mangel an Intimität im sexuellen Beisammensein. In einfachen, nachvollziehbaren Schritten zeigt uns die Autorin wie man mit dem Partner eine erfüllte Sexualität leben kann.

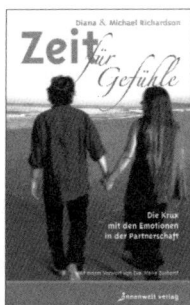

DIANA & MICHAEL RICHARDSON
ZEIT FÜR GEFÜHLE
DIE KRUX MIT DEN EMOTIONEN IN DER PARTNERSCHAFT
Vorwort Eva-Maria Zurhorst
160 S. Br., ISBN 978-3-936360-20-0

Die Autoren zeigen wie man Emotionen erkennt, hinter sich lässt und Raum für echte Gefühle schafft, um so der Liebe eine Chance zu geben.

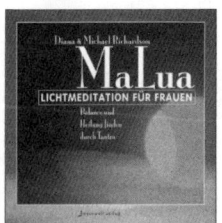

DIANA & MICHAEL RICHARDSON
MALUA LICHTMEDITATION FÜR FRAUEN
CD, dt./ engl., 2 x 30 Min.
ISBN 978-3-936360-39-4

Zum Klang inspirierender Musik wird die Frau eingeladen, sich im Zentrum ihres Wesens zu entspannen, um ihre ureigenste weibliche Energiequelle zu stärken.

Weitere Titel zum Thema

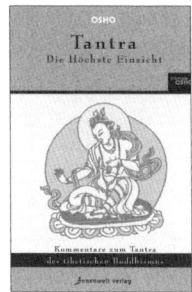

OSHO
TANTRA – DIE HÖCHSTE EINSICHT
KOMMENTARE ZUM TANTRA DES TIBETISCHEN
BUDDHISMUS - DER GESANG VOM MAHAMUDRA
352 Seite, Broschur
ISBN 978-3-936360-73-1

Spiritualität und Sexualität, das haben
buddhistische Mönche in Tibet, die ersten
„Tantriker", vor Jahrtausenden herausgefunden, sind die beiden Seiten ein und derselben Energie, die für den inneren Transformationsprozess genutzt werden kann.
Aus der Kommunion des Meisters Tilopa mit seinem Schüler
Naropa entstammt der „Gesang vom Mahamudra" ein
Dokument über den innersten Kern des tibetischen Tantra, der
„Großen Lehre". Osho kommentiert diesen Klassiker und über-
setzt den außergewöhnlichen Text in eine zeitgemäße Sprache.

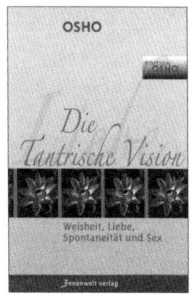

OSHO
DIE TANTRISCHE VISION
WEISHEIT, LIEBE, SPONTANEITÄT & SEX
384 S., Broschur
ISBN 978-3-936360-97-9

„Tantra sagt: Hütet euch vor Ausschweifung
und hütet euch vor Entsagung. Hütet euch vor
beidem. Beides sind Fallen. Und so oder so geht
ihr dem Verstand in die Falle. Was ist also der
rechte Weg?
Tantra sagt: Bewusstheit ist der Weg."

www.innenwelt-verlag.de

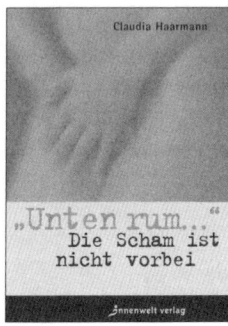

CLAUDIA HAARMANN
„UNTEN RUM …"
DIE SCHAM IST NICHT VORBEI
224 S. Broschur   illustriert
ISBN 978-3-936360-15-4

Trotz sexueller Aufklärung, trotz Dauer-
berieselung von sexuellen Botschaftenin
den Medien: Frauen sind heute weit
entfernt von dem, was täglich an tollküh-
nen erotischen Erlebnissen geboten wird.
Das wird in sehr persönlichen und intimen
Berichten von Frauen zwischen 20 und 70
Jahren deutlich. Die Scham ist nicht vorbei,
wenn es um das Verhältnis von Frauen zu
ihrem Körper und ihrem ureigensten weiblichen Organ, der Vagina, geht.

„Dieses Buch ist Märchen, Frauenbiografie und Wissenschaft
zugleich. "

Dr. Ulrike Brandenburg, Sexualwissenschaftlerin

„Es gibt sie noch, die Scham. Dass die Autorin mit dieser These
offenbar einen Nerv getroffen hat, erlebt sie derzeit auf ihrer
Lesereise: Die Ränge sind voll, das Echo gewaltig, nicht nur bei
Frauen."

Tanja Rest, Süddeutsche Zeitung